全国中医药行业高等教育"十三五"规划教材

全国高等中医药院校规划教材（第十版）

卫生经济学

（新世纪第二版）

（供卫生事业管理专业及其他相关专业用）

主　编

黎东生（广州中医药大学）

副主编

王高玲（南京中医药大学）　　　　杨　练（成都中医药大学）

陈永成（江西中医药大学）　　　　陶群山（安徽中医药大学）

编　委（以姓氏笔画为序）

马蔚姝（天津中医药大学）　　　　王先菊（河南中医药大学）

刘华辉（广州中医药大学）　　　　何　畅（黑龙江中医药大学）

张胜利（福建中医药大学）　　　　陈曼莉（湖北中医药大学）

周　霞（广西中医药大学）　　　　胡奇志（贵阳中医学院）

宫春博（山东中医药大学）　　　　徐颖剑（云南中医学院）

梁　旭（辽宁中医药大学）

中国中医药出版社

·北　京·

图书在版编目（CIP）数据

卫生经济学 / 黎东生主编 . —2 版 —北京：中国中医药出版社，2016.9

全国中医药行业高等教育"十三五"规划教材

ISBN 978 – 7 – 5132 – 3385 – 9

Ⅰ . ①卫…　Ⅱ . ①黎　Ⅲ . ①卫生经济学—中医学院—教材　Ⅳ . ① R1

中国版本图书馆 CIP 数据核字（2016）第 103310 号

中国中医药出版社出版
北京市朝阳区北三环东路 28 号易亨大厦 16 层
邮政编码　100013
传真　010 64405750
廊坊市晶艺印务有限公司印刷
各地新华书店经销

开本 850×1168　1/16　印张 18.5　字数 461 千字
2016 年 9 月第 1 版　2016 年 9 月第 1 次印刷
书号　ISBN 978 – 7 – 5132 – 3385 – 9

定价　42.00 元
网址　www.cptcm.com

社长热线　010 64405720
购书热线　010 64065415　010 64065413
微信服务号　zgzyycbs

书店网址　csln.net/qksd/
官方微博　http：//e.weibo.com/cptcm

淘宝天猫网址　http：//zgzyycbs.tmall.com

全国中医药行业高等教育"十三五"规划教材

全国高等中医药院校规划教材（第十版）

专家指导委员会

名誉主任委员

王国强（国家卫生计生委副主任、国家中医药管理局局长）

主 任 委 员

王志勇（国家中医药管理局副局长）

副主任委员

王永炎（中国中医科学院名誉院长、中国工程院院士）

张伯礼（教育部高等学校中医学类专业教学指导委员会主任委员、

中国中医科学院院长、天津中医药大学校长、中国工程院院士）

卢国慧（国家中医药管理局人事教育司司长）

委　　　员（以姓氏笔画为序）

马存根（山西中医学院院长）

王　键（安徽中医药大学校长）

王国辰（中国中医药出版社社长）

王省良（广州中医药大学校长）

方剑乔（浙江中医药大学校长）

孔祥骊（河北中医学院院长）

石学敏（天津中医药大学教授、中国工程院院士）

匡海学（教育部高等学校中药学类专业教学指导委员会主任委员、

黑龙江中医药大学教授）

吕文亮（湖北中医药大学校长）

刘振民（全国中医药高等教育学会顾问、北京中医药大学教授）

安冬青（新疆医科大学副校长）

许二平（河南中医药大学校长）

孙忠人（黑龙江中医药大学校长）

严世芸（上海中医药大学教授）

李秀明（中国中医药出版社副社长）

李金田（甘肃中医药大学校长）

杨　柱（贵阳中医学院院长）

杨关林（辽宁中医药大学校长）

杨金生（国家中医药管理局中医师资格认证中心主任）

宋柏林（长春中医药大学校长）

张欣霞（国家中医药管理局人事教育司师承继教处处长）

陈可冀（中国中医科学院研究员、中国科学院院士、国医大师）

陈立典（福建中医药大学校长）

陈明人（江西中医药大学校长）

武继彪（山东中医药大学校长）

林超岱（中国中医药出版社副社长）

周永学（陕西中医药大学校长）

周仲瑛（南京中医药大学教授、国医大师）

周景玉（国家中医药管理局人事教育司综合协调处副处长）

胡　刚（南京中医药大学校长）

洪　净（全国中医药高等教育学会理事长）

秦裕辉（湖南中医药大学校长）

徐安龙（北京中医药大学校长）

徐建光（上海中医药大学校长）

唐　农（广西中医药大学校长）

梁繁荣（成都中医药大学校长）

路志正（中国中医科学院研究员、国医大师）

熊　磊（云南中医学院院长）

秘　书　长

王　键（安徽中医药大学校长）

卢国慧（国家中医药管理局人事教育司司长）

王国辰（中国中医药出版社社长）

办公室主任

周景玉（国家中医药管理局人事教育司综合协调处副处长）

林超岱（中国中医药出版社副社长）

李秀明（中国中医药出版社副社长）

全国中医药行业高等教育"十三五"规划教材

编审专家组

组　长

王国强（国家卫生计生委副主任、国家中医药管理局局长）

副组长

张伯礼（中国工程院院士、天津中医药大学教授）

王志勇（国家中医药管理局副局长）

组　员

卢国慧（国家中医药管理局人事教育司司长）

严世芸（上海中医药大学教授）

吴勉华（南京中医药大学教授）

王之虹（长春中医药大学教授）

匡海学（黑龙江中医药大学教授）

王　键（安徽中医药大学教授）

刘红宁（江西中医药大学教授）

翟双庆（北京中医药大学教授）

胡鸿毅（上海中医药大学教授）

余曙光（成都中医药大学教授）

周桂桐（天津中医药大学教授）

石　岩（辽宁中医药大学教授）

黄必胜（湖北中医药大学教授）

前　言

为落实《国家中长期教育改革和发展规划纲要（2010-2020 年）》《关于医教协同深化临床医学人才培养改革的意见》，适应新形势下我国中医药行业高等教育教学改革和中医药人才培养的需要，国家中医药管理局教材建设工作委员会办公室（以下简称"教材办"）、中国中医药出版社在国家中医药管理局领导下，在全国中医药行业高等教育规划教材专家指导委员会指导下，总结全国中医药行业历版教材特别是新世纪以来全国高等中医药院校规划教材建设的经验，制定了"'十三五'中医药教材改革工作方案"和"'十三五'中医药行业本科规划教材建设工作总体方案"，全面组织和规划了全国中医药行业高等教育"十三五"规划教材。鉴于由全国中医药行业主管部门主持编写的全国高等中医药院校规划教材目前已出版九版，为体现其系统性和传承性，本套教材在中国中医药教育史上称为第十版。

本套教材规划过程中，教材办认真听取了教育部中医学、中药学等专业教学指导委员会相关专家的意见，结合中医药教育教学一线教师的反馈意见，加强顶层设计和组织管理，在新世纪以来三版优秀教材的基础上，进一步明确了"正本清源，突出中医药特色，弘扬中医药优势，优化知识结构，做好基础课程和专业核心课程衔接"的建设目标，旨在适应新时期中医药教育事业发展和教学手段变革的需要，彰显现代中医药教育理念，在继承中创新，在发展中提高，打造符合中医药教育教学规律的经典教材。

本套教材建设过程中，教材办还聘请中医学、中药学、针灸推拿学三个专业德高望重的专家组成编审专家组，请他们参与主编确定，列席编写会议和定稿会议，对编写过程中遇到的问题提出指导性意见，参加教材间内容统筹、审读稿件等。

本套教材具有以下特点：

1. 加强顶层设计，强化中医经典地位

针对中医药人才成长的规律，正本清源，突出中医思维方式，体现中医药学科的人文特色和"读经典，做临床"的实践特点，突出中医理论在中医药教育教学和实践工作中的核心地位，与执业中医（药）师资格考试、中医住院医师规范化培训等工作对接，更具有针对性和实践性。

2. 精选编写队伍，汇集权威专家智慧

主编遴选严格按照程序进行，经过院校推荐、国家中医药管理局教材建设专家指导委员会专家评审、编审专家组认可后确定，确保公开、公平、公正。编委优先吸纳教学名师、学科带头人和一线优秀教师，集中了全国范围内各高等中医药院校的权威专家，确保了编写队伍的水平，体现了中医药行业规划教材的整体优势。

3. 突出精品意识，完善学科知识体系

结合教学实践环节的反馈意见，精心组织编写队伍进行编写大纲和样稿的讨论，要求每门教材立足专业需求，在保持内容稳定性、先进性、适用性的基础上，根据其在整个中医知识体系中的地位、学生知识结构和课程开设时间，突出本学科的教学重点，努力处理好继承与创新、理论与实践、基础与临床的关系。

4. 尝试形式创新，注重实践技能培养

为提升对学生实践技能的培养，配合高等中医药院校数字化教学的发展，更好地服务于中医药教学改革，本套教材在传承历版教材基本知识、基本理论、基本技能主体框架的基础上，将数字化作为重点建设目标，在中医药行业教育云平台的总体构架下，借助网络信息技术，为广大师生提供了丰富的教学资源和广阔的互动空间。

本套教材的建设，得到国家中医药管理局领导的指导与大力支持，凝聚了全国中医药行业高等教育工作者的集体智慧，体现了全国中医药行业齐心协力、求真务实的工作作风，代表了全国中医药行业为"十三五"期间中医药事业发展和人才培养所做的共同努力，谨向有关单位和个人致以衷心的感谢！希望本套教材的出版，能够对全国中医药行业高等教育教学的发展和中医药人才的培养产生积极的推动作用。

需要说明的是，尽管所有组织者与编写者竭尽心智，精益求精，本套教材仍有一定的提升空间，敬请各高等中医药院校广大师生提出宝贵意见和建议，以便今后修订和提高。

国家中医药管理局教材建设工作委员会办公室

中国中医药出版社

2016 年 6 月

编写说明

卫生经济学是一门新兴的经济学分支学科，它的产生和发展与特定社会的政治、经济、人口、卫生体制等方面具有密切的联系。我国"新医改"正如火如荼地进行着，国际上许多国家也面临着卫生体制改革这一世界性难题。一方面，卫生经济学为卫生体制的改革提供理论指导；另一方面，卫生体制改革又为卫生经济学的研究注入了新内容和新活力。如何在新形势下发挥卫生经济学的作用，是目前理论界和卫生系统都十分关注的新课题，卫生经济学课程也成为卫生管理专业的一门核心必修课。同时，作为卫生管理或卫生行业的相关从业人员，了解和掌握卫生经济学的基本原理和理论，对开展相关工作或服务具有很好的指导作用。此外，卫生经济学还能指导消费者树立科学的消费观念。

本教材是全国中医药行业高等教育"十三五"规划教材，集中了全国十五所高等中医药院校的一线教师集体编写而成，适合卫生事业管理专业及其他相关专业使用，也适合于从事卫生事业管理的相关行业的人员和对卫生经济学感兴趣的人士阅读。本教材的编写框架由主编黎东生教授策划，教材内容充分体现了卫生经济学的基本原理和理论，紧密联系我国"新医改"的实践，并参考了国际社会的一些经验，具有知识量较丰富、时代性和针对性较强、实用性好、形式活泼等特色。

本教材的编写分工：第一章导论由广州中医药大学黎东生编写、第二章卫生服务需求由湖北中医药大学陈曼莉编写、第三章卫生服务供给由福建中医药大学张胜利编写、第四章卫生服务价格由广西中医药大学周霞编写、第五章卫生服务市场由成都中医药大学杨练编写、第六章卫生服务市场的政府管制由南京中医药大学王高玲编写、第七章卫生服务体系由安徽中医药大学陶群山编写、第八章卫生筹资由江西中医药大学陈永成编写、第九章卫生费用支付方式由河南中医药大学王先菊编写、第十章药品流通体制与药品价格管理机制由天津中医药大学马蔚姝编写、第十一章卫生总费用由黑龙江中医药大学何畅编写、第十二章医疗保障制度由辽宁中医药大学梁旭编写、第十三章卫生资源配置由贵阳中医学院胡奇志编写、第十四章医疗机构的成本分析与核算由广州中医药大学刘华辉编写、第十五章疾病经济负担与健康投资分析由山东中医药大学宫春博编写、第十六章卫生经济分析与评价方法由云南中医学院徐颖剑编写。

教材在编写的过程中得到了中国中医药出版社的相关领导和编辑、广州中医药大学的校办和教务处相关领导的大力支持和指导，广州中医药大学社会医学与卫生事业管理专业研究生符桂林同学、王婕同学也为教材编写付出了辛劳，在此表示感谢。由于编者能力和水平有限，错误和不当之处难免，希望同行和广大读者提出宝贵意见，以便再版时修正。

黎东生

2016 年 5 月

目 录

第一章 导 论

学习目的

通过本章学习，要求掌握卫生经济学的内涵、研究内容、卫生经济学作用；了解卫生经济学产生的历史背景、发展过程。

【案例】

我国"新医改"的目标

在 2009 年 4 月 6 日颁布的《中共中央国务院关于深化医药卫生体制改革的意见》（简称"新医改方案"）中指出，我国深化医药卫生体制改革的总体目标是：建立健全覆盖城乡居民的基本医疗卫生制度，为群众提供安全、有效、方便、价廉的医疗卫生服务。到 2011 年，基本医疗保障制度全面覆盖城乡居民，基本药物制度初步建立，城乡基层医疗卫生服务体系进一步健全，基本公共卫生服务得到普及，公立医院改革试点取得突破，明显提高基本医疗卫生服务可及性，有效减轻居民就医费用负担，切实缓解"看病难、看病贵"问题。到 2020 年，覆盖城乡居民的基本医疗卫生制度基本建立。普遍建立比较完善的公共卫生服务体系和医疗服务体系，比较健全的医疗保障体系，比较规范的药品供应保障体系，比较科学的医疗卫生机构管理体制和运行机制，形成多元办医格局，人人享有基本医疗卫生服务，基本适应人民群众多层次的医疗卫生需求，人民群众的健康水平进一步提高。建设覆盖城乡居民的公共卫生服务体系、医疗服务体系、医疗保障体系、药品供应保障体系，形成四位一体的基本医疗卫生制度。四大体系相辅相成，配套建设，协调发展。（资料来源：《中共中央国务院关于深化医药卫生体制改革的意见》）

【思考】

从我国"新医改"的目标思考卫生经济学应研究哪些内容？

能否用经济手段解决卫生资源的配置问题？看病贵问题仅仅是由于卫生服务供不应求导致的吗？患者在医生面前为什么总是那么"听话"？市场手段在卫生事业中如何发挥作用？为什么卫生服务市场更需要政府的规制？如何进行卫生筹资？卫生服务市场如何构建？卫生服务价格有弹性吗？为什么卫生总费用不断增长却解决不了老百姓看病难问题？医疗保障制度如何科学构建？什么样的药品流通体制才是科学的？药品价格主要受哪些因素影响？医疗机构如何进行成本分析与核算？疾病的经济负担如何计算？如何进行健康投资？对医疗行为如何进行经济分析与评价？以上所有问题，都是卫生经济学要研究的问题。

卫生经济学作为经济学的一门分支学科是怎样产生的？其发展情况如何？卫生经济学的研究对象和内容是什么？卫生经济学的作用如何？这是本章要研究的主要内容。

第一节 卫生经济学产生的历史背景和发展过程

相关链接 美国医疗在世界排名第 51 位，费用高出英法至少一倍

人民网 2013 年 6 月 1 日电：据美国媒体报道，美国人总觉得自己能得到世界上最好的医疗照顾，但根据最近美国中央情报局对人口预期寿命的估计，美国在世界医疗保健的排名只占第 51 位，至于医疗费用，美国人的支出比包括英国和法国在内的大部分发达国家的人至少高出一倍。

医疗费用对没有保险的美国人冲击最大。过去 30 年里，医院提高了各种费用，已经与实际成本完全脱节，约翰霍普金斯医院财务与管理中心主任杰拉德·安德森医生说："这不是护士或其他劳务的费用，不是那类开支，这只是医院决定要收取的费用。"

数百万美国人希望奥巴马政府明年能够实施医保改革计划，从而解决飞涨的医疗费用。"支付得起的医疗法案"将使上千万美国人能够获得更多的医疗服务，但安德森医生认为"不会降低到正常合理的水平，只是限制了上涨速度"。

一、卫生经济学产生的历史背景

医疗经济问题，很久以前就引起了人们的注意。公元前 3 世纪，古希腊思想家亚里士多德曾谈到农民和医生之间在生产和交换中的关系。17 世纪，英国古典经济学家 W. 配第在《献给英明人士》（1691）一书中指出：花在工人身上的医疗保健费用会带来经济上的收益。1940 年，H. E. 西格里斯特发表了《医疗经济学绪论》一文，认为医疗经济学应该阐明阻碍现代医学应用的各种社会经济条件，分析贫困与疾病给国民经济所带来的巨大损失，解决医疗价格与患者的经济负担能力之间的矛盾。医疗与经济具有越来越密切的关系，但运用经济学的规律去研究医疗卫生问题，甚至要产生卫生经济学这一学科是经历了一定过程的。

（一）经济发达国家卫生费用的急剧增长迫切要求研究卫生领域的经济问题

第二次世界大战以后，由于医学科研技术水平的迅速提高，诊疗手段和卫生设施、设备的现代化，人口的老龄化，慢性病的剧增和人们对医疗保健需求水平的提高等原因，造成医疗卫生费用的大量增加。例如，20 世纪欧洲许多国家的医疗保健费用的支出，50 年代约占国民生产总值的 4%，70 年代末已上升到 8%。从增长率来看，50 年代许多国家卫生保健费用在国民生产总值中所占的比重增长了 1%，60 年代增长了 1.5%，70 年代增长了 2%。高额的医疗卫生费用对政府、企业主、劳动者个人和家庭都是沉重的经济负担，客观上要求分析卫生费用迅速增长的原因，寻求抑制卫生费用增长的途径。

（二）卫生事业的社会化要求对卫生领域中的有关经济问题进行深入研究

卫生经济学是伴随着卫生事业社会化而发展的。在人类发展历史的早期，医学只是人与人之间一种自发的互助的道德行为，到了私有制社会，医学渐渐成为一种独立的职业和一些社会成员谋生的手段。在医生和药物等技术资源有限的情况下，卫生服务就不再只是一个技艺问题，而同时也是一个涉及社会关系、社会伦理和资源分配的经济问题。于是医学便开始有了技艺、经济和伦理的三重属性。

在人口分散的农业经济社会里，在个体行医为主的历史阶段，卫生服务的经济关系只是表现为医生和患者之间的简单的金钱支付关系。随着社会的发展，特别是城市的出现、社会分工和医院的形成，卫生服务提供者与服务对象之间、医疗机构内部的成员之间开始出现复杂的经济关系。因此，早在17世纪，一些学者和政治学家就开始意识到了卫生、人口与经济发展的关系，探讨了结核、伤寒、天花等传染病的经济成本和费用。马克思和恩格斯在他们的经济学著作中也多处论述了卫生投入与再生产的关系，以及社会制度与劳动者健康状况的关系，这些论述成为现代早期卫生经济学和社会医学最早的思想见解。

（三） 社会的迅速发展和矛盾客观上要求加强对卫生领域中的有关问题进行经济学分析

卫生经济学作为一门独立的学科诞生于第二次世界大战后发达的资本主义国家，这一时期医学的社会化程度空前提高，因为城市化加速发展，人口密度增加，劳动条件恶劣，生活环境污染加剧，战争的破坏等社会因素导致许多疾病的发生和流行，控制疾病的传播已成为稳定社会的一个突出问题。随着卫生事业的规模越来越大，技术装备越来越先进，分工和专业化水平越来越高，医疗卫生事业已经发展成占用相当数量的资金和劳力的"卫生产业"部门，在社会经济生活中占有重要地位。因此，对卫生部门经济问题的研究成为经济学研究的重要课题。另外，伴随着科学技术的发展和社会生产的不断扩大，社会需要更多健康的劳动力参加到经济的竞争中来。同时也由于生产的社会化与生产资料私人占有制的矛盾加剧，迫切需要通过改善社会的福利状况来缓和阶级矛盾，稳定劳动力资源。于是，英、美、法等经济发达国家都开始关注卫生经济问题。

二、卫生经济学的发展过程

（一） 国外卫生经济学的发展

20世纪初期，美国出现了医疗成本委员会，着重研究达到健康标准所需要的医疗卫生成本费用。这一时期，美国学者西格瑞写下了《医疗经济学概论》一书，第一次系统地提出了卫生经济学的概念和研究任务。1952年，《世界卫生组织纪事》上发表了美国人马尔达的论文《卫生的经济方面》，被认为是卫生经济学的第一篇论文。1958年，S. J. 麻希金在华盛顿出版的《公共卫生报告》上发表了题为《卫生经济学定义》的论文，明确提出卫生经济学的定义是"研究健康投资的最优使用的科学"。20世纪50年代，美国对卫生经济学的研究起源于美国的经济学会，共有6篇代表作，这些论文的作者后来成为美国的第一代卫生经济学家。60年代以后，卫生经济学的研究在欧美国家进一步开展起来。1968年，世界卫生组织在莫斯科召开了第一次国际性的卫生经济学讨论会，出版了论文集《健康与疾病的经济学》，标志着卫生经济学的形成及作为一门独立的学科登上了学术论坛。此后，卫生经济学进入更为广泛的发展时期。

在研究初期，卫生经济学研究讨论的中心是政治性的。社会化的卫生保健制度与自由市场卫生保健制度的存在所产生的资金短缺和效率不高的问题及医疗技术与资金可供量之间的鸿沟加宽问题，成为卫生工作必须解决的问题，也成为卫生经济学得以迅速发展的土壤。在20世纪60年代，卫生经济学家主要从事数据的收集与整理，特别是费用数据的研究。从70年代开始，用系统方法将投入与产出、资源与效益联系起来进行卫生经济学研究。到80年代，卫生经济学的讨论进

NOTE

一步深化，认识到没有任何一个卫生保健制度能向人民提供在医疗技术上可能提供的一切东西。

（二） 我国卫生经济学的发展

相关链接　我国卫生经济发展主要面临的几个问题

一、总体需求的快速增长。目前中国的年人均 GDP 为 800 多美元，年人均的卫生事业支出为 74 美元；而美国年人均 GDP 在同样水平时，人均卫生事业的支出仅为 38 美元，这意味着中国人可能更加重视健康，如果按照 Fogel 的理论，即卫生事业支出的收入弹性大于 1，达到 1.5 的水平，那么到 2030 年，中国的卫生事业支出将占 GDP 的 8.5%，这将是一个非常庞大的数字。同时，随着中国城市化水平的不断提高，人们对卫生事业的需求也会越来越高。另外，中国的慢性病发病率比较高，加入 WTO 之后，人寿保险的费率降低等因素都有可能加速对中国卫生事业的总体需求的增长。为了解决好这个问题，首先，政府的角色是不可或缺的，政府将承担提供公共融资和公共信息的责任；其次，应该规范市场操作，对提供医疗卫生服务的部门进行监管，减少医疗保险市场上的逆向选择和道德风险问题；最后，应该对卫生项目进行成本和效率分析，找到真正具有可行性的项目。

二、令人担忧的国民卫生状况。历史数据显示，尽管在新中国成立以后，初生婴儿和 5 岁以下儿童的死亡率一直在迅速下降，但近年来下降的速度却非常缓慢，并且这两个数字仍然很高，都在 0.3% 之上。

三、居高不下的药品价格。调查显示，中国的药品价格相对非常之高，这成为中国居民治病就医的最大障碍。因此，调整药品价格、运用政府和市场的双重手段来规范药品市场是卫生制度改革的一个重要课题。

四、农村卫生的问题。中国的农村和城市发展不平衡在卫生方面表现得尤为突出，农村的卫生支出从总量上远小于城市水平，这并不意味着农村居民不注意卫生，而是他们没有足够的经济能力，资金问题十分突出。在解决农村卫生事业建设的问题上，专家建议可以考虑采用建立互助基金或者合作医疗制度。对于弱势群体应该尽快地建立医疗救助制度，但目前针对弱势群体的医疗救助制度在全国范围内还远远没有建立。

五、研究卫生经济的方法。中国在研究卫生经济时，通常从宏观角度来看待问题，强调规范研究和投入分析。但在今后的研究中，我们应该注意从微观角度着眼，注重实证研究和产出分析，并且充分考虑卫生经济中不确定性和信息因素的影响，这也是世界上流行的研究卫生经济的方法。（资料来源：马海邻．"非典"凸显卫生经济学．解放日报，2003-05-13）

我国的卫生经济学研究始于 20 世纪 70 年代末期。在党的十一届三中全会精神的指导下，以"实践是检验真理的唯一标准"讨论为背景，主要讨论医院的经济管理，可以说医院经济管理讨论所带动的经济理论的讨论孕育了中国卫生经济学的产生。为了研究与解决医院经济管理中所提出的理论与实践问题，卫生部召开了多次座谈会，并于 1983 年在广州召开了中国卫生经济研究会成立大会和第一届年会，成立了中国卫生经济研究会（后改为中国卫生经济学会），标志着中国卫生经济学的诞生。

在卫生经济学初步发展阶段的 10 年里，卫生经济理论研究向应用性政策研究迈出了可喜的一步。在实现计划目标的政策与措施选择上，贯彻了成本有效性原则，注意成本效益评价；坚持预防为主，贯彻了内涵挖掘与外延扩大相结合的方针。以 1992 年春天邓小平同志"南巡"讲话发表及中共"十四大"建立社会主义市场经济体制被确立为我国经济改革目标为契机，卫生经济学迎来了深入发展的新时期。这个时期主要有两个特点：一是各级卫生部门牵头组织纵向与横向协作，进行了各种形式的调查研究；二是世界银行经济发展学院与我国卫生部共同发起成立了"中国卫生经济培训与研究网络"，并且积极开展了卫生经济学方面的研究。通过近 10 年努力，我国在卫生事业性质、卫生事业的地位与作用、卫生事业的市场环境与政府作用、健康保障制度的建设、区域卫生发展规划的理论与实践、市场经济条件下宏观卫生资金运动的研究、卫生总费用、政府职能的转变、卫生服务提供者的行为规范及卫生经济学建设和队伍建设等十大领域，均取得了重大进展。

进入 20 世纪 90 年代以后，"看病贵、看病难"成为一个突出的社会问题，从而使我国卫生经济的发展面临着诸多问题，如何建立一个完善、高效，同时又是低成本的医疗保障制度就显得非常重要。这也为卫生经济学的研究提供了新的内容。这一时期，我国卫生事业出现许多问题，集中表现在：第一，国民利用卫生服务的状况令人担忧。2003 年开展的第三次国家卫生服务调查显示，出现近一半被调查者有病不去看医生、该住院而不去住院的现象，其中经济能力是制约老百姓利用卫生服务的最主要因素。第二，公共卫生服务体系比较脆弱。随着 20 世纪 80 年代的卫生事业改革以来，公共卫生服务体系建设没有得到应有的重视。2003 年的 SARS 和 2004 年的禽流感的突发公共卫生事件对我国脆弱的公共卫生服务体系提出了严峻的挑战。第三，卫生总费用增长迅速。1978 年、1988 年、1998 年、2007 年全国卫生总费用分别为 110.21 亿元、488.04 亿元、3678.72 亿元、10966 亿元。围绕着新时期出现的众多问题，我国学者通常从宏观角度去研究，强调要规范研究和投入分析；同时，也从微观角度去研究，并重视实证研究和产出分析。

2009 年，我国开始了"新医改"，卫生经济学的研究有了前所未有的繁荣。可以说"新医改"的内容为卫生经济学的研究提供了肥沃的土壤和充足的养分。

相关链接 "新医改"的主要内容

总体原则：坚持公共医疗卫生的公益性质，坚持预防为主、以农村为重点、中西医并重的方针，实行政事分开、管办分开、医药分开、营利性和非营利性分开，强化政府责任和投入，完善国民健康政策，健全制度体系，加强监督管理，创新体制机制，鼓励社会参与，建设覆盖城乡居民的基本医疗卫生制度，不断提高全民健康水平，促进社会和谐。

总体目标：建立覆盖城乡居民的基本医疗卫生制度，为群众提供安全、有效、方便、价廉的医疗卫生服务。到 2020 年，覆盖城乡居民的基本医疗卫生制度基本建立。

四大体系：建立覆盖城乡居民的公共卫生服务体系、医疗服务体系、医疗保障体系、药品供应保障体系四位一体的基本医疗卫生制度。

五大重点：加快推进基本医疗保障制度建设；初步建立国家基本药物制度；健全基层医疗卫生服务体系；促进基本公共卫生服务逐步均等化；推进公立医院改革试点。（资料来源：《中共中央国务院关于深化医药卫生体制改革的意见》）

NOTE

第二节　卫生经济学的内涵和研究内容

健康是人类所关心的最主要问题之一。医疗保障制度的构建，提高卫生资源的利用效率、医疗效果是每个国家在各自的卫生保健系统中设法应对的问题，而这些问题的解决带来了越来越严峻的经济挑战。卫生经济学的出现，实际是为各个国家的经济学界和有关政府部门用来寻找和解决其卫生问题的方法之一。

相关链接　什么是卫生经济学

卫生经济学从20世纪60年代开始在美国发展成为主流经济学中一个重要的应用分支。在1965～1999年期间，美国授予的卫生经济学博士学位数量增长了12倍。卫生经济学家在美国政府与公共卫生政策相关的部门中占主导性的地位。

在很多发达国家和发展中国家，医疗、卫生、药、保健等已成为国民经济的重要组成部分。随着社会的发展和文明的进步，人们对健康的关注程度也越来越高，健康支出的增长要快于收入的增长。各国政府对卫生事业的投入也越来越大，美国的卫生事业支出已经达到了GDP的14%。历史上一些巨大的腾飞，诸如工业革命时期英国的突飞猛进、20世纪早期美国南部的腾飞及日本的快速发展、20世纪50～60年代开始的亚洲的强劲发展……所有这些都是以公共卫生疾病控制和改善营养摄入方面的重大突破为基础的。疾病造成的经济损失高得惊人：疾病减少了社会和个人的收入，并影响到经济增长的前景；疾病造成贫困国家国民生产总值百分之几十的经济损失，也就是他们每年的损失高达千百亿美元。如何合理有效地使用卫生保健方面的投入，尽可能减少疾病所造成的损失，就成了一个重要而迫切的课题。（资料来源：马海邻．"非典"凸显卫生经济学．解放日报，2003-05-13）

一、卫生经济学的内涵

卫生经济学（health economics）是经济学领域中相对较新的学科，并逐渐成为一门重要的分支。卫生经济学自从产生之后，学术界对于卫生经济学的内涵有着各种各样的理解。

有观点认为：卫生经济学是研究卫生服务、人民健康与社会经济发展之间的相互制约关系、卫生领域内经济关系和经济资源的合理使用，以揭示卫生领域内经济规律发生作用的范围、形式和特点的学科。

有观点认为：卫生经济学是多种经济学科在卫生领域中的应用，与医学、卫生学、人口学、社会学有着密切的联系。卫生经济学在发展过程中又产生若干分支，包括医疗经济学、保健经济学、卫生计划经济学、卫生技术经济学、医院经济管理学、医学经济学等。

有观点认为：卫生经济学是运用经济学的理论和方法研究医疗卫生领域中投入与产出的经济关系和经济规律的学科，是一门具有交叉或综合学科性质的医学社会科学。

有观点认为：卫生经济学是经济学的一门分支学科，是卫生部门和卫生服务领域中的经济学。卫生经济学的研究对象是卫生服务过程中的经济活动和经济关系，即卫生生产力和卫生生产关系。

有观点认为：卫生经济学又称健康经济学，是为实现有效配置和利用有限的卫生资源，使之最大限度地满足人们对卫生服务的需要，而对医疗服务的经济学特点专门进行的研究。

有观点认为：卫生经济学是研究卫生服务资源的需求和供给以及卫生服务资源对人口的影响。

我们认为：卫生经济学是经济学的一门分支学科，是运用经济学的理论和方法研究卫生领域的经济现象和经济规律的新兴学科。

二、卫生经济学的研究内容

相关链接　历届国际卫生经济学大会简况

第一届于 1996 年 5 月在加拿大的温哥华市举办，主题为"健康公平、卫生保健服务与筹资"。

第二届于 1999 年 6 月 6~9 日在荷兰的鹿特丹市举办。

第三届于 2001 年 7 月 21~25 日在英国的约克市举办，主题为"健康的经济学：卫生保健的内外"。

第四届于 2003 年 6 月 15~18 日在美国的旧金山市举办，主题为"全球卫生经济学：构建研究与改革的桥梁"。

第五届于 2005 年 7 月 10~13 日在西班牙的巴塞罗那市举办，主题为"投资健康"。

第六届于 2007 年 7 月 8~11 日在丹麦的哥本哈根市举办，主题为"卫生经济的探索"。

第七届将于 2009 年 7 月的第一周在中国的北京市举办，主题为"和谐发展——卫生与经济"。

第八届于 2011 年 7 月 10~13 日在加拿大多伦多市举办，主题为"卫生与经济转型"。

第九届于 2013 年 7 月 6~10 日在澳大利亚悉尼市举办，主题为"庆祝卫生经济学"。

卫生经济学是研究与医疗卫生活动相关的服务，如物品的生产与交换、分配和配置；是研究社会成员、团体（群体）如何选择使用稀缺有限的卫生资源服务、分配给不同的社会集团（医患个体、团体），及其经济效益最佳的经济学科。卫生经济学跨越多个学科和领域，与其他学科有许多交叉。

卫生经济学有特定的研究内容，按研究的经济问题范围、经济范畴、经济概念等的不同，可分为宏观卫生经济学和微观卫生经济学。宏观卫生经济学主要研究全社会卫生经济活动的总体表现，微观卫生经济学则主要研究某一医疗行为或其他行为的经济现象和效率。卫生经济学的主要研究内容在不同的教材里有不同的表述，但始终离不开经济学的一些主要概念、理论和原理，它是这些概念、理论和原理在卫生领域里的运用和发挥。本书的主要内容包括导论、卫生服务需求、卫生服务供给、卫生服务价格、卫生服务市场、卫生服务市场的政府管制、卫生服务体系、卫生筹资、卫生费用支付方式、药品流通体制与药品价格管理机制、卫生总费用、医疗保障制度、卫生资源优化配置、医疗机构的成本分析与核算、疾病经济负担与健康投资分析、卫生经济分析和方法等内容。

第三节 卫生经济学的作用

相关链接 卫生经济学在"新医改"中的作用

卫生经济学原理为"新医改"方案的制定提供了理论依据，而卫生经济学作为一门新兴学科，经过20多年的努力，已经随着我国卫生事业的改革和发展有了很大的进展，在研究工作中将卫生与经济学结合起来，通过不断分析研究卫生部门内部经济关系，了解卫生事业发展的根本规律，从而提出新的对策。它是一门应用性强的学科，对于"新医改"方案的制订和实施，都具有十分重要的理论依据。

卫生经济学的研究对象是卫生服务领域中的经济活动和经济关系，与"新医改"方案中努力改革和完善的体系密不可分。"新医改"方案正是在不断地建立健全和完善这种经济关系，从而有力地推动我国卫生事业的改革和发展。因此，两者关系密不可分。

卫生经济学的任务就是揭示卫生服务领域中经济活动和经济关系的规律，以便最优地筹集、开发、分配和使用卫生资源，达到提高卫生经济效益和社会效益的目的，这与"新医改"的总体目标正好吻合。卫生经济学为"新医改"的实施、职能的发挥，起着引导和辅佐的作用。[资料来源：管兰芳. 用卫生经济学原理解读新医改方案. 吉林医药学院学报，2010，31（2）：86-88]

一、卫生经济学是制定卫生政策的重要理论基础

在卫生经济学的发展初期，对制定卫生政策方面的作用并不突出，在社会上也远不如医学伦理学那样引人注目。可在20世纪60年代以来，无论是个人医疗费用的支出，还是一个国家总医疗费用的支出，其增长幅度都超过了经济系统中其他多数商品和服务的支出。以美国为例，每年用于个人医疗服务的支出从1965年的356亿美元增加到1990年的5890亿美元。同期，用于个人医疗服务支出的国民生产总值（GNP）从5%上升到10.6%。1990年的医疗支出比上年增加了11%，而同期的GMP只增加了7%，这种医疗支出的增长速度高于GNP的增长速度的趋势，成为每届政府头痛的问题。分析还表明，医疗费用的增加并不一定意味着人均服务数量的增加，而主要是因为服务价格的上涨和服务类型的变化所导致的。因此，如何控制过快增长的医疗费用，怎样使医疗资源得到更合理的分配，使医疗服务更加有效率，成了一个社会热点问题。卫生经济学也随之蓬勃发展起来，并在政府制定卫生政策方面发挥越来越重要的作用。现在，卫生经济学已经成为一个世界性的学科，全世界有许多相关的研究组织。在不少发达国家，卫生经济学已成为影响政府制定有关卫生政策的重要理论基础。

二、卫生经济学是政府对卫生事业有效管理的理论基础

卫生经济学必须解决卫生服务利用的公平和效率问题，而公平和效率也正是卫生事业管理的核心问题。传统经济学有很大的局限性，即假设社会是公平的，政府已用税收及其他方法把社会调节公平了，然后用市场、用竞争使社会的效率得到提高。这在卫生经济学领域被看成是错误的。人的健康是人生之本，无论社会效率有多高，GDP 增长有多快，人的健康才是首要问题，当一个人患病时应该有一个平等的机会得到治疗。卫生经济学必须界定卫生、健康、医疗到底处于一个怎样的位置。必须明白：政府的供应在哪里，市场的供应又在哪里，决策者必须清楚到底是政府主导还是市场主导。例如，我国"新医改"重新强调了公立医院的公益性就是体现了政府管制的作用，而主张社会资本办医也体现了卫生服务市场性的一面。卫生事业是一个特殊行业，在利用经济学原理和规律的同时，还必须充分体现卫生事业的特殊性。只有这样，卫生事业才能得到健康发展。

三、卫生经济学有助于从业人员正确认识卫生事业的性质

卫生经济学是一门具有交叉或综合学科性质的医学社会科学，它有助于卫生事业单位及其从业人员正确认识卫生事业的性质。我国的卫生事业是政府实行一定福利政策的社会公益事业。卫生事业的公益性决定了医疗卫生服务的补偿原则，即遵循谁受益、谁负担，共同受益、共同负担，由国家、集体和个人三者合理负担。福利是一种再分配，是国家提供给公民的产品和劳务，体现国家对社会成员的一种物质帮助和照顾。

我国的卫生事业是带有一定福利性质的公益事业。因此，作为卫生事业主要单位的医疗机构一定不能以经济利益作为经营目标，医院不能以业务量的多少作为判断发展的指标和医务人员收入分配的依据。只有卫生事业单位及其从业人员正确认识了卫生事业的性质，才能使卫生事业单位在经营管理过程和从业人员在执业过程中有效避免一切向钱看的错误倾向。

小 结

卫生经济学是经济学的一门分支学科，是运用经济学的理论和方法研究卫生领域的经济现象和经济规律的新兴学科。卫生经济学有特定的研究内容，按研究的经济问题的范围、经济范畴、经济概念等的不同，可分为宏观卫生经济学和微观卫生经济学。卫生经济学的作用体现在是制定卫生政策的重要理论基础、是政府对卫生事业有效管理的理论基础、有助于卫生事业单位及其从业人员正确认识卫生事业的性质。

【思考题】

1. 卫生经济学产生的历史背景是什么？
2. 如何理解卫生经济学的内涵？
3. 卫生经济学主要研究哪些内容？
4. 卫生经济学有哪些作用？

NOTE

第二章　卫生服务需求

学习目标

通过对本章的学习，掌握卫生服务需求与需要、卫生服务需求弹性和边际效用的内涵，掌握卫生服务需求的特点、卫生服务需求的影响因素及需求弹性理论；熟悉卫生服务需求弹性的计算；了解卫生服务消费者行为理论的基本内容和意义，卫生服务的诱导需求。

【案例】

2013 年居民年平均 5.4 次医疗服务利用增速回落

《2013 年我国卫生和计划生育事业发展统计公报》显示：我国居民健康状况进一步改善，卫生资源配置进一步优化。个人卫生支出占比继续下降，医疗费用涨幅低于城乡居民人均收入增长速度，新增资源正在向非公医疗机构倾斜。

2013 年全国医疗卫生机构总诊疗人次达 73.1 亿人次，比上年增加 4.2 亿人次；居民年平均就诊次数由 2012 年的 5.1 次提高到 5.4 次。2013 年全国医疗卫生机构入院人数 19215 万人，比上年增加 1358 万人，年住院率由 2012 年的 13.2% 提高到 14.1%。2013 年全国医院病床使用率为89.0%，比上年下降 1.1 个百分点。医院出院者平均住院日为 9.8 日，比上年缩短 0.2 日。

统计数据显示，医疗服务利用延续近年增长回落趋势。2013 年门诊总量比 2012 年增长6.1%，增速回落 3.7 个百分点；住院总量比上年增长 7.6%，增速下降 9.1 个百分点。

【思考】

什么是卫生服务需求？影响卫生服务需求的因素有哪些？

每个人在其一生中必然会遇到各种疾病，影响到自身的健康。在身体受到疾病侵扰时，需要获取相应的卫生服务以维护自身健康，因而医疗卫生服务应该是人们一项基本的生活需求。而在实际生活中，每个人对卫生服务的利用有很大的差别。有的人过量地利用了卫生服务，有的人没有获得所需要的服务，或获得的服务不能满足其健康的需要。通过对卫生服务需求的研究，可以明确影响消费的因素，预测和评估人们对卫生服务的需求，进而为政府卫生经济政策的制定、卫生资源的配置和卫生机构的经营决策提供参考。

第一节　卫生服务需求的概念、特点与影响因素

相关链接　社区医院好在哪儿

2006 年，国务院下发指导意见，将社区卫生机构的建设上升至国家层面。运

行 7 年来，虽然有群众依然对社区卫生服务中心和服务站持观望态度，但也有不少社区居民对这些开在家门口的"国家诊所"竖起了大拇指。

"人都是吃五谷的，大病少，小病肯定少不了。有个头疼脑热，买菜回来的路上顺便就看了，方便得很。"在长安路社区卫生服务中心，家住四民巷的柳奶奶带小孙子来做接种。省卫生局妇幼保健与社区卫生处的主任科员贾淼介绍说："目前西安全市共有社区卫生服务中心 132 家，实现了所有街道全覆盖，以 15 分钟健康服务圈的设立原则为辖区群众提供基础医疗和基础公共卫生服务等。同时，全市还设有社区卫生站 73 家作为补充。"

"不光看病方便，而且还便宜好多呢！"在柏树林社区卫生服务中心的取药窗口，刚买了两盒阿莫西林的方女士算了一笔账，"现在在社区看病，挂号费、诊疗费、打针什么的，都免费了。再有就是买药，你看我刚买了两盒阿莫西林，一盒才两块一，这要是放在外面的大药房，一盒咋都在 15 块左右。"作为家里大管家的方女士，消费时一向精打细算，社区医院里能买到的"三统一"药品让她格外青睐。

据了解，目前西安市所有卫生服务中心和服务站的药品使用均严格执行"三统一"，100% 按照国家基本药物目录进行网上操作购买。柏树林社区卫生服务中心医保办同志介绍说，不仅药价，在医保报销比例和住院门槛费等方面，社区医院也有相应优惠。针对在职职工医保：在社区医院住院的门槛费为 300 元，超出部分的报销比例为 90%；而在三甲医院，门槛费为 800 元，报销比例为 85%。

方便了，省钱了，更让社区群众欢迎的还是社区卫生服务中心提供的家庭医生式健康管理签约服务。从 2012 年年底开始，西安在全市社区卫生服务机构开展了家庭责任医师签约服务工作，以辖区内的孕产妇、儿童、老年人、慢性病患者、残疾人、精神病患者等为重点服务对象，以家庭为单位，实行主动服务、上门服务的签约服务形式。（资料来源：张江舟，刘春. 陕西日报，2014-03-12）

一、卫生服务需求的概念

经济学将在一定时期内、一定价格水平下，消费者愿意而且能购买某种物品或服务的数量称为需求。可见，需求的形成有两个必要条件：一是消费者的购买愿望；二是消费者的支付能力。如果只有购买愿望而没有支付能力，或者虽然有支付能力而没有购买愿望，都不能构成消费者对某种物品或服务的需求。

卫生服务是人类赖以生存和发展的一类特殊物品，其产品以服务的形式出现。消费者为了获得卫生服务，需要付出费用。当消费者有获得卫生服务的愿望和要求，同时还有支付卫生服务费用的能力时，才能构成对卫生服务的需求。在实际中，卫生服务需求通常用消费者实际利用卫生服务的数量来衡量。

从结构性的角度分析，卫生服务需求包括卫生服务的个人需求和卫生服务的市场需求。卫生服务的个人需求是指一个人在一定时间内、在各种可能的价格水平下所购买的卫生服务及其数量。其实现类型及数量取决于消费者相对于价格、保障状况的收入水平（预算约束）、卫生服务的效果和个人或家庭的消费目标和偏好。卫生服务的市场需求是表示在某一特定市场、在一定时间内、在各种可能的价格水平下所有消费者将购买的某种卫生服务数量，它是个人需求的总和。因此，凡影响个人需求的因素都会影响到市场需求。此外，市场需求还受消费者人数的影响。当某种卫生服务的价格降低后，可能因每个消费者对该服务需求量的增加而导致市场需求量的增加。但在某些情况下，个人需求并不因为价格降低而增加。例如，对于某一个体并不会因为手术价格下降而做多次同样的手术，但有可能使过去因价格较高而利用不起该种卫生服务的人利用。在这种情况下，市场需求量的增加是消费者数量增加的结果。

二、卫生服务需要的概念

卫生服务需要是指从消费者的健康状况出发，在不考虑支付能力的情况下，尽可能保持或使自身变得更健康所应获得的卫生服务量。通常是由医学专业人员判断消费者是否应该获得卫生服务，以及获得卫生服务的合理数量。这主要取决于居民的自身健康状况，是根据人们的实际健康状况与"理想健康状态"之间存在的差距而提出的对医疗、预防、保健、康复等服务的客观需要。

广义的卫生服务需要包括由消费者个体认识到的需要和由医学专家判定的需要（表2-1）。可以分为四种情况：A是指专家和个人都认为有卫生服务的需要，因此有必要得到卫生服务。B是指人们主观上认为自己患了疾病或为了预防疾病应该获得某种卫生服务，但医学专家认为没有卫生服务的需要，这时个人觉察到的需要和医学专家判定的需要是不一致的。比如由于消费者的疑病或是某种非常小的健康问题，消费者感受到应该接受卫生服务，但医学专家从医学的角度判断无须利用卫生服务，此时两者出现不一致。消费者是否有接受卫生服务的需要应该以医学专家的判定为准，但实际卫生服务的利用往往取决于消费者的认识。C是指从消费者的健康状况出发，个体实际存在健康问题，尚未被个体所认知，但医学专业人员根据现有的医学知识分析、判断消费者应该获得和利用的医疗卫生服务。D是指医学专家和消费者个体都认为无卫生服务需要。

表2-1   消费者个体和医学专家对卫生服务需要的确定

医学专家	消费者个体	
	有卫生服务需要	无卫生服务需要
有卫生服务需要	A	C
无卫生服务需要	B	D

卫生服务需要的影响因素，包括社会、经济、文化教育、社会心理、人口、地理环境、居住条件、医疗和预防保健服务的供给等，由此设计卫生服务需要量指标。

三、卫生服务需要与需求的关系

卫生服务需要是卫生服务需求的前提。它们之间的理想状态是人们的卫生服务需要全部转化成卫生服务需求且所有的需求均为合理满足居民健康需要的服务，即卫生服务的需要通过卫生服务的利用均得到了满足，同时又没有资源浪费的现象。但现实中并非如此，有时存在资源的不合理利用，即部分卫生服务需要得不到满足的情况。

卫生服务需要与需求两者之间的关系可以用图2-1表示。图中Ⅰ区为没有认识需要，即机体出现了健康问题，但个体没有认识或感觉到，因而也就不会去利用卫生服务；Ⅱ区为认识需要，但因种种原因（自感病轻、经济困难、交通不便、服务质量差、服务态度不好等）而没有转化为需求，这部分是潜在的需求，当需求者没有获得这部分卫生服务时，则对他们的健康状况不利；Ⅲ区为消费者愿意并且有能力购买，医生从专业的角度也认为有必要提供卫生服务，这就构成了卫生服务利用的主体；Ⅳ为没有需要的需求，如医生创造或诱导而来的需求，这是没有必要

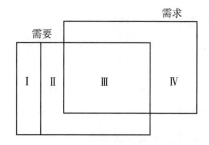

图2-1 卫生服务需要与需求的关系

的需求，常常与真正需要卫生服务的人群竞争有限的卫生服务资源，导致卫生服务资源的浪费与缺乏。Ⅰ和Ⅱ构成了卫生服务的潜在需求，在一定程度上反映了卫生服务的利用障碍，应采取措施转化为需求。例如，贫困的农村地区由于对健康的认识水平低、经济困难等因素而导致卫生服务的潜在需求高，影响农民的卫生服务利用和健康的改善。但通过提高文化水平、加强健康教育、提供医疗保障、控制医疗费用等手段，可以减少潜在需求。

四、卫生服务需要与需求的政策意义

需要与需求是社会经济生活的原始动力，而卫生服务需要与需求也是制订卫生政策和计划的出发点，可以作为卫生资源配置的依据。

依据卫生服务需要制订卫生计划，这样的计划具有较好的公平性。但人们是否利用卫生服务，除了健康需要外，还受到服务价格、质量、消费者的收入、消费偏好等多种因素的影响。如果仅根据需要配置卫生资源，有可能导致所配置资源的利用率不高，即所配置的资源量大于实际使用量，资源呈过剩状态。如果配置的资源低于人们的实际使用量，则呈现资源短缺，造成候诊时间的延长或不能及时获得所需要的服务。

根据需求配置卫生资源，可以把有限的卫生资源配置到效益较高的地方去，提高资源的利用效率，满足人们对卫生服务的需求，增强卫生机构的活力。但卫生服务有其特殊性，应该保证公民不分民族、收入和地位，都能平等地享受最基本的卫生服务。如果仅根据需求制定卫生计划，则一部分低收入者因支付能力低下而不能利用卫生服务，导致卫生服务分配公平性的降低，并影响到卫生服务支付能力低下人群的健康。在我国现有的条件下，完全根据需求制定卫生计划是与卫生服务的性质和目标相悖的。此外，根据需求制订计划，还会将一些不必要的卫生需求考虑进去，造成卫生资源的浪费。只有通过对影响因素的分析，采取相应的对策，才能降低不合理的卫生资源的利用，提高满足卫生服务需要的程度。

五、卫生服务需求的特点

卫生服务是一种特殊的产品，消费者在利用卫生服务时，并不能像消费其他商品（服务）那样做出理性的选择，卫生服务需求的特点主要表现在以下几个方面。

（一）消费者信息缺乏

在经济学分析中，假设消费者是在充分了解产品或服务的有关信息前提下的，其采取的行动可以使自己能够利用有限的资源获得最大的满足，即达到效用最大化。如消费者去商场买衣服，对自己的需要非常了解，知道自己应该购买衣服的式样、尺寸大小、颜色和面料，同时还可以对衣服的质量和价格做出选择，甚至可以货比三家，最后做出决定。然而，卫生服务消费者很难对卫生服务需求的数量、质量和最终结果事先做出正确的判断，在利用卫生服务时往往

带有一定的盲目性。

这是因为卫生服务是具有高专业性和高技术性的服务，消费者很难掌握复杂的医疗信息。首先，消费者在患病后不能判断自己患了什么病，需要什么样的卫生服务，一般都是在医生的安排下接受各种检查、服用各类药品等。至于这些检查、药品等服务是否必要，消费者自身很难做出正确的判断。同时，消费者对卫生服务的价格水平缺乏了解，往往是在不知道准确价格的情况下接受卫生服务。再者，消费者对卫生服务的质量和效果没有准确的判断力，很多卫生服务的效果往往具有滞后性，在支付费用时通常不了解某种诊治措施的成本效果。因此，卫生服务的消费者存在明显的信息缺乏，消费者没有足够的信息来做出自己的消费选择。

（二） 卫生服务需求的被动性

卫生服务需求的产生经历四个阶段：一是通过自我判断是否需要获得卫生服务；二是为了健康决定到卫生服务机构接受服务；三是由医务人员判断其是否应该接受某种卫生服务及服务的种类、数量；四是消费者对卫生服务的实际利用。

由于存在着消费者的信息缺乏，医生拥有主动地位，最终卫生服务的需求主要受医务人员判断的影响，因而消费者在利用服务的种类和数量等方面的自主选择权不大。此外，在医疗服务消费过程中，消费者因伤病和痛苦到医疗机构就诊，往往带有求助心理，是一种依赖，希望通过医生所提供的服务来维护和增进健康。卫生服务的供需双方存在着救援与被救援的关系，这也是导致需求被动性的主要原因。

（三） 卫生服务利用的效益外在性

卫生服务的利用不同于其他普通物品或服务的消费。普通物品或服务的消费所带来的好处或效益只有消费者本人享受到，如吃水果。卫生服务的消费则有所不同。例如对肺结核病的治疗，当患者利用了卫生服务并治愈疾病后，等于切断了传染病的传播途径，根除了传染源，不仅自己受益，也会使与之接触的人群受益，即卫生服务的利用在消费者之外取得了正效益，体现了卫生服务利用的效益外在性。反之，假如消费者自身未意识到疾病的严重性或无支付能力而没有利用卫生服务，则不仅患者本人的健康受损，也会影响到周围与之接触者的健康。

（四） 卫生服务需求的不确定性

由于存在着个体差异，同一个患者在不同时期患同样疾病，或者患同一种类型疾病的不同患者在临床症状、体征、生理生化指标等方面部可能有所不同，加之同一患者在不同时期以及不同患者生理特征、健康状况、心理素质及生活环境的不同，使得疾病的表现复杂。因此，卫生服务的需求具有不确定性，即很难预测具体的患病时间、疾病的类型、严重程度和需要卫生服务的类型与数量，卫生服务的需求是因人而异的。

（五） 卫生服务费用支付的多源性

由于卫生服务需求的不确定性，使每个人在一生中可能会遇到难以预测、突发的重大疾病风险，很多个体及其家庭往往难以在短时间内支付高额的医疗费用来应对这种风险。因此，对于不确定性且高风险性的医疗服务需要则是通过费用分担（如医疗保险）来解决医疗费用的支付问题。此外，为了保证人人享有健康的权利，使国民能够获得基本的卫生服务，解决贫困人口对卫生服务的低可及性问题，政府和一些社会组织也会在卫生服务上有所投入。卫生服务费用是通过政府、社会、保险和个人多源支付的。

由于卫生服务消费者不再按照实际的卫生服务费用进行支付，因而改变了卫生服务消费者的消费行为以及卫生服务供给者的提供行为，最终带来的是在卫生服务需求数量、质量和费用等方面的相应变化。

六、卫生服务的需求曲线

（一）　需求表、需求函数与需求曲线

需求表是描述某种商品（服务）在每一可能的价格水平下的需求量列表，可以直观地表达商品（服务）价格与其需求量之间的一一对应关系。

需求函数是用函数形式来表示价格与需求量之间的关系。影响人们对商品（服务）需求的因素除了价格外，还有许多其他因素。假定影响某商品（服务）需求的因素有价格、收入、相关商品（服务）的价格、人们的偏好等，则需求函数可表示为：

$$Q_D = f(P, I, P_0, T)$$

以上函数中，Q_D 是市场对某种商品（服务）的需求量，P 是该商品（服务）的价格，I 为收入水平，P_0 为相关商品（服务）的价格，T 为消费者的消费偏好。

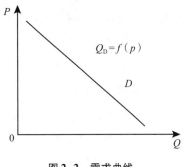

函数式表示某项商品（服务）的需求量与右侧一些影响因素之间存在联系，如欲了解相互间联系的性质和程度，则需要选择具体的函数形式。

当然，我们还可以用图形的形式表示需求量和价格之间的关系，即需求曲线。图 2-2 是描述每一价格下需求量的曲线。在坐标轴中，需求曲线是一条自左上方向右下方倾斜的曲线，表示在其他情况不变的条件下，需求量与价格呈反向变动的关系。

图 2-2　需求曲线

（二）　需求量的变化和需求水平的变化

需求的变动有两种含义：一是需求量的变动，二是需求水平的变动。

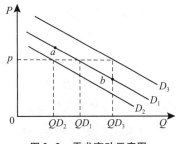

卫生服务需求受到很多因素的影响。在其他因素不变的前提下，我们将因卫生服务价格变动而引起的需求数量的变动，称为需求量的变动。在图形上，表现为价格-需求数量组合点沿需求曲线的移动。如在图 2-3 中，需求曲线上的 a 点到 b 点的变动就是需求量的变动（change in quantity demand）。

图 2-3　需求变动示意图

当卫生服务价格本身不变时，将其他因素的变动所引起的需求量的变动，称为需求水平的变动。此时，需求量与价格之间的数量关系发生改变，即在同一价格水平下，其他因素的变动将带来需求的升高或降低，这种变动表现为整个需求曲线的移动。如在图 2-3 上，其他因素的变动将引起 D_1 向左右移动形成 D_2、D_3 曲线。

七、卫生服务需求的影响因素

（一）　一般经济学因素

根据传统经济学消费理论，卫生服务需求受到卫生服务的价格、消费者的收入、货币储蓄、相关物品（服务）的价格、消费偏好、对未来物品（服务）供应情况的预期等因素的影响。

1. 卫生服务价格　卫生服务需求受卫生服务价格的影响。通常是价格越高，需求量越低；而价格越低，则需求量越高。

2. 消费者的收入　当消费者收入水平改变时，消费者的购买能力就会提高，这将会影响到消费者对卫生服务的需求。收入越高，消费者对卫生服务的支付能力越强，在价格不变的情况下，对卫生服务的需求也越高；反之，收入越低，消费者对卫生服务的购买力减弱，对卫生服务的需求也就越少。

3. 货币储蓄　同样收入的消费者，货币储蓄额高，则可用于消费的货币量就少，在价格不变的情况下，对商品（服务）的消费能力降低，消费量也会减少，货币储蓄与卫生服务需求呈反向变化。

4. 相关物品（服务）的价格　相关物品或服务分为互补物品或服务和替代物品或服务两种。一般来说，某物品或服务的需求量与其替代品价格呈正向变动，即替代品的价格上升，该物品或服务的需求量也会升高。例如，富含维生素 A 食品的价格升高，则消费者就会更多地使用维生素 A 药品，对维生素 A 药品的消费就会增加。而某物品或服务的需求量与互补品的价格则呈反向变动，即互补品价格上升，该物品或服务的需求量随之下降。例如，注射器作为注射液的互补品，当其价格上涨时，可能会导致注射液需求量的减少。

5. 消费偏好　消费者对某种商品（服务）都会有主观价值判断，对某种商品（服务）存在着偏爱心理，称为消费偏好。偏爱心理产生的原因：一是产品或服务存在着实际差异，如在质量或性能上存在较大差别；二是主观因素所致，如受广告、商标、包装、服务态度、地理位置等因素的影响，从而使消费者宁愿购买某种产品或服务，而不愿意购买另一种产品或服务。例如，不同的人对中医和西医存在不同的消费偏好，一些人患病后倾向于看中医，而另一些人则更愿意利用西医服务。这种消费的偏好也会随着时间发生变化。

消费者对卫生服务存在着质量偏好。因为卫生服务的提供关系到人的健康和生命，任何劣质或不适宜的卫生服务都可能给人的健康带来不利影响，甚至危害生命。卫生服务一经提供是不可退还的，患者接受了劣质的卫生服务，即使获得了经济赔偿，但对健康的损害是金钱不可替代的。所以，卫生服务的性质决定了消费者非常注意卫生服务的质量，在寻求卫生服务的过程中，往往寻求他们认为是高质量的卫生服务，对质量有着特殊的偏好。

6. 对未来物品（服务）供应情况的预期　对未来物品或服务供应情况的预期也影响着现在的需求量。如果消费者预测到今后的医疗费用有可能上升时，他们便会增加对现在的卫生服务需求。例如：在我国开展城镇职工基本医疗保险制度改革前，由于消费者预测到今后将要支付更多的医疗费用，使很多人在医改之前突击检查、突击开药和突击住院，甚至多开一些储备的药品，这就在短时间内增加了卫生服务的需求量。

（二）人口社会文化因素

影响卫生服务需求的人口社会文化因素，包括人口数量、年龄构成、性别构成、婚姻状况、受教育程度、住房条件等。

1. 人口数量　从人口学角度考虑，在其他因素不变的情况下，人口的数量是决定卫生服务需求重要的因素之一。人口数量的增加，必然导致卫生服务的利用增加。

2. 年龄构成　人口结构的改变也会对卫生服务利用水平产生影响。由于老人患病频率较高，慢性病较多，病情相对较重，因而对卫生服务的利用也相对较多。人口中老年人的构成比例增加，会导致卫生服务需求的增加。

3. 性别构成　性别对卫生服务需求的影响是一个不确定因素。从男性所从事的职业特点来看，有些危险性或有职业毒害的工作多由男性来承担，因而遭受生产性灾害和职业病的机会较多。从女性生理特点来看，生儿育女也会增加卫生服务需求。在其他条件不变的情况下，女性寿命比男性长，其潜在的卫生服务需求比较多。也有一些研究结果表明，女性对疾病的敏感性较强，在同样的健康状况下，会比男性更多地利用卫生服务。

4. 婚姻状况　婚姻状况对卫生服务需求有一定的影响，如独身、鳏寡、离婚者比有配偶者的卫生服务需求多。尤其当家庭病床能够代替住院的条件下，有配偶者的住院时间缩短，陪同去门诊治疗代替住院或需要在家疗养的人比以前增多。此外，未婚者心理健康状况的整体水平要低于已婚者，更易发生身心疾病，使卫生服务的利用增加。

5. 受教育程度　受教育程度对卫生服务需求存在两方面的影响。一方面受过较多教育的人对健康的认识水平较高，其预防保健和早期诊疗的知识较多，因此，会增加对卫生服务的需求；但另一方面，由于他们掌握更多的预防保健知识，就会更多地采用自我医疗，从而减少了卫生服务。因此，受教育程度高对卫生服务需求的总影响很难预测。对于受教育较少的人群来说，其预防保健和早期诊疗的知识较少，对一般卫生服务的需求不高，但一旦有了健康问题则往往较严重，对卫生服务的利用也会更多。

6. 住房条件　消费者住房布局、结构、规模等条件对卫生服务需求也会产生影响。如在背光、通气性差、潮湿、阴冷等居住条件下，消费者易患佝偻病、哮喘、传染病等，这将导致对某类卫生服务利用的增加。

（三）　健康状况

在其他条件不变的情况下，健康状况差的人群需要更多的医疗卫生服务。卫生服务需求来自更基本的健康需求。迈皮·格罗斯曼认为，消费者对健康的需求出于两个原因：①健康是消费物品（服务），它可以使消费者感觉良好；②健康是一种投资物品（服务），健康状态将决定消费者可以利用的时间量。生病天数的减少将增加工作时间和业余活动的时间，对于健康投资的报酬是生病天数减少的货币值。健康状态下降，可使消费者感到不适；同时对消费者来说，也面临各种损失，包括金钱和精神上的损失。健康状况不佳者往往需要利用卫生服务来增进健康，以减少损失。因此，健康状况是卫生服务需求发生的决定因素。但并不是所有健康状况不良者都对自身的健康损害有所认识，也不是已经认识到自身健康状况不良者都去利用卫生服务，因而健康状况有时并不是卫生服务需求发生的充分条件。

疾病的发生对个人来说是一种偶发事件。但从整个人群来看，有些疾病的发生是可以预防的，比如一些传染病可以通过预防接种加以控制，有些伤病事故可以通过必要的措施而减少发生。当然，也有许多疾病不论采取什么措施仍然不可避免。因此，当人群中各种疾病的发病率或患病率较高时，必然影响到卫生服务的利用。

（四）　卫生服务供给者的双重地位

在其他因素不变的前提下，供给状况将会对卫生服务的需求产生直接影响。卫生服务供给的类型、数量、结构、质量和费用以及卫生机构的地理位置等是否与消费者的需求相匹配，将直接影响卫生服务的需求水平，供不应求和供非所需会抑制人们对卫生服务的利用。

与一般商品（服务）不同，消费者由于缺乏足够的信息，通常对卫生服务无法做出理性的选择，只能通过医生来选择卫生服务利用的类型和数量。因此，医生具有双重身份，既是患者选择卫生服务的代理人，又是卫生服务的提供者，医生的决策成为卫生服务选择是否合理的关键因素。医生的决策通常取决于几方面的因素：①对患者的需要进行专业判断；②患者的支付能力；③医生的自身利益。假如医生是提供卫生服务或提供某种类型卫生服务的受益者，那么他们就会出于自身的利益多提供服务或倾向于提供某种服务，甚至提供不必要的服务。这在经济学中称为诱导需求或需求的创造。

（五）医疗保障制度

在其他条件不变的情况下，不同医疗保障制度对医疗服务需求方的行为所产生的影响不同。实际上，不同的医疗保障制度是间接地通过卫生服务价格去改变需求者对卫生服务的消费行为，进而对卫生服务需求产生影响。

我国城镇职工的基本医疗保险是采取设置起付线、封顶线、按比例补偿相结合的方式对需求方进行补偿。

1. 起付线对卫生服务需求的影响   保险公司在对需求方所接受的卫生服务进行补偿时，只对其超过一定额度以上的费用给予一定的补偿，该限定额度称为起付线。假设起付线为 800 元，即个人在消费 800 元以内的全部卫生服务费用全部由个人支付，800 元以上的费用全部由保险公司支付。若某项卫生服务的需求曲线为 D，有了医疗保险后，当卫生服务的数量为 Q_1 时，个人已自付 800 元，个人的卫生服务需求曲线与自费的卫生服务需求曲线一致，见 AB 段（AB 表示个人自付范围内的卫生服务需求情况）。超过起付线，即 800 元以上的卫生服务

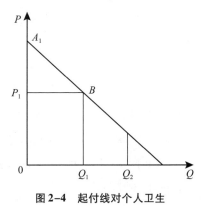

图 2-4   起付线对个人卫生
服务需求的影响

需求曲线成为一条价格为 0 的曲线，见 Q_1Q_2 段。因此，起付线改变了个人的卫生服务需求曲线，原来的需求曲线 D 变成了 AB、Q_1Q_2 两段的需求曲线，如图 2-4 所示。由此可见，起付线改变了卫生服务需求量与价格之间的变动关系。

2. 按比例补偿对个人卫生服务需求的影响   按比例补偿也称共付保险，是指消费者购买保险后，个人仅负担一部分实际发生的医疗费用，其他部分由保险公司支付。假设某项卫生服务费为 100 元，共付率为 50%，消费者只需支付 50 元，对消费者来说，共付保险仿佛降低了卫生服务价格，消费者可以利用更多的卫生服务。

如图 2-5 所示，在没有共付保险的情况下，消费者对某种卫生服务的消费曲线为 D_1，当价格为 P_1 时，消费者对该卫生服务的消费量为 Q_1。有了共付保险后，对需求方来说，自己仅需要支付一部分卫生服务费用，改变了需求方对卫生服务价格的敏感度，使个人卫生服务需求发生了变化，需求曲线发生了位移，需求曲线由 D_1 变成 $D_{0.5}$，在卫生服务价格不变的情况下，消费者的需求量变大。

3. 封顶线对卫生服务需求的影响   封顶线也叫限额保险，是指保险公司对需求方所接受的卫生服务补偿超过一定数额后，将停止对需求方的补偿，超过的费用将完全由需求方自付。假设某保险公司设定的最高补偿额为 3 万元，3 万元以内的医疗费用全部由保险公司支付，3 万元以上的医疗费用由消费者自付。

如图2-6，消费者对某项卫生服务的需求曲线为 D，当消费数量达到 Q_1 时，达到了保险公司规定的最高补偿额度，在达到封顶线之前的需求曲线为价格是0时的 $0Q_1$，超过封顶线后如果还需要继续消费，其需求曲线与 D 一致，为 BC 段。

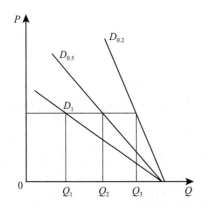

图2-5　按比例补偿对个人卫生服务需求的影响

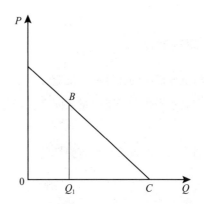

图2-6　封顶线对个人卫生服务需求的影响

（六）时间

这里的时间是指用于卫生服务的时间，包括到卫生机构路途上的时间、在卫生机构内的等候时间（挂号、就诊、交费、检查和取药等）以及就诊时间。消费者的时间可以被认为是对商品（服务）的投入。时间是消费者的有限资源，对商品与服务的消费者而言，不仅要算财务成本，更要把时间成本计算在内。

时间对卫生服务需求的影响可以从两个方面来考虑：一是对于某类卫生服务项目提供的时间长，意味着个人在接受卫生服务时所花费的时间和精力就多，从而对需求产生影响。例如：某项卫生服务价格为10元，但消费者为了获取卫生服务所花费的时间成本为20元，实际上总的就诊价格应该是30元。二是时间的机会成本，即指在做出一种选择或决策时所放弃的东西。如在利用卫生服务需要花费一定的时间时，有可能因此而放弃收入提高或升迁的机会等，这就是卫生服务利用的机会成本。卫生服务的机会成本越高，对需求量的影响越大。但不同类型人的卫生服务机会成本不同，在其他条件不变的前提下，时间机会成本高的人对卫生服务需求水平要低于时间机会成本低的人。

时间成本对卫生服务需求的影响具有三方面的政策意义：一是随着卫生服务价格的降低（如提供免费或部分免费的卫生服务），卫生服务需求将对时间成本更为敏感。如果提供的卫生服务量不能够满足所有消费者的需求，其可能的结果就是有时间候诊的人则更多地获得卫生服务，低时间成本的人比高时间成本的人更有可能接受卫生服务。二是如果想增加高成本时间的人对卫生服务的利用，除了降低价格外，还要通过降低他们的时间成本来增加他们对卫生服务的利用。如采取将诊所或医院设在更接近这些人群的地区以减少就诊往返时间，或在机构中减少患者的候诊时间等方法来实现。三是在制定卫生服务政策时，除了考虑卫生服务的价格外，还应该考虑消费者的时间成本。如医疗保险机构在选择定点医疗机构时，应选择离被保险人单位或家庭较近的医疗机构，否则尽管有利于规范管理，但增加了患者的就诊时间，也就影响其对医疗服务的正常需求。

第二节　卫生服务需求的弹性

一、弹性的概念

经济分析中的弹性是指反应性，是经济学家在对经济活动变化进行分析时常使用的一个概念。它表示当两个经济变量之间存在函数关系时，因变量的相对变化而对自变量的相对变化的反应程度。

通常用弹性系数来形容弹性的大小，弹性系数的计算公式为：

$$弹性系数 = \frac{因变量变动的百分比}{自变量变动的百分比} \tag{2-1}$$

由于弹性系数是两个百分比的比值，所以没有单位，不受分子、分母计量单位的影响，可以直接比较不同商品（服务）的弹性系数。

弹性分为点弹性和弧弹性两种。弧弹性是衡量自变量发生较大程度变动时，因变量的变动程度的指标。若两个经济变量间的函数关系为 $Y = f(X)$，以 ΔY 和 ΔX 分别表示因变量 Y 和自变量 X 的变动量，以 E 表示弹性系数，则弧弹性公式为：

$$E = \frac{\Delta Y / Y}{\Delta X / X} = \frac{\Delta Y}{\Delta X} \times \frac{X}{Y} \tag{2-2}$$

若两个经济变量的变化量趋于无穷小时，其比例称为点弹性。点弹性的公式为：

$$E = \frac{dY / Y}{dX / X} = \frac{dY}{dX} \times \frac{X}{Y} \tag{2-3}$$

需求弹性可分为需求的价格弹性、收入弹性和交叉弹性，它们分别说明需求量变动与价格、收入和相关物品（服务）价格变动之间的关系。其中最重要的是需求的价格弹性，一般所说的需求弹性就是指需求的价格弹性。

二、卫生服务需求的价格弹性

（一）卫生服务需求的价格弹性概念

卫生服务需求的价格弹性是指卫生服务需求量变动对价格变动的反应程度。若以卫生服务需求量变动率与价格变动率之比来表示，卫生服务需求的价格弹性系数（ED）的计算公式为：

$$需求价格弹性系数（ED） = -\frac{需求量变动率}{价格变动率} \tag{2-4}$$

公式中负号的含义为价格与需求量的变动方向相反。即价格上升，需求量下降；价格下降，需求量上升。一般来说，弹性系数的数值，可以是正数，也可以是负数，这主要取决于两个变量的变动方向。在经济学中，需求的价格弹性更多的是用绝对值表示。

弧弹性的中点计算公式为：

$$ED = \frac{\Delta Q / \left(\frac{Q_1 + Q_2}{2}\right)}{\Delta P / \left(\frac{P_1 + P_2}{2}\right)} = \left| \frac{\Delta Q}{\Delta P} \times \frac{P_1 + P_2}{Q_1 + Q_2} \right| \tag{2-5}$$

（二） 卫生服务需求的价格弹性种类

不同商品（服务）的需求价格弹性是不同的。有些商品（服务）的价格变动不大，就会引起该商品（服务）需求量的较大变化；有些商品（服务）即使价格发生较大变化，其需求量仍然变动不大。经济学家根据弹性系数的大小，将需求弹性分为五类（表2-2）。

表2-2 需求弹性的种类

种类	价格与需求量之间的关系	弹性系数	需求曲线形状
富有弹性	需求量的变动率大于价格的变动率	>1	
缺乏弹性	需求量的变动率小于价格的变动率	<1	
单位弹性	需求量的变动率等于价格的变动率	=1	
完全无弹性	需求量对价格变动无反应	0	
完全弹性	价格的微小变化引起需求量的无限变化	∞	

国外卫生经济研究表明，医疗卫生行业的需求价格弹性系数低于其他行业商品（服务）的需求价格弹性，属于缺乏弹性，这与我国有关结果相类似。不同医疗卫生服务的需求价格弹性可以不同。如果某种手术或者药物的医疗服务对个体是影响生命的必须性的医疗服务，那么该医疗服务价格的变化对需求量几乎是没有影响的。由于是涉及生与死的选择，故其需求价格弹性非常小。但并不说明卫生服务需求量对价格变化是没有反应的，只是表示价格变化的百分比所引起的卫生服务需求数量变化的百分比较小。对于一些诸如整形外科手术等特需服务的需求价格弹性就较大，因为大多数人认为它不是一种必需的消费品，所以价格的变动对需求的影响较大。

大多数卫生服务的需求是缺乏弹性的，其弹性系数一般在0.2～0.7之间。不同的卫生服务，其需求弹性有所不同。通常外科服务、疑难重症的诊治服务、急诊服务等涉及患者的生死存亡，是患者所必需的，因而需求弹性相对较小；而内科服务更容易找到替代性治疗措施，特需服务或一般性的保健服务属于非必需服务，因而需求弹性均相对较大。

（三） 影响需求价格弹性的因素

1. 商品（服务）的可替代程度 如果某种商品（服务）存在替代品，并且消费者越容易找到该类商品（服务）的替代品，其需求弹性就越大；反之，则越小。因为如果某项商品（服务）价格上涨，消费者就会减少利用该项商品（服务）而更多地利用其他替代品，对该商品的需求量减少。可替代性服务的数量越多，可供选择的机会越大，弹性系数越大。例如：内科服务比外科服务更容易找到替代性的治疗措施，因此，内科服务需求的价格弹性往往比外科服务需求的价格弹性大。

2. 对商品（服务）的需要强度   如果商品（服务）是生活中的必需品，需要强度大，其需求弹性小；反之，则需求弹性大。如急诊服务涉及生死存亡的问题，这类卫生服务需求的价格弹性小；而一些保健性的卫生服务需求不紧迫，其需求的价格弹性就比较大。

3. 商品（服务）支出在收入中所占的比重   对于高价格的商品（服务），通常占收入的比重大，其弹性较大；反之，则弹性较小。例如，挂号费在消费者预算中所占比重很小，故挂号费的变动不会引起门诊量的很大变动；而 CT 检查费在消费者预算中所占比重较大，故 CT 检查费的变动会引起该项检查需求人数有较大的变动。

4. 卫生服务的持续时间长短   卫生服务的持续时间短，消费者很难在短期内找到替代性的卫生服务，故其需求的价格弹性较小，如急诊服务、急诊手术、紧急对症处理等；卫生服务的持续时间长，如慢性病的治疗时间长，消费者就容易在长时间内找到替代性卫生服务，故其需求的价格弹性就较大。

三、卫生服务需求的收入弹性

在商品价格不变的情况下，消费者收入的变动将引起需求量的变动。需求的收入弹性是指需求量变动对于收入变动的反应程度。其计算公式为：

$$\text{需求收入弹性系数}（E_1）= \frac{\text{需求量变动率}}{\text{收入变动率}} \tag{2-6}$$

不同商品（服务）的需求收入弹性不同。在价格不变的条件下，收入的提高一般会引起消费者对服务需求的增加，需求收入弹性一般为正值。当需求收入弹性 $E_1 < 1$ 时，需求量的增加服务小于收入增长幅度，这种商品（服务）称为必需品（necessary goods），如米、油、盐等基本生活用品。当需求收入弹性 $E_1 > 1$ 时，需求量增加的幅度大于收入增加的幅度，这类商品（服务）称为奢侈品（superior goods），并非生活所必需。还有一种情况是 $E_1 < 0$，即需求收入弹性为负值，表示收入增加，需求量反而减少，这类商品（服务）为劣等品（inferior goods）。

卫生服务一般属于正常品，需求收入弹性大于 0。当消费者收入增加时，其卫生服务需求增加。不同收入水平的消费者的卫生服务需求收入弹性不同。对收入较低的消费者，收入更多地用于购买最基本的生活必需品，卫生服务需求量的增加低于收入的增加，其收入弹性<1。收入较高消费者的基本生活已经得到了满足，他们可以将更多的收入用于购买更多高质量的卫生服务及非治疗性的保健服务上，卫生服务需求量的增加高于收入的增加，其收入弹性>1。

四、卫生服务需求的交叉弹性

需求的交叉价格弹性，简称"需求的交叉弹性"。它是指一种商品（服务）的需求量的变动对另一种商品（服务）价格变动的反应程度，是某商品的需求量变动率和其相对商品价格变动率的比值。卫生服务需求的交叉弹性系数计算公式为：

$$E_{xy} = \frac{\Delta Qx}{\Delta Py} \times \frac{Py}{Qx} \tag{2-7}$$

x、y 为两种商品，E_{xy} 为交叉弹性。

不同关系商品（服务）的交叉弹性系数不同，体现了商品（服务）之间的三种不同关系，即互补性关系、替代性关系和非关联性关系。

（一）互补性关系

互补性商品（服务）是指某些商品（服务）必须共同使用时，才能满足消费者的需求。这类商品（服务）需求的交叉弹性为负值，$E_{HX} < 0$，表示随着商品（服务）价格的提高（或减少），卫生服务的需求量也随之减少（或增加）。又如青霉素针剂与注射针管的关系，这两种商品就是互补商品，它们的交叉弹性系数均为负值，弹性系数越大，互补性越强。

（二）替代性关系

替代商品（服务）是指那些通过相互替代来满足消费者同种需求的商品（服务）。这类商品（服务）需求的交叉弹性为正值，即 $E_{xy} > 0$。表示随着商品（服务）价格的提高（降低），卫生服务需求量也随之增加（减少）。例如：口服青霉素和青霉素针剂这两种商品就是互为替代品。其需求的交叉弹性系数为正值，替代性越强，弹性系数越大。

（三）非关联性关系

这类商品（服务）间没有关系，即某种商品（服务）的价格变化对另一种商品（服务）的需求量不发生影响，其需求的交叉弹性为0，即 $E_{xy} = 0$。它表示随着商品（服务）价格的变化，卫生服务的需求量并不随之发生变化，它们之间没有一定的相关性，是相对独立的两种商品（服务）。

五、卫生服务需求弹性分析的应用

弹性分析的应用广泛，其在卫生经济学理论研究、政府和卫生机构的决策等方面发挥着重要的作用。在研究卫生服务供求对价格形成以及有效利用价格调节等方面，弹性分析也是非常有价值的。

卫生服务需求的弹性分析对于卫生服务机构的经营管理等方面起重要作用。卫生服务机构在确定其服务价格时，首先应根据服务需求的弹性大小，将其服务的内容归类。其次，针对不同种类的服务实现不同的价格政策。在考虑调整服务价格时，除了考虑某项服务自身价格弹性外，还需考虑相关服务（替代品、互补品）的弹性。在考虑调整服务量时，还需考虑需求的收入弹性问题。弹性分析还被用于财务分析、收益平衡分析等方面。

卫生服务需求的弹性分析对于政府政策的制定有重大影响。在考虑卫生服务筹资与补偿政策、制定卫生服务价格时，可以针对不同服务的需求价格弹性、需求收入弹性、需求交叉弹性等采取不同的政策。例如：吸烟问题是卫生政策制定者关注的重点。研究发现，吸烟是一种"理性嗜好"，一般估计香烟的价格弹性为-0.4左右，但青少年香烟需求的价格弹性一般估计都超过了-1.0。因而，若通过征税进而提高香烟的价格，会大大降低青少年对香烟的需求。

第三节 卫生服务消费者行为分析

通过需求分析得知，在其他条件不变的前提下，需求量与价格之间呈反向变化。这是消费者在家庭或个人预算约束的前提下，根据其消费偏好进行消费选择的结果，因而它反映了消费者的消费行为。因此，消费者行为分析及其行为的结果是经济学研究中的重要内容。

效用是衡量消费者在消费某种商品（服务）时所感受到的心理满足程度的指标。效用是消费者自身的一种主观评价，其大小取决于商品（服务）在多大程度上满足消费者的需要。

由于效用是消费者的一种主观评价，因此即使是同一种商品（服务），其效用的大小也会因人、因时、因地而异。患者通过享受卫生服务以减少疾病所带来的痛苦，使身心得到满足，给消费者带来效用。经济学中有两种衡量效用的方法，即基数效用分析法和序数效用分析法。

相关链接　大医院人满为患　社区医院门可罗雀

挂号难、住院难、看病难，是当代社会最为典型的民生难题。近年来，大医院、好医院人满为患，一号难求，而社区医院自2008年政府投资转型成为社区卫生服务中心以来，基础设施、医务人员配备都得到了明显的改善，但去看病的却没有多少。到底是什么原因造成这种现象？为什么大医院挂号难、排队长、看病贵，人们依然趋之若鹜？家门口的社区医院就医方便、治疗用药亲民，人们却视若无睹？

3月5日9时，西安市第四医院门口，前来就诊患者的车辆早已排起了长龙。据周围小商店的老板介绍，四院门口的车，从早到晚都不会少，有时候堵得连人都走不过去。走进门诊大厅，导医台值班的工作人员正在指导一对老夫妇填写资料，同时还要回答六七位患者的咨询。虽然刚刚上班，挂号、划价和取药的多个窗口前已排起了长长的队。带孩子来看病的赵女士指着坐在不远处的儿子说："前天上午我带着孩子去省妇幼保健院，8点出发，到11点才轮到我，想着综合医院会好一点，但没想到今天8:30挂的号，现在快9:30了，前面还有9个号在等候。本来还想送孩子赶上后两节课，现在看来悬了。"

在门诊楼的输液室里，20余位患者正在接受输液，其中不少人都带着早餐，并表示等打完针后还要去上班。正忙着配药的值班护士表示："这会儿人还少，再晚一点儿人更多。"

在门诊楼三楼内科诊疗区的专家门诊候诊区看到，医院布置的30余个椅子上已经坐满了候诊患者，还有大量刚刚领到号的患者将本来就诊不大的空间站得满满的。"我排的是呼吸内科，前面还有11个人。这几天嗓子特别不舒服，估计跟这天气有很大关系，今天是请了半天假专门来看病的。"一位提着公文包明显是上班族的年轻人说。当被问到为什么没有选择在家附近的社区医院看病时，他说："大医院，放心！"（资料来源：张江舟. 陕西日报，2014-03-12）

一、基数效用分析法

（一）基本概念

基数效用分析法，又称边际效用分析法。这种方法假设效用是可以用具体数值测量与加和的，并且每个人有能力判断出某种商品（服务）给自己带来的效用大小。我们把一定时期之内消费者对消费商品（服务）的总满足程度之和，称之为"总效用"。如果用 TU 表示总效用消费量，用 Q 表示卫生服务消费量，则可以用一个总效用函数来表示两者的关系（图2-7），即 $TU=f(Q)$。

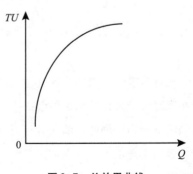

图2-7　总效用曲线

表2-3以卫生服务为例，表示卫生服务消费量及其所带来的相应总效用。

表2-3　卫生服务的总效用与边际效用

卫生服务消费量（Q）	总效用（TU）	边际效用（MU）
0	0	0
1	12	12
2	18	6
3	21	3
4	22	1
5	22	0
6	20	-2
7	16	-4

从表2-3中可以看出：当所消费的卫生服务数量 Q 增加时，总效用 TU 也随之增加；当卫生服务消费增加到一定程度时，总效用 TU 达到最大值，如果再增加卫生服务消费量，总效用 TU 反而下降。

表中卫生服务消费量的增长幅度和总效用的增长幅度并不是同等变动的，两者的增长幅度并不同步，这里就有一个边际效用的概念。边际效用是指卫生服务消费量增加（或减少）一个单位所引起的总效用的增加（减少）量。表中数据可以依次计算出每增加一个单位的卫生服务消费量所增加的效用量，即表中的第三列数据——边际效用。

总效用（TU）和边际效用（MU）是效用分析中最重要的两个概念，两者的特点和相互关系是：

1. 总效用随着卫生服务消费量的增加而增加。当消费量增加到一定程度时，总效用达到最大值。此时若继续增加消费量，则总效用下降。

2. 边际效用呈现递减趋势。从表中的数据可以看出，在其他条件不变的情况下，消费者每增加一个单位的商品（服务）消费，其相应的总效用增加量 ΔTU 比前一个消费单位增加所引起的总效用增加 ΔTU 小，这就是经济学中的边际效用递减规律。该规律可以用边际效用曲线来表示，如图2-8。

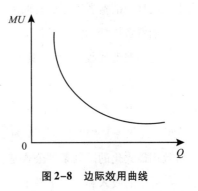

图2-8　边际效用曲线

3. 边际效用为0时，总效用最大。边际效用小于0时，总效用开始减少。

4. 边际效用是总效用曲线上各点切线的斜率。

分析效用的目的在于解释消费者在市场上的购买行为，消费者之所以愿意付出一定代价购买卫生服务，是因为卫生服务可以给消费者带来一定的效用。消费者愿意付出的代价取决于卫生服务给消费者带来的边际效用，边际效用越大，消费者愿意付出的代价越大。

（二）边际效用递减规律

当不断增加同一种商品（服务）的消费时（其他物品的消费量保持不变），商品（服务）的边际效用将最终趋于下降。消费量增长幅度与总效用变动幅度是不同步的，边际效用呈递减趋势，即每增加一个单位的消费，其相应增加总效用 ΔTU 比前一个消费单位增量所引起的总

效用增量 ΔTU 要小，即为经济学中的边际效用递减规律。

边际效用递减规律的特点：

1. 边际效用的大小与消费者欲望的强弱呈同向变化。例如，当一个人受疾病困扰最严重的时候，最初接受的卫生服务的边际效用最大，但随着疾病的逐渐好转，想接受卫生服务的欲望逐步减少。

2. 边际效用的大小与消费量呈反向变化。消费欲望随着满足感的增加而递减，因而消费量越多，边际效用越小。

3. 边际效用的大小与特定时间有关，欲望有再生性和反复性。例如，随着疾病的不断治愈，卫生服务的边际效用可以从很大变为 0，但经过一段时间后，疾病可能复发，对卫生服务重新产生消费欲望，边际效用会再次增大。

4. 边际效用为正值。正常的消费者不会花钱购买给自己带来负效用的消费品，当一种消费品的效用变小或趋向于 0 时，消费者就会变更消费商品（服务）的类型，转而消费其他能够给自己带来更大效用或新效用的商品（服务）。所以，边际效用一般为正值。

（三）消费者均衡

在一定的收入和价格水平下，当消费者所选择的各种商品（服务）的组合达到总效用最大时，这种选择就是效用最大化，此时实现了消费者均衡。消费者均衡就是指消费者把自己的收入用于各种商品与服务的消费，总效用达到最大化时的状态。

消费者均衡的条件是每元钱支出的边际效用相等。每元钱支出的边际效用是从某种商品（服务）最后一单位消费中的边际效用除以该商品（服务）的价格。当消费者的全部收入用于支出，而且当消费者用于所有商品（服务）的每元支出边际效用都相等时，总效用达到最大。这就是消费者均衡的实现条件。

假定消费者的收入为 I，其消费的商品种类共 n 种：$n=1$，2，3，$\cdots$

以 X_1，X_2，X_3，$\cdots$，X_n 表示消费 n 种商品（服务）中每一种的数量；以 MU_1，MU_2，MU_3，$\cdots$，MU_n 表示消费 n 种商品（服务）中每一种的边际效用；P_1，P_2，P_3，$\cdots$，P_n 分别为 n 种商品（服务）中的价格；λ 为不变的货币边际效用，即为一常量（实际购买力）。消费者消费效用最大化的限制条件公式是：$P_1X_1+P_2X_2+P_3X_3+\cdots+P_nX_n=I$。

在一定的收入和价格水平下，只有每单位货币所购买的商品（服务）具有相同的边际效用时，消费者才能获得总效用的最大化。

假定消费者总是追求效用最大化（理性消费），其消费的商品种类为 2 种，那么

如果 $\dfrac{MU_1}{P_1}>\dfrac{MU_2}{P_2}$，则增加商品（服务）1 的消费。

如果 $\dfrac{MU_1}{P_1}<\dfrac{MU_2}{P_2}$，则增加商品（服务）2 的消费。

如果 $\dfrac{MU_1}{P_1}=\dfrac{MU_2}{P_2}$，则总效用最大化。

所以，消费者效用最大化的均衡条件公式是：

$$\frac{MU_1}{P_1}=\frac{MU_2}{P_2}=\cdots\frac{MU_n}{P_n}=\lambda \tag{2-8}$$

二、序数效用分析法（无差异曲线分析）

尽管效用是很有用的概念，但序数效用的理论认为效用是一种心理现象，难以度量。例如，一个人在消费某种商品（服务）时，很难测量出某单位消费量对自己产生了多大的效用值。因此，在比较不同消费者使用某种物品（服务）所带来的效用时，很难以此作为共同的衡量标准。为了解决这个问题，经济学家采用了序数效用分析法，也叫消费者无差异曲线分析。采用这种方法时，不需要对不同物品（服务）的效用进行衡量，只需根据个人的偏好程度对不同商品（服务）所带来的效用排序，即用序数（第一，第二，第三，…）来表示满足程度的高低与顺序。

假设将消费者所有消费物品（服务）分为两类：一类是卫生服务 H，另一类是非卫生服务（或物品）X。卫生服务 H 的价格为 P_H，非卫生服务 X 的价格为 P_X。如果在收入水平相同的情况下，让消费者选择这两类物品（服务）时，那么在一定时期内可以列出消费者对两种物品（服务）购买数量的不同组合，每一组合给消费者所带来的总效用是相同的。

（一）无差异曲线

无差异曲线是反映在一定时间、一定资源和技术条件下，消费者消费不同组合的两种商品（服务）所获得的满足程度的曲线。

表2-4　两类商品（服务）的无差异表

组合	H 物品消费量	X 物品消费量	H 对 X 的边际替代率
A	1	15	—
B	2	11	4
C	3	8	3
D	4	6	2
E	5	5	1

从表2-4中可以看出，A、B、C、D、E五种组合表示消费者具有相同效用的消费组合。我们把两种物品（服务）的组合情况用图中曲线表达出来，就是某一收入水平下，两种物品（服务）的消费者无差异曲线，见图2-9。

无差异曲线具有以下几个特征：

1. 无差异曲线是一条自左上向右下方向倾斜的曲线，表明在收入与价格既定条件下，为了获得同样的满足程度，增加一种物品（服务）的消费就必须减少另一种物品（服务）的消费，两种物品（服务）的消费数量不能同时增加或减少。

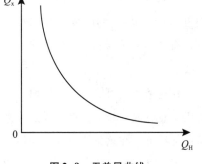

图2-9　无差异曲线

2. 无差异曲线是一条凸向原点的曲线，这需要用边际替代率（MRS）来说明。消费物品（服务）的边际替代率是指消费者在保持相同的满足程度时，增加一种物品（服务）的数量与必须放弃另一种物品（服务）的数量之比。例如，为了增加卫生服务 H 的消费，就必须放弃非卫生服务 X 的消费，增加的 ΔH 与放弃的 ΔX 之比就是边际替代率，卫生服务 H 对非卫生服务 X 的边

NOTE

际替代率用 MRS_{hx} 表示，$MRS_{hx}=\Delta X/\Delta H$。无差异曲线上任意一点的斜率等于边际替代率。

3. 边际替代率呈递减的规律。这一规律说明连续增加某一种物品（服务）时，消费者所愿意放弃的另一种物品（服务）的数量是递减的。这是因为随着消费某种物品或服务数量的增加，其边际效用降低，所以该种物品（服务）所能替代另一种物品（服务）的数量越来越少。例如，当卫生服务消费量较少时，增加少量卫生服务消费所带来的效用可以替代放弃较多非卫生服务消费所减少的效用，但在卫生服务的消费量达到较高程度时，可以用消费较少量的非卫生服务来代替较多的卫生服务消费。

4. 无差异曲线分析。假设消费者可以有无数条无差异曲线，无差异曲线所表示不同水平的效用越高，代表消费者不同的满足程度。

5. 任何两条无差异曲线不能相交，否则与上述特征相矛盾。

（二）消费可能线（预算线）

1. 消费可能线　每条无差异曲线表示消费者在不同水平上的满足程度，但由于受到收入和价格水平的限制，人们的满足程度不可能无限增大。在个人收入和价格水平一定的情况下，消费者如何达到最大效用，可通过消费可能线来分析。

消费可能线是指在收入与物品（服务）价格既定的前提下，消费者所能够买到的各种物品或服务数量的最大组合点的轨迹。

在现实生活中，消费者总是受到他的收入水平的限制。在一定时期内，消费者的收入水平和他所面临的两种物品的价格是一定的，他必须在收入和价格一定的条件下决定自己的消费行为，其消费量取决于如何分配自己的收入用于购买各种价格既定的商品（服务）。

假设卫生服务的价格为 P_h，非卫生服务物品的价格为 P_x，我们用 M 表示总收入。如果消费者把全部收入都用于购买 X 物品，他可以购买 $M/P_x=X_1$ 量的 X 物品；如果全部用于购买卫生服务，则可以购买 $M/P_h=H_1$ 量的 H 服务。如图 2-10 所示，将 X_1 与 H_1 相连成线，这就是一条消费可能线。

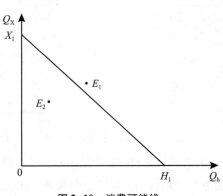

图 2-10　消费可能线

在这条消费可能线上的任何一点，都可表明消费者购买两种物品（服务）的支出总和都等于其总收入。显然，消费者如果将全部收入购买两种物品或服务，其各种最大组合必然在消费可能线上。在这条线以外的任何一点，如在消费线右侧任意一点 E_1，都会超出消费者的收入水平，是消费者收入所无法达到的；而在这条线以内的任何一点，如在消费者可能线左侧任意一点 E_2，消费者的实际支出水平低于收入，消费者尚有余力。

2. 消费可能线的移动　消费可能线是一条收入和价格决定的曲线，当收入或价格发生变化时，能直接影响消费者对商品（服务）的可能消费量，这在图形上表现为消费可能线的移动。其移动情况如图 2-11 中的 A、B、C 表示。

在价格不变的前提下，收入增加，消费可能线右移；收入减少，消费可能线左移。在收入不变的情况下，卫生服务价格升高，消费可能线从 B_1 变为 B_2；卫生服务价格降低，消费可能线从 B_1 变为 B_3。反之，非卫生服务价格的变动也会引起消费可能线的变化。

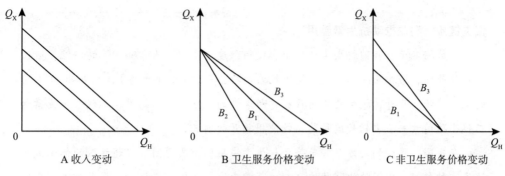

图2-11　收入与价格变动对消费可能线的影响

（三）消费者均衡

消费者选择的目标是为了实现效用最大化。无差异曲线表示了消费者的消费愿望，主观上消费者可以对各种商品（服务）进行选择，以达到最大的满足。消费者可能线表示了消费可能性，消费者客观上受到收入和价格的限制。卫生服务需求的实现是以消费者拥有的支付能力为前提的。因此，无差异曲线分析的目的，就是研究在一定的预算范围内，使所购买商品（服务）的组合给消费者所带来的最大效用。如将两者放在一个图中，就可以确定预算内哪个购买组合才能给消费者带来最大的效用。在一定的收入和价格水平下，只有购买无差异曲线和消费可能线切点上的商品（服务）组合，消费者才能获得总效用的最大化。

如图2-12，X_1H_1 为消费可能线，I_0、I_1、I_2 分别为三条无差异曲线，表示不同的满足程度，即效用水平。其中，E_0 点为 I_0 与 X_1H_1 的切点。

从图2-12中可以看出，E_0 是最佳点。在这一点上，消费者用现有收入，在现行价格水平下获得了最大满足。除了这一点，其他点都不是理想状态。比如有 E_1、E_2 两点，E_1 点的商品（服务）组合虽然获得的满足程度与 E_0 点相同，但该点超出了现有收入水平，消费者实际上达不到这种组合；

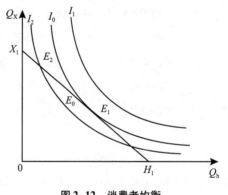

图2-12　消费者均衡

E_2 点则在 I_2 上，而 I_2 在 I_0 的下方，故满足程度不如 E_0。因此，只有 E_0 点是最理想的，达到最大效用，我们也称这点为消费者均衡。

三、信息不对称与卫生服务的诱导需求

以上是用一般消费者行为理论来分析卫生服务需求的，但因为卫生服务需求的特殊性，故其卫生消费行为可能与一般商品的消费行为不同。

传统的需求理论建立在个人拥有关于价格、质量、医疗保健和对健康水平的其他投入的充分信息的假设上。一般消费行为理论检验的是在一个完全信息假设的模型中所做出的决定。显然在现实世界中，信息总是不完全的。在卫生服务市场上，不仅普遍存在不完全信息，而且还存在严重的信息不对称。

NOTE

相关链接　利益推动抗生素滥用

有数据显示，我国抗生素使用率、使用强度均高得惊人。68.9%的住院患者使用抗菌药物，37.0%的患者联合使用抗菌药物，平均100个患者1天消耗80.1人份的抗菌药物。此外，抗生素使用存在贪新求贵的现象。喹诺酮类、三代头孢菌素和二代头孢菌素一直占据我国抗菌药物使用总量的前三位。

在我国，医生的处方确实是导致抗生素滥用的重要原因，以药养医的体制更加速了这种趋势。中国执业药师协会一位药学专家曾告诉本报记者，很多患者到医院就医，一次轻感冒就得使用上百元的抗生素。而事实上，感冒大多由病毒引起，使用抗生素根本于事无补。患者为什么会倾向用高价药？抗生素越贵越好的观念是谁传递给患者的？在2011年全国医疗管理工作会议上，卫生部副部长马晓伟指出，造成当前抗生素滥用的原因比较复杂，既有以药养医的机制问题、合理用药管理体系和监管能力问题、医务人员合理用药的能力和水平问题，也有公众合理用药意识的培养问题。

世界卫生组织的简报称，如果抗生素的适当使用不能成为常态，将会产生可怕的后果：不断出现"超级细菌"和无法治疗的感染。2010年，名为新德里金属β内酰胺酶−1超级细菌即给人类敲响警钟。这种细菌含有一种罕见酶，能存在于大肠杆菌的DNA中，从而使其产生广泛的抗药性，人被感染后很难治愈甚至死亡。这种细菌的复制能力很强，传播速度快且容易出现基因突变，在现在滥用抗生素的情况下，是非常危险的一种超级细菌。因此，世界为之震惊。

（资料来源：董伟. 利益导致抗生素滥用，卫生部将开展专项整治. 中国青年报. 2011−02−17）

因此，卫生服务消费具有诱导需求的特点。20世纪70年代，美国斯坦福大学的Tuchs教授和加拿大的R. C. Ecans教授首先研究提出了诱导需求理论。该理论认为：在卫生服务市场中，由于消费者信息缺乏，供需双方存在明显的信息不对称，消费者没有足够的信息来做出自己的消费选择，只好把诊疗的决策权交给医生。医生既是顾问又是卫生服务提供者，作为供方的医生对医疗服务的利用具有决定性的作用，能左右消费者的选择。这就导致了在卫生服务提供中，消费者需求的被动性。如果医生具有自身经济利益，就会向患者推荐额外服务，即诱导需求（induced demand）。

诱导需求理论建立在经验观察的基础上。如果某一地区的医生数增加，无论是服务价格还是服务数量也会随之增加。例如，美国研究发现，外科医生每增加10%，外科手术量就会增加3%~4%；医生人数每增加10%，卫生服务的费用增加4%。这与提供量增加导致服务价格下降而需求水平升高的传统经济理论相佐。诱导需求理论对此的解释是，医生在面临较高服务需求时，没有必要提供可要可不要的额外服务，但当医生数增加以及服务提供量也随之增加时，服务的价格就会降低，这将会导致医生收入的减少。为了维持其收入水平，医生利用患者的信息缺乏，就会向患者推荐和提供额外的服务。

从经济学角度分析，商品市场中的需求量和供给量相等时的价格为均衡价格，供给量的增加将导致价格下降，而需求量增加。但在卫生服务市场中，由于对医生服务需求缺乏价格弹性，价格的下降会使医生的收入减少，而在患者缺乏有关治疗需要的知识背景下，医生为了保证自己的经济收入，就可以利用患者的需要而推荐额外服务，诱导新的需求。因此，需求量随供给量的增加而增加，结果保持了医生的经济收入，甚至有所提高。

诱导需求使患者得到了更多的卫生服务。这些服务中，有些是有益于患者健康的，如建议患者复诊，以判断病情恢复是否令人满意。但在更多情况下，这些服务是一种浪费，因为患者的预期费用超过了预期收益。更为严重的诱导需求，可能是在判断是否需要外科手术时发生，这种诱导需求通常带来严重的后果，如不必要的扁桃体摘除、阑尾切除、子宫切除等。

医生诱导需求的程度可以通过两种假设来解释：一种是假设医生存在目标收入，随着供给量的增加，价格的下降，有些医生往往会通过诱导需求来维持自己的目标收入；另一种是假设医生的诱导需求会有一种心理成本，他们诱导需求使自己的收入增加越多，其心理成本越高，限制了可以发生的诱导需求量，如太多诱导需求会使医生得到滥开处方的坏名声，获得坏名声的惩罚会限制医生的诱导需求。

解决供方诱导需求的关键在于创造一种多方利益相容的激励制度结构。这种制度能够引导人们在追求自身利益的同时，有意无意地满足他人的利益。事实上，医疗服务领域所涉及的主体——患者、医生和政府之间博弈的本质问题也就是激励。其中，政府制定的满足医患激励相容的医疗服务制度至关重要。

小　结

卫生服务需要是指从消费者的健康状况出发，在不考虑支付能力的情况下，尽可能保持或变得更健康所应获得的卫生服务量。卫生服务需要是卫生服务需求的前提。卫生服务需求与需要的政策意义在于它们可作为卫生资源配置的依据。卫生服务是一种特殊的产品，具有消费者信息缺乏、需求被动性、利用效益外在性、需求不确定性、费用支付多源性等特点。影响卫生服务需求的因素包括一般经济因素、人口社会文化因素、健康状况、卫生服务供给者的双重地位、医疗保障制度、时间等。卫生服务需求一般为弱弹性。可以用基数效用分析法、序数效用分析法（无差异曲线分析）、信息不对称与卫生服务的诱导需求等方法分析卫生服务消费者行为。

【思考题】

1. 卫生服务需要和需求之间有何联系和区别？卫生服务需求具有哪些特点？

2. 假设由你估算某大城市住院服务的需求，你的分析中包括哪些经济学和非经济学变量？解释各个变量被纳入的原因和对住院服务总需求的影响。

3. 请用卫生服务的例子说明边际效用递减规律。

第三章　卫生服务供给

【案例】

在市场经济大潮中如何提供医疗服务

　　以市场经济运作模式来提供医疗卫生服务有利也有弊，那么在市场经济大潮中如何提供医疗服务呢？这要区分这个领域哪些是公共产品，哪些是竞争性产品。在存在高度信息不对称的领域里，政府的适当干预是非常必要的，否则市场机制将出现严重失灵，由此将带来极大的经济效益损失和社会福利损失。而医疗卫生服务就是一个公认的存在信息高度不对称领域，所以政府干预是非常需要的。政府干预的方式包括直接建立公立医院提供服务、出钱购买服务（直接补贴消费者或直接补贴医院），或对各类不同性质的服务提供者进行基于统一规则的监管。

　　多数专家认为，公共卫生服务、基本医疗保障部分属于公共产品和服务，应该由政府负责。也有的专家指出，医疗卫生行业的公共产品性质，主要体现在公共卫生服务和普遍服务中，即预防和应对突发的流行病、传染病、特殊病（精神病），以及对社会贫困群体（老人和孕产哺乳期妇女、残疾人）和缺乏工作能力者的健康和医疗救助（包括一些大的自然灾害、战争和重大事故出现以后的紧急伤害处理），这是一个有公共责任政府的合理边界所在。超越了这个边界，政府很难比市场做得更好。在国际上，由政府直接和全部提供并购买医疗卫生服务的国家很少，只有欧洲少数一些最为发达、国土面积很小、人口很少的高福利国家这么做。大多数国家都借助于政府和市场之间的一种合作性制度来分配医疗卫生资源。因此，过分强调医疗卫生行业的公共物品性质，并推导出由政府通过税收来全面提供并购买公共卫生和基本医疗服务的观点，既缺乏理论支持，也不符合中国实际。

　　当前，我国医疗卫生服务领域的改革，首先应建立合理分工的医疗卫生服务体系，建立健全社区卫生服务组织、综合医院和专科医院的合理分工。社区卫生服务组织主要从事预防、保健教育、计划生育和常见病、多发病、诊断明确的慢性病的治疗和康复。综合医院和专科医院主要从事疾病诊治，其中大型医院主要从事急危重症、疑难病症的诊疗，并开展临床教育和科研工作。

　　总之，在社会主义市场经济体制下，医疗卫生服务领域的改革要收和放相统一，计划控制和市场调节相统一。该政府管的政府要负责，该放开的要由市场来调节，只有这样才能扬长避短，达到改革之目的。（资料来源：张朝爱. 山西经济日报，2010-10-31）

【思考】

在市场经济体制下，卫生服务供给受到哪些因素影响？如何提供卫生服务？

卫生服务供给与卫生服务需求互为条件、互为基础。卫生服务需求催生出相应的卫生服务供给，而卫生服务供给同样可以催生出相应的卫生服务需求。资源的绝对有限性和卫生服务需求的相对无限性，决定了必须合理设计卫生服务供给。卫生服务供给具有一般性服务供给所具有的特征，符合一般服务的供给规律，但卫生服务又具有特殊性，必须按客观规律办事。通过对卫生服务供给规律的分析与探讨，可为卫生政策的制定及卫生资源的合理配置提供依据。本章主要通过介绍卫生服务供给的概念和特点，分析卫生服务供给的影响因素，阐述卫生服务供给弹性及其影响因素，剖析卫生服务供给者的行为特征、卫生服务的生产函数和供给模型等，旨在探讨如何合理利用有限的卫生资源以提高卫生服务供给的效果。

第一节 卫生服务供给的概念、特点与影响因素

相关链接 改革医疗供给体制，破除医改前行障碍

理想的医疗体制要满足以下要求：政府通过确定筹资方式和筹资水平来保障基本公平，医疗服务供给体制应追求微观效率，宏观效率应通过医保经办体制和医保付费方式来实现。中国目前所存在的"看病难、看病贵"现象，问题首先体现在医疗服务供给体制上，所以我们应最先探讨医疗服务供给体制的改革。

简言之，要根本性缓解"看病难、看病贵"以及医患冲突等问题，就需要建立竞争性的分级诊疗体系。这一体系至少包括两个方面的内容：以全科医生诊所为主体的竞争性"社区守门人"制度，主要承担初级诊疗和大部分公共卫生服务职能；竞争性的医院服务体系，主要承担住院服务、疑难杂症诊治和医院教学科研职能。（资料来源：朱恒鹏. 中国医药报，2013-07-08）

一、卫生服务供给的概念

一种商品或服务的供给量是指该商品或服务的供给方在一定时期内，在各种可能的价格水平下，愿意且能够提供的商品或服务的数量。根据定义，如果供给方对某种商品或服务有提供的愿望，而没有提供的能力，因而不能形成有效供给；或者有提供商品或服务的能力，但没有提供的愿望，也不能形成供给。因此，作为供给应具备两个条件：有供给愿望和有供给能力，二者缺一不可。

卫生服务供给的定义与一般商品或服务供给定义相同，是供给定义在卫生服务领域的具体化，即医疗卫生服务的供给方在一定时期内，在各种可能的价格水平下，愿意并且能够提供的卫生服务的数量。卫生服务供给也应具备上述两个条件：一是有提供卫生服务的愿望，二是有提供卫生服务的能力。例如，某医疗机构具备提供某项医疗卫生服务的能力，只是考虑到收益较低而不提供该项卫生服务，因而不能形成该项卫生服务供给；同样，基层医疗卫生服务机构有为社区居民提供价廉、便捷的基本医疗卫生服务的意愿，但由于受卫生人力、基础设施的局限，也不能形成某些卫生服务供给。

卫生服务供给分为单个卫生机构的供给和市场供给。单个卫生机构的供给是指单个卫生服务机构在一定的时间内、在各种可能的价格水平下愿意且能够提供的卫生服务数量。卫生服务的市场供给是指在一定时间内、在各种可能的价格水平下，所有卫生服务供给者愿意且能够提供的卫生服务的数量，它是单个卫生机构供给的总和。因此，凡影响单个卫生机构供给的因素，都会影响到卫生服务的市场供给。

卫生服务的范畴至少应该包括医疗、预防、保健、康复、健康教育和计划生育服务等方面，涉及生理、心理和社会适应性。

二、卫生服务供给的特点

卫生服务是一种特殊的消费，因而它既有一般服务所具有的特点，如提供服务的即时性，也有其自身所特有的特征，如效益外在性、供方主导性等。

（一）即时性

服务消费与产品消费不同。在产品消费过程（生产—交换—消费）中，生产行为与消费行为在时间上和空间上是相互分离的，消费者可以有更多的机会了解信息，是否购买取决于需求方，需求方占有主动地位。而在服务消费过程中，生产行为和消费行为是同时发生的，服务消费不能存储、运输，也不能批量生产，在生产和消费之间没有时间上的间隔，即具有时空统一性。对于卫生服务供给，在医生提供服务的同时，患者也在消费医生的劳动。这决定了卫生服务既不能提前生产，也不能储存，只能在需求者消费卫生服务的同时提供服务。提供者提供卫生服务的过程，也是需求者消费卫生服务的过程，是即时发生的动态过程。

（二）不确定性

由于存在着个体差异，不同患者之间的生理特征、健康状况、心理状况及生活环境有所差异。即使同一个患者在不同时期患同样疾病，或者患同一种类型疾病的不同患者，在临床症状、体征、生理生化指标等方面都可能有所不同，使得疾病的表现非常复杂。疾病多因多果，而转归千变万化。因此，对一个既定的卫生服务需求者提供卫生服务（如诊疗方案）时，应根据具体情况，采取不同的服务措施（如诊疗方案），卫生服务的供给就呈现出不确定性的特点。同病异治、异病同治、辨证施治等诊疗策略也使得医疗卫生服务的质量判断扑朔迷离，诊疗结局也很难预计。所以，卫生服务供给的过程和效果呈现出必然的不确定性，也难以通过抽样检查来保证服务的质量，增加了卫生服务质量管理的复杂性和难度。

（三）专业技术性

提供卫生服务需要有相关的专业知识和技术。我国有关法律法规早已明确规定，只有接受过专门医学教育或培训并取得医师资格并执业注册的人，才有资格在一定的范围内提供某一类别的卫生服务。因此，卫生服务的供给受医学教育的规模、水平和效率的影响，也受行医准入条件的限制，即在卫生领域存在着一定的进入障碍。这决定了在一定的较短时期内（比如一年），社会卫生服务的总供给量受卫生人力的影响。卫生专业技术人员的培养数量过少，将导致在较长时期内的卫生服务提供数量不足，医生或医疗机构的垄断性增加，使服务的质量及效率均有所下降，居民的健康受到影响；相反，卫生专业技术人员的培养数量过多，则在一定时期内导致卫生服务的供给量大于需求量，从而使诱导需求的现象加重。

卫生服务提供的专业性和技术性也导致需求方很难掌握复杂的医疗信息，包括应该利用什么样的卫生服务、是否有必要利用这些服务、需要支付多少钱来获得这些服务、是否是成本效果好的服务等，结果导致供需双方信息不对称。

（四） 无误性与高质量性

卫生服务供给直接关系到人的健康和生命，所以对卫生服务提供的准确性和提供质量应有一个较高的要求。由于任何低质量及不适宜的服务，都会给人的健康带来不良的影响，甚至危及生命，因而不允许提供这类服务。因此，要求卫生服务的供给首先应该准确无误，同时还应保证较高的质量。

（五） 供方主导性

卫生服务的需求者因为缺乏足够的信息（专业技术、服务内容、可选择的供给、价格等），常常不能够准确、合理地选择适宜的卫生服务。所以，在卫生服务利用的选择上，卫生服务的供给者是需求者的代理人，处于主导地位。在缺乏足够有效的约束机制下，卫生服务供给者作为服务利润的直接受益者，可能会在利益的驱动下，利用其自然的主导地位来诱导消费者的需求，甚至提供不必要的服务，从而导致卫生服务供给量和利用量的增加。

例如，在医生提供服务时，是否消费取决于需求方，消费者可以根据价格信息和以往消费经验或他人的介绍、媒体宣传等效果信息来决定是否购买服务，但消费过程开始后，应获得多少服务、获得什么质量和成本效果的服务，则很大程度上取决于供方。此外，由于卫生服务是非物质形态的行为，其行为的结果一般比较滞后，通常很难对结果进行评价。整个过程，需求方几乎处于被动地位。

（六） 效益外在性

效益外部性或者外在性是指在特定的生产或者消费的投入-产出体系之外，还额外地产生效益或者额外追加成本。卫生服务的供给和消费具有效益外在性，即供给和消费卫生服务的同时也在供需双方利益系统之外对他人造成了影响，但这种影响并没有从货币或市场交易中反映出来。提供者所获得的经济利益与提供该项服务所带来的总体经济利益是不同的，享受服务者支付的费用所带来的效益不仅局限于自身受到的服务，而且具有外部性。

卫生服务的效益外在性包括两类：一是正效益外在性。当卫生服务供给对他人产生了有利影响，而供方和实际支付方却不能从中得到报酬时，便产生了卫生服务提供的正效益外在性。例如，对传染病患者提供治疗服务，可以控制传染病的继续传播，从而减少了因他人感染疾病所带来的费用。但为传染病患者提供治疗服务的卫生服务提供者仅从提供服务本身获得利益，并没有因此而获得额外收入或其他形式的补偿。因此，供给方从为传染病患者提供治疗服务中所获得的经济利益小于提供该项服务的社会总经济利益。健康教育、科学普及同样存在类似的情况。二是负效益外在性。当卫生服务供给对他人产生了不利影响，使他人为此付出了代价，而又未给他人以补偿时，便产生了卫生服务提供的负效益外在性。例如，抗生素滥用给患者健康带来的副作用以及产生抗药性的负面影响。供给方虽然从药品服务中获得了经济利益，但并没有因对患者健康产生不利影响而支付费用或进行补偿，因而导致健康损害的损失是所有患者或政府、保险等来承担，使医生提供服务的社会总经济利益小于服务者直接获得的经济利益。

（七） 公益性和福利性产品的短缺性

在经济学中，将产品分为私人产品和公共产品。私人产品在消费和使用上具有两个特点：一是具有抗争性，即一旦有人使用了某产品，则其他人就不能再消费该产品，增加消费者就要增加产品数量；二是具有排他性，即只有按照商品价格支付了货币的人才能够使用这种产品，不付钱者则不能使用。此外，还有许多具有非抗争性和非排他性特征的产品，称为公共产品，如公路、公园、路灯等。非抗争性是指对于既定的产品，增加消费者的数量，不会引起产品成本的增加，即边际成本等于零；非排他性是指只要社会存在这种产品，任何人都可以消费这种产品。

卫生事业是政府实行一定福利政策的公益事业，部分卫生服务具有明显的公共产品特征，即具有非抗争性和非排他性。根据公共产品性质的强弱，又可以分为纯粹的公共产品和准公共产品。纯粹公共产品的非抗争性和非排他性特征很强，如健康教育、疫区灭螺、控制血吸虫病、灭蚊等；准公共产品兼有公共产品和私有产品的特征，直接受益人是排他性的和抗争性的，间接受益人是非抗争性和非排他性的，如传染患者的治疗、基本医疗卫生服务等。

对于公共产品性质的卫生服务供给往往是一些成本效果好的公共卫生和防治措施，但在市场机制下的卫生服务供给方往往不愿意或者尽量少提供，容易发生供给短缺。此时，只有通过政府的投入才能保证有效的供给量。

相关链接　政府购买医疗服务和医院对"公益性"的困惑

当前我国医疗卫生领域存在着医疗机构公益性与营利性不分、管办不分的现象。现有各级医疗机构多达 30 万家，而且绝大多数都是公益性的医疗机构，但"95%以上的公立医院实际正按照营利性的商业模式在运营"，追逐利润，具有明显的趋利性。公立医院回归"公益性"，不仅是社会的呼声，也是医改无法回避的问题。

调查显示一：医院院长赞同"政府购买服务"

课题调查在武汉市 7 家医院进行，其中"三甲"公立医院三家、已转制的公立医院三家和一家民营心脏病专科医院。上述几家医院的性质不同，但医院院长都希望政府购买医疗服务。其中，公立医院的理由是政府补贴不到位，医保欠费严重，如近 3 年医院年平均欠费均在 110 万元以上；转制医院和民营医院的看法是，他们也承担着一些公益职能，但得不到政府的补贴。

调查显示二：医院对"公益性"普遍存在困惑

"看病难、看病贵"问题，使公立医院回归公益性的呼吁日益高涨，但不同性质医院的院长们在认识上对医院"公益"的本质都存有困惑。

公立医院院长认为，公立医院一直在承担公益职能，除扶持、帮助基层医院外，仅几家医院的近三年时间内对下岗职工、贫困人口、退伍军人减免就医费用等金额平均为 1.3 万元、11.9 万元和 13.06 万元。他们认为，公立医院公益性淡化的主要原因是政府财政投入不足。

民营医院院长们提出，对公立医院的补偿，不能只看财政拨款，国家对公立医院的免税政策及土地使用政策等也是一种补偿。相比之下，民营医院开展减免费用、健康咨询等公益活动，从来得不到政府财政的支持。（资料来源：方鹏骞，李文敏. 中国医药报，2007-08-14）

（八） 垄断性

卫生服务的高度专业性和技术性是导致卫生服务提供具有垄断性的主要原因之一，即由于其他人不能够代替卫生服务的提供者提供卫生服务，因而卫生服务的提供者具有一定的特权。如果卫生服务提供者在一个地区拥有特权，就会产生地区性垄断，这不仅会导致卫生服务提供的低质量及低效率，而且还导致卫生资源不能够得到有效的利用及卫生资源的不合理配置。卫生服务的垄断性还表现为行业垄断，这是由于存在较严重的供需双方信息不对称所致。

医疗定点，同样也会导致垄断性的产生。虽然医疗定点的确定是综合了诸多因素后的抉择，但定点导致垄断是毋庸置疑的。即使存在数目较多的医疗定点时，对非定点医疗机构来讲，公平竞争的条件就丧失了，可能的一些优势科目（技术或价格优势科目等）也就不能为需求方所消费；或者说提高了消费门槛，降低了可及性。

三、卫生服务供给的影响因素

卫生服务供给脱离不了现实的社会总供给能力，受国家经济水平和卫生服务体系构成的影响。许多因素都会对卫生服务所提供的类型、数量、结构和质量产生影响，归纳起来有以下主要影响因素：

（一） 社会经济发展水平

卫生服务供给的类型、数量、质量和方式等均与社会经济发展水平密切相关，受到社会经济发展水平的影响与制约。一方面，如果社会经济发展水平较低，社会没有足够的卫生资源投入，卫生服务的供给也就难以在数量上和质量上有所提高；另一方面，社会经济因素也可以通过对人口数、人口结构、居民收入水平、教育程度、就业状况、生活条件等来影响居民对卫生服务的需求，进而影响卫生服务的供给。

（二） 社会对卫生服务供给的重视程度

全社会对卫生服务供给的重视程度，尤其是政府部门的重视程度也直接影响到卫生服务供给。单个卫生服务机构对具体的某项卫生服务供给的重视程度决定其是否会愿意提供这种服务，从而影响单个机构卫生服务供给。对公共产品的重视程度主要依赖于政府的重视和投入，直接影响其供给的数量和质量，影响卫生服务的社会供给。消费者对某项卫生服务的重视程度可以直接影响其是否接受这种服务，进而影响卫生服务的需求和供给。

（三） 卫生服务价格

对于一般商品或服务来说，价格是决定供给量的主要因素，尤其是对于追求利润的提供者。在成本不变的情况下，随着价格的升高，单位商品或服务的利润则增加，这将促使供给者尽力提供更多的商品或服务。相反，如果价格下降，单位商品或服务的利润则降低，其供给量就会减少。

在市场经济条件下，不论是营利性机构还是非营利性机构，都是独立的经济实体，都要进行成本核算及成本效益分析，有着各自的经济利益。如果卫生服务提供者所提供卫生服务的目的是为了追求利润，则他们所提供卫生服务的数量必然受到服务价格的影响，卫生服务的供给量随服务价格的改变而改变。还有一类卫生服务提供者，提供卫生服务的目的不是为了获得最大的利润，而是为了救死扶伤，以获得社会效益。因此，在保本的前提下，将尽可能多地提供居民所需要的卫生服务。卫生服务的供给量并不一定随着价格的升高而增加，也不一定随价格的降低而减少。通常在其所提供服务的价格下降到低于成本时，可能会减少服务的提供数量，甚至停止提供服务。当然，不排除低于成本提供卫生服务的情况，之所以产生这种供给行为，可能是有其他一些特殊的目的，如市场营销策略等。

对于某些具有较高固定成本的服务，如CT等大型仪器的诊治服务，其价格与服务量之间存在着另一种关系。如果服务价格明显高于成本，在利益机制的驱动下，供给者将尽可能多地提供该项服务，以获得更多的利润。但即使这类服务的价格低于成本时，提供者仍然尽可能多地提供服务。这是因为随着服务量的不断增加，其单位服务的固定成本将不断降低，服务量越大，单位服务的固定成本就会越小，最终弥补亏损甚至盈利。因此，通常供给者会尽量多地提供这类服务。

（四）卫生服务成本

在卫生服务价格不变的条件下，降低卫生服务的成本将使利润增加，从而促使卫生服务提供者提供更多的服务；反之，将会使利润减少，卫生服务提供者不愿意提供这类服务，导致供给量降低。在可用资源既定的情况下，成本降低还意味着提供更多的卫生服务供给。

卫生服务成本的高低主要取决于生产要素的价格和技术进步。当生产要素的价格升高时，生产成本就会增加，供给量也就随之降低。例如，某种药品的价格升高，意味着医院的成本增加，如果国家对这种药品的价格进行控制，则医疗机构因利润空间减小甚至毫无利润而不愿意出售这种药品，导致该药品的供给量下降。药品是卫生服务成本构成的重要因素，而药品成本又是制约药品价格的关键因素。因此，确定适宜的卫生服务成本的前提之一是必须确定药品的合理成本。

技术进步意味着生产率的提高，使单位服务的成本降低，若服务的价格不变，则提供单位服务的利润就会增加，服务供给量也随之提高。此外，技术进步也会形成一定的技术垄断，在一定程度上扭曲价格供给规律。

（五）卫生服务需求水平

卫生服务需求是卫生服务供给所产生的基础和前提条件，如果卫生服务的需求量很低，即使提供者有能力并愿意提供很大数量的卫生服务供给，但也形成不了利用。因此，卫生服务的供给量应根据需求状况来确定，提供的数量和结构应与人们对卫生服务需求的数量和结构相匹配，这样才能够达到供需平衡。否则，一方面会降低卫生资源利用效率，另一方面又不能满足居民的卫生服务需求，供给方也会失去获取更多利润的机会。

由于一些因素的影响，特别是医疗保障制度的第三方支付模式的影响，一方面使得部分需求者的行为发生了改变，产生不合理利用卫生服务的现象；另一方面也使提供者利用自己的主权地位创造需求成为可能，导致卫生服务需求量的增加及卫生服务供给量的相应增加。当然，也会出现抑制需求，从而抑制供给的现象。

（六）卫生资源

卫生资源，包括卫生机构设置、卫生人力、卫生财力和卫生设备等。卫生资源的投入是卫生服务提供的基础之一，卫生资源投入的数量、结构与质量将直接对卫生服务提供能力产生影响，进而影响到卫生服务的供给。在其他条件不变的情况下，卫生服务提供量依赖于卫生机构的数量和类型、卫生机构中卫生人力的数量和质量、卫生财力的投入多少、卫生设备的数量及种类、人与物质要素的结构及配置等。凡影响到卫生资源数量、质量及配置的因素，都会影响到卫生服务的供给。

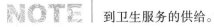

对于一般商品或服务的提供，资源配置主要取决于需求状况。由于卫生服务的需求弹性较小，加上信息不对称，供方可在一定程度上利用其主导性诱导需求而具有资源引导需求的特征。因此，宏观调控、合理配置卫生资源对于协调卫生服务需求和供给显得尤为重要。

在卫生人力及其他要素不变的前提下，卫生服务的物质要素（主要包括仪器设备、卫生材料和药品）对卫生服务的供给量也产生较大的影响，即卫生服务的供给量随着物质要素和量的增加而增加。这与依附于物质要素的先进技术逐步替代人的作用，以及患者以物质要素的先进程度来判定质量的心理和追求有关。

需要明确的是，卫生资源高投入并不一定具有高的卫生服务提供能力；同样，高的卫生服务提供能力也并不一定带来高的卫生服务供给。卫生资源不是卫生服务供给所产生的充分条件。

（七）卫生服务技术水平

卫生服务的技术水平直接影响到卫生服务供给的能力，包括质量与数量，尤其是供给质量。一方面，医疗技术水平的提高，有助于治疗那些以往医疗技术手段所不能解决的问题，也有助于发现以往医疗技术水平所不能发现的疾病，这是保证卫生服务供给高质量性和无误性的前提。从某种程度上说，医疗技术水平的提高不仅使医疗服务的质量有所提高，也使医疗服务的供给数量增加。另一方面，医疗技术水平的提高还可以提高对疾病的诊疗效率，从而使卫生资源能够得到更有效的利用，加大了医疗服务供给量增加的可能性。

卫生服务技术水平的提高，也增加了需求方的信任程度，使得需求量的增加成为可能，从而增加供给量。

（八）医疗保障制度

医疗保障制度对卫生服务的供给量也会产生重要影响，主要是通过对供需双方的激励和抑制机制实现。一方面，医疗保障制度通过对卫生服务的供给方所采取不同的支付方式，对卫生服务的供给产生直接影响；另一方面，又通过对卫生服务的需求方所采取各种费用分担形式来影响需求，从而对卫生服务的供给产生间接的影响。

此外，在医疗保障制度实施过程中对供方行为的一系列约束措施，如增加定点医疗机构数目、加强对定点医疗机构的监管、规范诊疗行为等，也可以促进提供者之间的竞争，并减少不必要或低质量服务的提供。

第二节　卫生服务供给弹性

一、供给弹性的概念及计算

供给弹性是指商品（服务）供给量对于商品（服务）的价格变动及收入变动的反应程度。供给弹性可分为供给的价格弹性、成本弹性和交叉弹性，它们分别说明供给量变动与价格、成本和相关物品（服务）价格变动之间的关系。通常所说的供给弹性，就是指供给的价格弹性，表示因价格变动而引起供给量的相应变动。供给弹性是以商品供给变动量百分数与引起其价格变动百分数之比来表示的。

与需求弹性一样，供给弹性也分为供给的点弹性和供给的弧弹性。前者表示某种商品或服务供给曲线上某一点的弹性，后者表示某种商品或服务供给曲线上两点之间的弹性。其大小可用供给的价格弹性系数来衡量。假定供给函数为 $Q=f(P)$，以 Es 表示供给弹性系数，则供给点弹性系数的计算公式为：

$$Es=(dQs/Qs)/(dP/P)=(dQs/dP)\times(P/Q) \tag{3-1}$$

供给弧弹性系数的计算公式为：

$$Es=(\Delta Qs/Qs)/(\Delta P/P) \tag{3-2}$$

或

$$Es=\{\Delta Qs/[(Qs_1+Qs_2)/2]\}/\{\Delta P/[(P_1+P_2)/2]\} \tag{3-3}$$

前一个计算弧弹性的公式，是两点中的某一点的 Qs 和 P 值作为分母，但这种方法不精确，对于同一段弧选择不同点的 Qs 和 P 值作分母，计算出的弹性值是不相同的。而后一个公式采用算术平均数做分母，可以弥补前一个公式的不足。

弹性系数表示价格变动1%所引起的供给量变动的百分比。某种卫生服务的价格上升1%，导致供给数量增加0.5%，则该种服务的供给弹性为0.5；某种卫生服务的供给弹性为1.5，表示该种服务的价格上升1%，则供给数量增加1.5%。

卫生服务供给弹性是指卫生服务供给量变动对其价格变动的反应程度。其弹性系数等于卫生服务供给量变动的百分比除以价格变动的百分比。一般情况下，由于卫生服务的供给量变动与价格的变动是同向变动，所以卫生服务供给的价格弹性系数是正值。

二、卫生服务供给弹性的种类

对于不同的商品或服务，供给弹性是不相同的。根据供给弹性系数 Es 值的大小，将供给弹性分为五种类型：完全弹性、富有弹性、单位弹性、缺乏弹性和完全无弹性。与一般商品或服务相比，卫生服务供给变动总体上是缺乏弹性的。表3-1描述了供给弹性的五种类型及其特点。

表3-1　供给弹性的种类

弹性类型	价格与供给量的关系	弹性系数	举例
富有弹性	供给量的变化率大于价格的变化率	$Es>1$	一般性医疗服务
单位弹性	供给量的变化率等于价格的变化率	$Es=1$	比较少见
缺乏弹性	供给量的变化率小于价格的变化率	$Es<1$	心脏、肾脏移植
完全弹性	价格变化引起供给量的无限变化	$Es=\infty$	极端情况
完全无弹性	价格变化对供给量无影响	$Es=0$	比较少见，类似某些保险

三、卫生服务供给弹性的影响因素

（一）时间

在影响供给弹性的众多因素中，时间是一个很重要的因素。当商品或服务的价格发生变化时，提供者对供给量的调整往往需要一定的时间。如果短期内能够扩大规模，增加卫生服务供给量，则供给弹性就较大，如一般性诊治、医护处理等卫生服务项目；反之，则缺乏弹性，如难度较大的手术、复杂仪器设备的检查等。

（二）　供给量调整的难易程度

通常供给量易于调整的卫生服务供给项目的供给弹性较大，难以调整的供给弹性较小。而供给量调整的难易程度又受以下因素的影响：

1. 生产周期　在一定时期内，生产周期较短的产品，提供者可根据市场变化及时调整供给量，相应的供给弹性就较大。相反，生产周期较长的产品，难以及时地增加供给量，则供给弹性较小。卫生服务供给亦是如此，如卫生人力的生产周期、卫生服务项目（如手术时间）的周期都可以影响卫生服务供给量。

2. 生产成本　如果增加卫生服务供给量而引起边际成本的较大增加，则供给弹性较小；如果增加供给量只引起边际成本的少量增加，或随供给量增加单位成本变小，则供给弹性较大。

3. 生产规模　卫生服务供给需要的规模大，尽管提高价格了，但也难以在短时期内扩大生产的规模，故供给弹性小，如大型仪器设备检查的（CT、磁共振等）成本较大，专业技术要求较高，需要专门的场所，短期内难以扩大再生产；反之，所需要的规模小，则供给量易于随价格的变化而调整，供给弹性就大。

4. 生产技术　对于一般产品而言，如果采用劳动密集型的方法进行生产时，其增加产量只需增加劳动力，在短期内随价格提高而大幅度提高供给量，产品的供给弹性就比较大；如果产品的生产是采取资本或技术密集型的方法时，则在短期内难以随价格提高而增加供给，其产品的供给弹性就小。对于卫生服务供给而言，虽然整体上需要的专业技术水平较高，但总是有相对的高低，技术含量相对较低的卫生服务供给弹性较大。

（三）　卫生服务项目的替代性

如果某项卫生服务供给的可替代项目较少、替代程度较低，其供给弹性较小。比如对于尿毒症患者，肾移植是唯一有效的途径，价格的改变对供给量的变化影响就很小；再比如，目前艾滋病治疗手段很少，无论价格怎么变化，供给量也很难有大的改变。

如果某项卫生服务供给的可替代项目较多、替代程度较高，其供给弹性较大。比如治疗感冒的可选药物很多，中医疗法也很多。如果西药成本升高，导致价格升高，患者可以选用针灸、按摩、中医药等方法代替治疗，这时的需求和利用减少，西药价格的升高并没有带来西药供给量的相应增加，其供给弹性小；但如果感冒治疗方案的平均价格上涨，在投入既定的情况下，各种治疗感冒的服务供给量增加较多（不是单指西药治疗），感冒治疗服务供给弹性较大。但如果这种西药很容易生产，比如某些只是稍微改变剂型、复方，甚至包装的"新药"，那么价格的升高就可能引起多数生产商增加生产，增加供给量，该西药的供给弹性较大。

（四）　需求弹性

对需求弹性较小的产品，其需求量对价格变化的反应不敏感，价格改变对需求量的影响并不大，因而即使供给量有可能在短期内进行较大幅度的调整，但如没有相应的需求，其供给量也不会有较大的改变，这种产品的供给弹性也较小；相反，随价格的改变，其需求量的变化较大，如果供给量能够在短期内进行相应的调整，则供给量会随着价格的变化而变化，因而供给弹性较大。

当然，在考虑上述因素对产品调整难易程度的影响时，通常是在固定了其他因素对供给弹性的影响之后，考察一种因素所起的作用。因此，所谓供给弹性的大和小是相对的。

第三节　卫生服务供给者的行为分析

生产是供给的前提，如何利用有限的资源获得最大的供给产出，是每一个卫生服务供给者所关心的。在这一节中，我们将从卫生服务的生产来研究供给者的行为，探讨供给者如何合理地运用稀缺资源，选取最佳的生产方案，以取得最大的产出。即解决如何生产问题，解释供给者行为与供给曲线的关系。

一、生产函数

（一）生产要素的概念

生产过程就是从生产要素投入到产品（服务）产出的过程。经济学中的生产要素，一般包括劳动、资源（土地）、资本和供给者才能。劳动是指人类在生产过程中提供的体力和智力的总和；资源不仅包括土地，而且包括了自然界一切可以开发和利用的物质资源；资本具有实物形态和货币形态两种表现，前者成为资本品如房屋、仪器、原材料等，后者成为货币资本；供给者才能指供给者组织管理生产活动的能力，将各种要素按照一定的方式组合起来，在生产中发挥其应有的功能。

卫生服务供给是一种特殊的生产过程。卫生服务的投入包括医生、护士和其他卫生人员等劳动力的投入，土地、房屋、设备、仪器和资金等资源和资本的投入，以及组织管理者技能。其中，房屋、大型仪器和设备等在短期内无法进行数量的调整，称为不变投入；而医生人数、药品、卫生材料等要素在短期内可以进行数量的调整，称为可变投入。一种投入要素是不变投入还是可变投入是相对的，主要取决于时间的长短。例如，房屋在短时期内很难改变其数量，属不变投入，但在较长时期内可以调整，可以视为可变投入；医生的培养至少需要 5 年，因而在 5 年之内很难在数量上有很大幅度的增加，为不变投入；但在较长时期内可视为可变投入。

卫生服务供给的产出是为改善居民健康而提供的各种卫生服务，包括医疗、预防、保健、康复、健康教育、计划生育服务等。

（二）生产函数

1. 概念　生产函数表示在一定时期内、一定生产技术条件下，生产要素的投入数量与所能生产的产品或所能提供服务的最大产量之间的关系，它反映了某种商品或服务投入与产出的内在联系。例如，一所医院的设备、流动资金、雇用的医生及其他人员、租用土地等，构成了医疗服务供给的生产要素投入，而产出是这些投入所能提供的最大服务量，生产函数描述了它们之间的关系。

假定 X_1，X_2，$\cdots$，X_n 为生产过程中 n 种生产要素的投入量，Q 表示最大产出，其生产函数可表示为：

$$Q = f(X_1, X_2, \cdots, X_n) \tag{3-4}$$

假如生产中只使用劳动（L）和资本（K）这两种生产要素，则生产函数可以写为：

$$Q=f\ (L,\ K) \tag{3-5}$$

需要注意的是，任何生产函数都是在以一定时期内的生产技术水平作为前提条件的，如果生产技术水平发生改变，原有生产函数也会随之改变，形成新的生产函数，即形成新的生产要素投入与产出的关系。

2. 柯布–道格拉斯生产函数 柯布–道格拉斯生产函数是由数学家柯布和经济学家道格拉斯于 20 世纪 30 年代初提出来的。他们根据美国 1899～1922 年的工业生产统计数据提出了这一函数：

$$Q=AL^{\alpha}K^{\beta}\quad 0<\alpha<1\quad 0<\beta<1 \tag{3-6}$$

式中 Q 代表产量，L 和 K 代表劳动和资本的投入量。A、α 和 β 为三个参数：A 为常数（技术水平），α 和 β 分别表示劳动和资本在生产过程中的相对重要性，即由劳动和资本所带来的产出量分别在总产出量中所占的比重。一般劳动力对产出量的贡献大于资本，柯布与道格拉斯研究后得出的结论是：产量增加中约有 3/4 是劳动的贡献，即 $\alpha=3/4$；资本的贡献约 1/4，即 $\beta=1/4$。

利用 α 与 β 之和可以判断卫生机构的规模报酬情况，以反映在其他条件不变的情况下，卫生机构的各种生产要素变化所引起卫生服务产出量的变化，然后决定是否继续对卫生机构增加投入。规模报酬的变化情况可分为三类：

$\alpha+\beta>1$，为规模报酬递增。此时卫生服务产出量的增加幅度大于对卫生机构投入增加的幅度。规模报酬递增的主要原因是扩大卫生机构投入规模所带来生产效率的提高，比如专业化程度提高、要素组合优化等。在这种情况下，继续增加对卫生机构人力和资本的投入是有益的。

$\alpha+\beta=1$，为规模报酬不变。此时卫生服务产出量的增加幅度等于卫生机构规模扩大的幅度，说明在现有技术水平下的卫生机构生产效率已达到最高。但如果社会需求扩大，仍需增加投入以提高供给量，满足社会卫生服务需求。

$\alpha+\beta<1$，为规模报酬递减。此时卫生服务产出量的增加幅度小于对卫生机构投入增加的幅度。规模报酬递减的主要原因是卫生机构规模过大，使提供卫生服务的各个方面难以协调，运转不良，从而降低了生产效率。在这种情况下，不应继续增加对卫生机构的投入，而应进行内部机制转换、结构重组。

（三） 一种可变投入的生产函数

假设技术水平不变，其他生产要素的投入量不变，来考察一种生产要素投入量的变动对其产出量的影响。例如，在其他要素不变的情况下，考察医生数量变化对医疗服务供给量的影响。

1. 总产量、平均产量与边际产量

总产量（total product，TP）：指与一定的可变投入相对应的最大产量。如表 3-2 中的第三列，在资本量不变的情况下，不同医生数所对应的总门诊数。

平均产量（average product，AP）：指单位可变投入的产量，即总产量与可变投入量（L）之比，即 $AP=TP/L$。如表 3-2 中的平均门诊数，为总门诊数与医生数之比。

边际产量（marginal product，MP）：指增加一单位可变投入量所引起的总产量的该变量，即 $MP=\Delta TP/\Delta L$。如表 3-2 中的边际门诊数，为总门诊数的增量比医生数的增量。

表3-2   一种可变投入生产函数的总产量、平均产量与边际产量

资本量（K）	医生数（L）	总门诊数 （人／日）（TP）	平均门诊数 （人／日）（AP）	边际门诊数 （人／日）（MP）
1	0	0	0	0
1	1	40	40	40
1	2	100	50	60
1	3	180	60	80
1	4	240	60	60
1	5	275	55	35
1	6	300	50	25
1	7	300	43	0
1	8	280	35	-25

根据表3-2可以做出反映总产量、平均产量和边际产量关系的图3-1。图中的三条曲线具有如下特点：

（1）随着投入量 L 的增加，TP、AP 和 MP 都是先递增，但到一定程度后就分别递减。

（2）当 AP 上升时，$MP > AP$；当 AP 达到最大值时，$MP = AP$；当 AP 下降时，

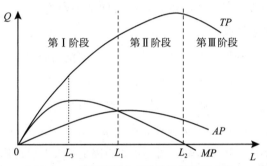

图3-1   一种可变投入生产函数的产量曲线

$MP < AP$。这说明边际产出大于平均产量时，平均产量就增加；反之，平均产量就降低。而当平均产量与边际产量相等时，平均产量达到最高值。

（3）当 $MP = 0$ 时，总产量 TP 达到最大。

（4）当 TP 下降时，AP 继续下降，而 MP 为负值。

2. 边际收益递减规律   边际收益递减规律，是指在保持生产技术水平和其他生产要素不变的情况下，总产出达到一定量后，继续增加一种要素的投入量所带来产量的增加额递减。从表3-2的数字可以看出：随医生数的增加，平均门诊数也在逐渐增加，但增加的幅度却有所下降；随着医生数的不断增加，门诊人数的增加量逐渐减少，最后达到零，甚至为负值。即当其他投入要素的数量保持不变时，如果一种投入要素不断地等量增加，当超过一定数量时，其产出量的增量将会越来越小，即该种投入要素的边际产量是递减的。当然，门诊人数的增加不可能出现负值，这只是说明在边际产量达到零值时，再增加医生的数量，将会使效益降低。

3. 生产的三个阶段   根据可变投入的总产量曲线、平均产量曲线和边际产量曲线之间的关系，可将生产分为三个阶段（图3-1）。

第Ⅰ阶段：可变投入从 0 增加到 L_1。这一阶段的平均产量 AP 始终是上升的，边际产量 MP 大于平均产量 AP，总产量 TP 也是增加的。说明在这一阶段不变投入量相对过多，而可变投入量相对缺乏时，只要增加可变投入量就可以使不变投入的效率得到充分发挥，使总产量有所增加。因此，通常生产者将会在此时期增加可变投入，以增加总产量，并将生产扩大到第Ⅱ阶段。

第Ⅱ阶段：可变投入从 L_1 增加到 L_2。这一阶段的平均产量 AP 呈下降趋势，边际产量 MP 仍大于0，总产量 TP 也继续增加，但速度递减，即在这一阶段是从平均产量 AP 最大到总产量

TP 达到最大。通常生产只进行到第 II 阶段，至于在此阶段可变投入的最佳投入数量究竟在哪一点，还需要结合成本、收益和利润进行分析后才能够确定。

第 III 阶段：可变投入增加到 L_2 以后。这一阶段的平均产量 AP 继续下降，边际产量 MP 为负值，总产量 TP 开始降低，此时每减少一个单位的可变投入量都能够提高总产量。说明相对于不变投入量来说，可变投入量相对过多时，并不能提高产量，故应停止可变投入的增加，或者优化要素的组合。

例如，盲目增加基层医疗机构的设备和基础设施，但具备必需技能的医生缺乏，卫生服务供给的增加就会受到限制。这时只要增加医生数量，就可使服务量迅速增加，且服务量的增加大于医生数量的增加，提高了诊疗设备的使用效率。但随着医生数的增加，医生数与诊疗设备的配置比例将逐渐趋于合理。此时再增加医生数，则与诊疗设备的比例出现失调，服务量并未能相应增加。应停止增加医生数量或减少医生数量。

（四）　两种可变投入的生产函数

两种可变投入是表示其他的生产要素不变，在一定时期、一定的生产技术条件下，产出量与两种要素不同组合间的函数关系。与一种可变投入的生产函数不同之处是在于产出量不是一个变量的函数，表示产出量随着资本量和劳动量的变化而变化。当生产者通过对两种可变投入进行不同的组合时，可以得到不同的产量。

二、成本理论

成本理论是用于描述卫生服务成本与卫生服务供给之间的关系。

固定成本（FC）：指卫生服务机构投入的不随卫生服务供给量变化的成本，如医院建筑、大型设备成本。

可变成本（VC）：指卫生服务机构投入的随卫生服务供给量变化的成本，如人力成本、卫生材料成本。

总成本（TC）：指卫生服务机构投入的固定成本与可变成本之和，$TC = VC + FC$。

平均成本（AC）：指卫生服务机构提供一人次卫生服务所需的成本，$AC = TC/Q$。

边际成本（MC）：指卫生服务机构增加一人次诊疗服务的额外投入成本，$MC = \Delta TC/\Delta Q = dTC/dQ$。

平均固定成本（AFC）：指卫生服务机构提供一人次卫生服务所需的固定成本，$AFC = FC/Q$。

平均可变成本（AVC）：指卫生服务机构提供一人次卫生服务所需的可变成本，$AVC = VC/Q$。

TC、FC、VC、AC、MC、AVC、AFC 的关系可以用图 3-2、图 3-3 表示。

从图 3-2 可知，总成本曲线 TC 可以由 VC 平移获得，平移大小等于 FC 的距离。

从图 3-3 可知，当边际成本 MC 低于平均成本 AC 时，它将平均成本 AC 曲线下拉；当 MC 等于 AC 时，AC 达到最低点 M；当 MC 在 AC 之上时，它将平均成本上拉。

卫生服务供给过程中，要投入若干要素。找到成本最小的方法是每一个投入要素的边际产量除以该要素的平均价格，当所有投入要素的边际产量除以各自平均价格的结果相等时，表明成本最小。

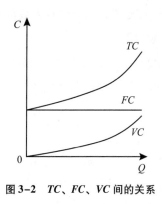

图 3-2　*TC*、*FC*、*VC* 间的关系

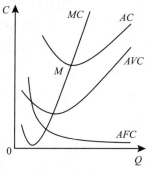

图 3-3　*MC*、*AC*、*AVC*、*AFC* 之间的关系

三、生产要素的最优组合

在资本与劳动均为可变投入时，存在着生产的经济区域与非经济区域的划分。生产的经济区域是指将生产选择在这一区域内，不会造成资源的浪费，即生产要素投入的组合维持在生产的经济区域内。虽在经济上可行但并不表示经济上的最优，生产者应该在生产经济区域内的无穷多个可行点中选择一个最优点，也就是在既定的成本下使产出量最大，或者说在既定的产出下使成本最小。

（一）等产量线

等产量线是指在技术水平不变、其他要素不变的条件下，提供同一产量的两种生产要素投入量的各种不同组合的轨迹。例如，两种可变投入 X_1、X_2（医生与设备）可以进行多种组合得到相同的服务量，将这些点连成一条曲线，即为等产量线（图3-4），表示两种生产要素的不同组合给生产者所带来同等的产量。Q_1、Q_2、Q_3分别表示不同的产量，等产量线越远离原点，表示产量越大；反之，则表示产量越小，即 $Q_3 > Q_2 > Q_1$。

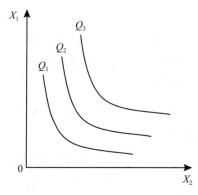

图 3-4　等产量线

等产量线具有以下特点：

1. 曲线向右下方倾斜。表示增加一种投入（如医生人数），需减少另一种投入（如设备），或者说减少一定数量的投入所带来的损失需要通过增加另一种投入来弥补。

2. 曲线凸向原点。表示在维持原产量不变的条件下，连续减少一个单位某要素的投入量，则要求增加另一要素的投入量越大。这种现象是由于边际收益递减规律所致，我们将其称为边际技术替代率递减规律。即当一种投入不断增加时，它所能替代的另一种投入的数量就会越来越少。当医生很少时，增加少量的医生人数，就可以减少很多的其他投入，如医生人数从 10 增加到 20，就可以减少其他卫生人员 30 人；但当医生人数较多时，即使增加很多医生，也只能减少很少量的其他卫生人员，如医生人数从 30 增加到 40，就只能减少 10 名其他卫生人员。

3. 任何两条等产量线不能相交。

4. 同一坐标系中有无数等产量线，表示不同的产量水平。

（二）等成本线

在生产要素市场，生产要素是具有价格的，生产者对生产要素的购买所产生的支出就构成了生产成本。因此，生产者在选择投入要素组合时，不能只考虑产量，还应该考虑成本。同样，医疗机构的管理者在选择医生与其他要素的组合时，也不能只考虑服务量，也要考虑成本。

等成本线是指在既定成本和生产要素价格的条件下，生产者所购买的两种生产要素的不同组合的轨迹。等成本线在横轴上的截距，表示全部成本可购买到的 X_2 的数量；在纵轴上的截距，表示全部成本可购买到的 X_1 的数量。直线上的各点，表示可买到 X_1 和 X_2 的不同组合（图3-5）。

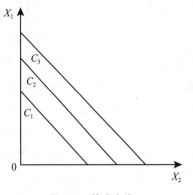

图3-5 等成本线

在同一坐标平面上，可以有无数条等成本线，如 C_1、C_2 和 C_3。不同的等成本线所表示的成本是不相同的，离原点越远，表示购买要素的投入越大，反之则越小。在等成本线上的点，是既定成本购买 X_1 和 X_2 两种投入的各种最大组合。各等成本线互相平行，永不相交。

（三）生产要素的最优组合原则

生产者为取得最大利润，必然要遵循成本最小化和产量最大化原则，即以最小的成本生产出最多的产品。由于投入是可以互相替代的，所以当产量一定时，要使成本最小，则应投入的组合具有最低成本；当成本一定时，要使产量最大，则应投入的组合具有最大的产量。无论是前者还是后者，投入组合都是在等产量线和等成本线切点上的组合（如图3-6所示 M 点的组合），即为最优生产要素组合。它能使生产者以最小的成本获得最大的产量，从而获得最大利润。

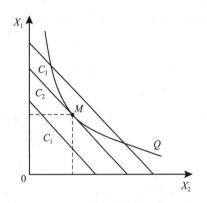

图3-6 生产要素最优组合

生产要素的最优组合原则是：两要素的边际产量之比等于两要素的价格之比，即可实现在既定成本条件下产量最大化，或在既定产量条件下成本最小化。它表示生产者可以通过对两要素投入量的不断调整，使得最后一单位的货币成本无论用于购买哪一种生产要素所获得的边际产量相等。

四、卫生服务供给者行为理论模型

卫生服务市场属于不完全竞争市场，许多情况下的卫生服务提供者所提供卫生服务不都是为了追求最大利润，一些卫生服务机构的收入也不完全来自于市场（服务收入），因此，卫生服务提供者的行为具有自己的特点。我国虽然营利性医疗机构有一定的规模，但非营利性医疗机构仍是卫生服务供给的主体。即使在国外，非营利性的公立医疗机构也占相当大的比重。

下面通过介绍几种卫生服务供给者行为理论模型，分析卫生服务供给者的行为。

（一）　效用最大化模型

该模型是 *Newhouse* 在 1970 年提出的，主要用于阐述非营利性生产者行为。该模型假定：一是医院决策者追求的效用最大而不是利润最大，即服务数量最大和服务质量最大。数量即规模，而质量则是高级技术、高级人才、尖端设备等。二是消费者对服务的需求取决于所感知的质量和价格。

在这种模式下会发生以下行为：

如果质量继续提高，医疗服务价格也会相应提高。由于消费者重视服务质量，但又不知道质量最好的治疗是什么样子的，所以必须找一个参照物，以此来做出使用某种医疗服务的决策。于是，医院投入要素的质量就成了那个参照物，而投入要素的质量又反映在成本和价格上。因此，当消费者看到医疗服务价格上升了，就认为医院投入要素的质量提高了。

卫生服务供给者为了满足偏好于高质量服务的消费者的需求，需要高成本、高质量要素的投入，如果这种投入仅仅是为了吸引患者，可能存在资源配置不当、供给能力过剩。

如果医院决策者追求威望，也就是数量规模时，他们会购置高精尖设备，而患者只需支付平均成本即可。

概括地讲，对于非营利性医疗机构，供给服务的质量是最重要的，这表明投入一定的资源应带来一定程度上的服务质量提高。高级别的医疗机构应以提供高质量的服务为主，低级别的医疗机构应在保证一定质量的前提下，提供尽可能多的基本医疗服务。虽然大量使用高精尖设备在一定程度上可以提高服务质量，但这些设备是高成本的，容易造成利用不足。

（二）　利润最大化模型

该模型假设医院行为的最终目的是谋求利润的最大化及成本的最小化，因为高成本意味着利润的减少。此时可能存在以下行为：

医院在需求增加、需求价格缺乏弹性或成本价格增加的前提下提高价格。为了利润最大化，医院将价格定在边际成本等于边际收益的交点。医院可根据不同收入的患者和不同服务的需求价格弹性实施差别价格，既满足不同需求，又提高利润。

医院会将投资方向转到高回报率的项目上，尽量减少成本投入。如果医院有额外的床位能力，可以大大节约因提高技术和增加额外设施而增加的成本。

总之，该模型是根据利润最大化和成本最小化原则进行定价。

作为卫生行业自身的特点，不能单纯地追求最大利润，但在竞争的环境下，一所医院为了生存和发展，必须选择最节约的成本，即成本最小化，或产出最大化。

（三）　医生收入最大化模型

该模型假设医生控制医院；医院的决策代表医生的目标；医生是非营利机构的受益人；医生尽可能使自己的收入最大化。

该模型显示，当医疗服务需求增加时，医生的偏好行为是增加医院容纳患者的能力，提高生产力，而不是转院。因为医院的生产率越高，医生的收入就越高。例如，增加实习医生、进修医生数目，由他们代行医生职责而不需支付报酬；扩大医院基础设施（病房、手术床位），不必将患者转出，从而增加收入。

当医疗卫生服务需求增加时，该模型并不倾向于增加医生数量，因为医生数量也会影响医生收入。随着医生数量的增加，最初医生的收入是增加的，但最终每位医生的收入会下降，因为收入增加的百分比小于医生数目增加的百分比。因此，必然会限制医院的人员雇用，避免继续增加医生数目。

该模型还认为，医生控制医院的投资决策，容易造成低效率。因为医生倾向于增加其他要素的量而没有相应增加医生的数量，结果导致资源配置不合理，要素组合不佳。

以上介绍了几个主要卫生服务供给者的行为模型，需要说明的是，这些理论并非完全适合我国的实际情况。

小　结

卫生服务供给是指医疗卫生服务的供给方在一定时期内，在各种可能的价格水平下，愿意并且能够提供的卫生服务的数量。形成卫生服务供给，应具备两个条件：一是有提供卫生服务的愿望，二是有提供卫生服务的能力。它具有以下特征：即时性、不确定性、专业技术性、无误性与高质量性、供方主导性、效益外在性、公益性和福利性产品的短缺性、垄断性等。主要影响因素有：社会经济发展水平、社会对卫生服务供给的重视程度、卫生服务价格、卫生服务成本、卫生服务需求水平、卫生资源投入、卫生服务技术水平、医疗保障制度等。卫生服务供给弹性是指卫生服务供给量变动对其价格变动的反应程度。卫生服务供给的价格弹性系数一般是正值。影响卫生服务弹性的因素主要有：时间、供给量调整的难易程度、卫生服务项目的替代性、需求弹性等。生产函数表示在一定时期内、一定生产技术条件下，生产要素的投入数量与所能生产的产品或所能提供服务的最大产量之间的关系，它反映了某种商品或服务投入与产出的内在联系。经济学中，生产要素一般包括劳动、资源（土地）、资本和供给者才能。

【思考题】

1. 卫生服务供给有何特点？

2. 卫生服务供给的影响因素有哪些？举例说明。

3. 查阅文献，利用柯布-道格拉斯生产函数分析某地或某医疗卫生单位卫生服务供给特征。

4. 如何改善我国农村卫生服务供给？

5. 试分析民营医疗机构卫生服务供给的特点。

第四章　卫生服务价格

学习目标

　　通过本章的学习，要求掌握卫生服务价格的概念、特点，影响卫生服务价格的重要因素；熟悉卫生服务定价原则和方法；了解我国卫生服务价格的改革。

【案例】

医疗服务价格改革进入快车道

　　在近日召开的中国卫生经济学会卫生服务成本与价格专业委员会2015年第三次学术年会上，国家卫生与计划生育委员会财务司副司长樊挚敏强调："医疗服务价格改革意义重大，调价依据要科学……我国医疗服务价格改革已进入快车道。"

　　记者从本次年会上了解到：目前青岛、安徽、青海三地率先实现了医疗服务价格的上涨调整。谈到安徽经验时，安徽省卫生与计划生育委员会财务处处长杨绪斌表示："药品加成政策早已演变成一个不良的补偿机制。取消药品加成就是为了切断医疗行为与药品收入的直接联系，在机制上改变医院、医生的趋利行为，从而遏制医药费用的不合理增长。取消药品加成，合理降低高值耗材和大型设备检查价格，适当提高体现技术劳务价值的医疗服务价格，是解决医药价格结构性问题的有效途径。"

　　据统计，2013年全国公立医院均次费用为7000多元，年平均增长7%，但其中药品耗材和设备检查的增长分别占到了77%、88%。

　　看到费用增长的现实，杨绪斌表示："这些数据反映了我们增长的费用大部分都是药品耗材的费用。类似的情况在安徽也一样。药品耗材费用达到78%，诊察手术护理只体现医务人员自身价值的18.9%，这些都反映了医疗服务收入在结构上的问题。"因为在调整医疗服务价格的同时，必须适当降低药品耗材的不合理使用，否则就难以避免患者负担的加重。杨绪斌指出："我们确定的目标是2017年全省的公立医院耗材占比控制在40%以下。拉开不同的等级医院，不同的技术水平价差，建立医疗服务技术价值的动态调整机制，基本医保持续健康运行，使群众的负担不增加。"

　　在青岛，对于耗材费用的影响也很大。青岛市卫生和计划生育委员会财务处处长杨九龙认为："这次项目规范和价格调整以后，促使医疗机构的行为发生了变化。目前，很多医疗机构都开始重新组织招标和采购耗材，有的耗材采购价比原来降低30%，个别降低50%。"

　　樊挚敏指出："药品加成政策早已演变成不良的补偿机制，给发展带来影响。为了切断医疗行为和药品收入的关系，改变医生的趋利行为，取消药品加成、适当的提高技术劳务价格、体现技术劳务价值的医疗服务价格是解决医药价格结构性问题的有效途径。"在这一轮政策调整中，安徽省全面降低了设备检查的费用，在原有的价格基础上下降了10%，如CT检查、超声检查都包括在内。

在青岛也是同样的情况，杨九龙表示："青岛下降幅度最大的是核磁共振的价格，由 1000元降到 280 元。很多青岛周边地区的患者都跑到青岛来做核磁共振。"相比之下，除了门诊挂号费的上涨，护理费用的上涨也有很大的提高。杨绪斌表示："安徽全省，无论是哪一级医院，医疗服务定价也很低。我们把手术费用提高了 35%，治疗费用上调了 20%，护理费用也在原来的基础上上浮了 50%。"

资料来源：贾岩. 医药经济报. 2015-12-16

【思考】

1. 我国的医疗服务价格存在哪些突出问题？

2. 为什么要取消药品加成政策？

3. 如何制定体现技术劳务价值的医疗服务价格政策？

随着我国医疗市场的发展和医疗体制改革的深化，价格机制在卫生服务市场中发挥着越来越重要的作用。卫生服务价格是卫生服务市场的核心因素，关系到医疗市场的稳定、医疗费用的高低以及医疗服务的利用程度。卫生服务价格的形成、制定和管理有着不同于普通商品的特殊性，既要按市场规律制定价格，又需要政府加强管制，以体现卫生服务的福利性和公益性。这就要求结合我国国情和卫生服务市场的实际情况，制定合理的卫生服务价格，以充分发挥价格机制的作用，合理配置卫生资源，提高医疗服务的公平性、效率性和可及性，促进卫生事业的健康发展。

第一节　卫生服务价格的概念、特点与影响因素

一、卫生服务价格的概念

卫生服务价格是由卫生服务机构或医务人员向卫生服务消费者提供医疗技术服务时所收取的服务费用，既有按市场供需机制形成的价格进行收费，又有按政府有关部门和卫生服务机构根据成本投入、收益指标等制定的收费标准收费，它是医疗费用的一个组成部分。

我们把建立在效用理论基础上的均衡价格理论和建立在劳动价值论基础上的马克思价格理论运用到卫生经济领域，以分析卫生服务价格的形成。

（一）均衡价格理论

均衡价格理论认为，价值即是效用，需求和供给共同决定价格。按照需求定理，价格越高，商品的需求量就越少；价格越低，商品的需求量就越高。而从供给定理来看，价格越高，供给量越大；价格越低，供给量越少。在各种可能的价格中，一定有买卖双方共同接受的价格，即需求价格和供给价格相等的价格。在这个价格下，需求量正好等于供给量，此时市场处于均衡状态。这个价格被称作"均衡价格"，均衡点的交易量被称为"均衡数量"。

用西方经济学的均衡价格理论对卫生服务价格进行分析，市场机制对供求进行自发调节，卫生服务均衡价格由对立而又变动着的供求关系决定。当卫生服务需求大于卫生服务供给时，

价格上升，从而需求减少，供给增加；当供给大于需求时，价格下降，从而供给减少，需求增加。这是需求规律与供给规律共同作用的结果，它使供给与需求在价格的波动中趋于一致，形成买卖双方共同接受的价格，即卫生服务均衡价格。当均衡格局被打破时，价格的变动方向取决于供给和需求双方变动幅度的消长，从而回到新的均衡。

我们以颈椎疾病的推拿治疗需求和供给为例分析。假设颈椎部位推拿治疗的每次服务收费及日供给量、日需求量如表4-1所示。

表4-1   颈椎局部推拿治疗的供需

单位价格（元/次）	日供给量（次）	日需求量（次）	供给剩余（+）供给短缺（−）	对价格的压力
28	41	28	+13	↓
26	40	29	+11	↓
23	38	31	+7	↓
20	36	33	+3	↓
18	35	35	0	均衡
16	34	36	−2	↑
15	33	37	−4	↑

根据表4-1可知，我们绘制颈椎局部推拿治疗的供给曲线与需求曲线，如图4-1所示。供给曲线与需求曲线相交叉的点，即为均衡点，20元即为颈椎疾病局部推拿治疗的均衡价格，均衡数量为35次。

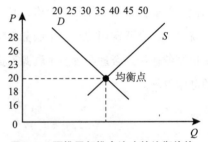

图4-1   颈椎局部推拿治疗的均衡价格

经济学的供求定理指出，在其他条件不变的情况下，需求变动引起均衡价格和均衡数量的同方向变动；供给变动引起均衡价格同方向的变动，均衡数量的反方向变动。我们仍以颈椎局部推拿治疗的需求与供给变动来分析均衡价格的变动。如图4-2所示，在其他因素不变的情况下，当颈椎局部推拿治疗需求增加时，需求曲线右移至D_1，使均衡数量增加，均衡价格上升。当颈椎局部推拿需求减少时，需求曲线左移至D_2，使均衡数量减少，均衡价格下降。如图4-3所示，在其他因素不变的情况下，当颈椎局部推拿供给增加时，供给曲线右移至S_1，使均衡数量增加，均衡价格下降。当颈椎局部推拿治疗供给减少时，供给曲线左移至S_2，使均衡数量减少，均衡价格上升。

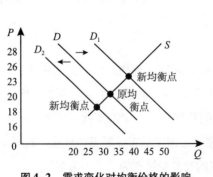

图4-2   需求变化对均衡价格的影响

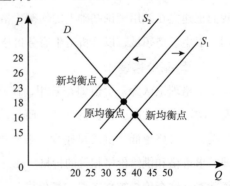

图4-3   供给变化对均衡价格的影响

当供需双方均发生变动时，均衡价格是上升还是下降则取决于拉动价格上升力量与下降力量的博弈。一般而言，如果供给与需求都增加，当供给大于需求时，则均衡价格下降；反之，如果供给减少大于需求时，则均衡价格上升。当供给与需求反向变动时，即供给增加，需求减少时，均衡价格下降；当供给减少，需求增加时，均衡价格上升。

（二） 马克思价格理论

马克思的劳动价值理论认为，劳动是价值的源泉，劳动价值决定了价格。马克思认为，商品具有使用价值和价值二因素，商品由劳动生产，而劳动一方面指具体劳动，另一方面指抽象劳动。具体劳动生产的是商品的使用价值，抽象劳动生产的是商品的价值，是商品价值的唯一源泉。商品价值的实体是看不见、摸不着的，是商品的社会属性，不能自我表现。一个商品的价值必须由另一个商品来表现，并且只能在同另外一个商品交换时才能实现。当商品价值发展到"货币价值形式"阶段，即用货币表现货币商品内在的价值尺度时，就形成商品价格。商品价格由价值决定，并围绕价值上下波动。从长期来看，总价格与总价值相符合，价值规律要求我们在经济活动中实行等价交换。

运用马克思价格理论对卫生服务价格进行分析，卫生服务价格是对卫生服务作为商品交换所采取的一种价格形式，本质上是卫生服务价值的货币表现。卫生服务耗费了医务人员和其他卫生工作者的劳动，凝结了一般人类劳动价值，其价值同样取决于生产它所耗费的社会必要劳动时间，包括了物化劳动的耗费和活劳动的耗费。物化劳动的耗费（C）是指提供卫生服务时所消耗房屋设备、医疗器械、药品材料、水煤电等。它们按其实际消耗而转移到医疗服务中，作为卫生服务价值的一个构成部分。活劳动的耗费（V）主要指医务人员和其他卫生工作者的劳动。随着劳动价值理论的深化和发展，创造价值的劳动不仅指医务工作者的技术性劳动，也包括了管理劳动。剩余劳动所创造的价值（M）属于医生和其他卫生工作者为社会创造的价值。因此，卫生服务价格的构成为 $C+V+M$。

二、卫生服务价格的特点

（一） 卫生服务价格具有同一性和波动性

同一性和波动性是卫生服务价格本质特征的体现。价格的同一性是指同一种商品在同一时间、同一市场上必然趋向同一的特性。按照马克思价格理论，价值是决定价格的主要依据，价值由生产该商品的社会必要劳动时间决定。同一商品尽管各个生产者的生产条件和生产效率不同，但其社会必要劳动时间是相同的，价值也是同一的。由于受供求关系的影响，商品价格围绕价值上下波动，但总体上不会偏离价值，这是它的波动性。

（二） 卫生服务均衡价格形成具有特殊性

由于卫生服务这种商品具有特殊性，所以卫生服务均衡价格的形成有其自身的特点。在卫生服务均衡价格的形成过程中，医疗卫生服务需求方被动，供方具有诱导需求、创造需求、决定需求的能力和供方垄断的特殊性，使供方对卫生服务的利用具有决定作用，能左右消费者的选择。因此，诱导需求理论认为，在信息不对称、医生具有优势并有着自身经济利益的驱动下，卫生服务提供者可诱导就医者的卫生服务需求，创造额外需求。我们以图 4-4 为例，假如医生供给量增加，供给曲线 S 右移到 S_1 时，我

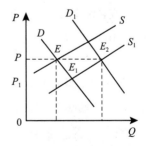

图 4-4 诱导需求理论均衡价格的变动

们看到卫生服务价格下降，由价格 P 下降到价格 P_1，导致医生的收入减少。为保证自己的经济收入，医生就可利用卫生信息不对称而诱导患者多做检查等不必要的消费，以提高需求，使需求曲线 D 右移到 D_1，从而使均衡点变为 E_2，均衡价格恢复到原来的价格 P，甚至医生的诱导有可能使需求曲线继续往右上方移动，形成高于原来均衡价格的新均衡价格。

（三）卫生服务价格弹性为弱弹性

与其他商品相比，大多数卫生服务的需求价格弹性、供给价格弹性属于弱弹性，尤其是替代品少、急需、性命攸关的卫生服务的弹性更小。不同类型卫生服务价格的弹性会有差异，少数特需卫生服务的弹性较大。但总体而言，卫生服务价格弹性为缺乏弹性。

（四）卫生服务价格具有一定的福利性

这是我国医疗卫生事业具有福利性在卫生服务价格上的体现。卫生服务领域也需要体现公平性和起到财富社会再分配的调节作用，但福利性并不意味着"国家全包，个人全免"。随着市场化改革，我国根据经营目的、资金来源，把医院划分为非营利性医院和营利性医院两种需要政府对价格进行管制，由非营利性医院来体现基本医疗卫生服务价格的福利性，或者通过医疗保险部门的运作来实现卫生服务价格的福利性。

三、卫生服务价格的影响因素

相关链接　医疗费用涨幅低于收入增长速度

2013 年，医院次均门诊费用 206.4 元，按可比价格上涨 4.5%；人均住院费用 7442.3 元，按可比价格上涨 3.9%；日均住院费用 756.2 元，按可比价格上涨 5.7%。2013 年，医院门诊药费占 49.3%，比上年下降 1.0 个百分点；医院住院药费占 39.5%，比上年下降 1.6 个百分点。

按可比价格计算，2013 年公立医院门诊和住院费用分别上涨 4.8% 和 4.6%，涨幅比 2012 年分别回升 0.2 和 1.3 个百分点；乡镇卫生院门诊和住院费用分别上涨 4.4% 和 8.3%，涨幅分别回升 3.4 和 2.5 个百分点。但费用涨幅低于城乡居民人均收入增长速度。

有关专家表示，费用上涨的原因：一是物价上涨，提高了医疗机构人力和运营成本；二是医疗保障水平提高，医疗条件改善和技术水平进步等扩大了医疗服务需求；三是疾病模式的改变等各类因素均对患者费用增长带来影响。各地应继续控制药品、高值耗材、大型医用设备检查等费用上涨，形成有升有降的良性循环，切实减轻患者的个人就医负担。（资料来源：韩璐. 透过数字看卫生服务现状. 健康报，2014-06-03）

我国卫生服务价格不完全由市场供求的调节自发形成，而在一定程度上受政府管制和约束。因此，影响卫生服务价格的因素是复杂多样的，给医疗体制改革带来很大困难。

（一）卫生服务价值对价格的影响

价值由生产商品所消耗的社会必要劳动时间决定，医疗服务的价值和其他商品的价值一样，取决于它所消耗的社会必要劳动时间，既包括物化劳动的消耗，也包括活劳动的消耗。医疗服务机构在提供医疗服务过程中所消耗的物质资料价值和必要劳动价值的货币总和构成医疗服务成本，成本是价值补偿尺度和制定卫生服务收费标准的重要依据之一。因此，医院管理要进行成本核算，客观、准确、全面地统计卫生活动中人力、物力、财力的消耗，为合理制定卫生服务收费标准和经费补助提供依据。

（二） 市场供需因素对卫生服务价格的影响

卫生服务需求增加拉动卫生服务价格上升。近十几年来，我国人口数量年均净增超过一千万。由于三十多年来计划生育政策的推行以及医疗服务水平的提高，我国人口结构正在发生深刻的变化，人均寿命不断延长，老年人群体数量不断增多。随着人们教育水平的提高及健康知识的获得对卫生服务的需求和利用增加，全国卫生总费用逐年增长，我国医疗服务卫生需求总量仍保持较快的上涨态势。对健康和医疗的需求增加，必然带动卫生服务价格上涨。相反，如果人们收入较低，或健康状况较好，医疗需求不高，就难以提高卫生服务的价格。

医院的供给因素同样影响卫生服务价格。不仅医疗服务的供给数量影响卫生服务价格，而且医院的供给目标、供给能力也影响卫生服务价格的制定。如果医院以非营利性为目标，经营目的是为了维护人民的健康，增进社会福利，那么定价降低，有的甚至不考虑成本，实行成本补贴，故卫生服务价格较低。医院供给如果以营利为目标，即医院经营更多是为了经济效益，则卫生服务定价更多以市场为走向，实现利润最大化。根据市场需求、成本、收益等因素来确定本医院的医疗服务价格水平。

（三） 政府管制对卫生服务价格的影响

为有效调节市场失灵所致的资源配置紊乱，达到规范市场运行，实现人民群众利益的目的，政府通过各项政策、手段宏观地管理医疗服务价格。政府对卫生服务价格的管理体现在几个方面：①价格管制。通过对商品价格进行最高限价、最低限价、双面管制或绝对控制的方式，实现对卫生服务价格的管理。但价格管制最困难的是如何确定最优管制价格，以有效保护消费者或生产厂商的利益，管制成本必须低于社会福利（净损失的消除）。②通过卫生服务支付方式的改革，实行放松式、激励性价格管制，有效控制卫生服务价格。③建立医疗机构补偿机制。如果政府对医疗服务实行低价政策，使医疗价格远远低于实际成本，政府则需对医院的低价亏损进行补贴，从而使医疗机构保持收支平衡，但同时可能带来政府经济负担重、医疗服务提供效率低等问题。如果政府对非营利性公立医院资金投入不足，那么医院就会通过提高药品价格、开贵药，或提高大型医疗设备的检查费、多提供服务等不合理的方式增加收入，导致医药费用上涨，使消费者负担增加。

物价部门是对医疗服务价格宏观调控的部门，其职责是科学合理地制定具有一定浮动范围的政府指导价，其依据是社会成本与社会效益理论，坚持效率、公平和稳定原则，并从宏观上考虑医疗服务供求关系、消费者承受能力，以及政府负担能力等因素；卫生部门作为医疗机构的行业主管部门，承担着医疗服务项目的立项、审批、成本测算等重要责任，对医疗服务价格起着监督管理的作用。

（四） 医疗保障制度对卫生服务价格的影响

医疗保险通过风险分担机制为医疗费用提供融资，减轻医疗负担，有助于提供卫生服务供给的公平性和效率性。由医疗保险方代替患者支付医疗费的现象称为"第三方付费"。医疗保障制度对卫生服务价格的影响可以从两个方面来分析：

1. 由于保险公司为参加医疗保险的消费者支付了全部或部分的医疗费用，降低了消费者直接支付的价格，因而个人卫生服务需求将会增加，利用卫生服务消费者的数量也会增加。消费者使用卫生服务时的自付比例越低，那对消费者医疗服务需求的影响越大。

2. 从提供者的角度来分析，由于有了医疗保险，消费者对价格反应变得不太敏感，需求弹性降低，即使价格有较大幅度的提高，只要自付的钱占收入比例很小，就不会对需求产生很大影响。如果医疗垄断机构利用自身优势制定垄断价格，所有的费用将转嫁给第三方，使资源得不到有效配置。如果医疗收入与医疗机构的自身获利直接挂钩，就会进一步导致过度治疗，浪费医疗资源。

第二节　卫生服务价格的定价原则和方法

相关链接　放开医疗服务价格，不要只是非公医院

目前我国医疗服务价格的定价机制在很大程度上并不是按照社会主义市场经济的价格规律，严重制约了卫生事业的科学发展。某主要表现是设备仪器检查与治疗费用远远超过了医务人员的诊断与治疗费用。针对这一状况，国家发改委、卫生计生委、人社部近日联合出台政策，放开民营医院服务价格。我认为，这一政策表面上看起来很美，但实际上仍不能解决目前中国医疗服务价格不符合社会主义市场经济的价格规律的问题。

中国目前在医疗服务市场中的90%由公立医院垄断，民营医院在医疗服务价格定价过程中基本没有话语权，只能是在现行的公立医院医疗服务价格的基础上，为了占据一定市场，被迫主动降低医疗服务价格，根本不敢公开提升价格。因此，个人认为目前几乎不存在可以通过民营医院来推动市场调节医疗服务价格的可能性。

民营医院政策明确规定医疗服务价格是放开的，而目前大多数民办营利性医院由于受"新农合"、城镇职工医保、城市居民医保定点条件的要求，必须按照目前国家制定的医疗收费标准执行，否则不能进入医保定点单位的名单。他们不得不按照现行的医疗服务价格提供医疗服务。（资料来源：王明元. 放开医疗服务价格，不要只是非公医院. 团结报，2014-05-20）

由于卫生服务商品的特性，目前我国的卫生服务价格在很大程度上由政府制定和监管。合理制定医药卫生服务价格应该可以弥补医疗成本和体现医疗价值，否则医药卫生服务价格容易发生扭曲，难以起到配置医疗卫生资源的作用；合理制定医药卫生服务价格应该符合医保机构和患者的支付能力，否则易形成过高的医药卫生服务价格，难以有效控制医药卫生费用；合理制定医药卫生服务价格，可以实现医疗服务供求双方的利益均衡，否则医药卫生服务价格必然"失衡"，容易导致医患矛盾。政府在制定卫生服务价格时，要遵循一定定价原则，选择科学的定价方法。

一、卫生服务价格制定的指导思想

（一）　社会效益优先

我国医疗卫生服务是政府实行一定福利政策的社会公益事业，我国公立医院承担着区域医疗卫生服务的责任，国家在经济上给予医院以大力支持，要求医院按照国家规定向人民提供各种医疗保健服务和完成有关的任务，是国家改善基本医疗卫生服务的主要载体。医院不同于一般性质的企业，不是追求经营效益的最大化，而是社会效益的最大化，因此卫生服务价格的制定要确保人民群众的经济承受能力和考虑合理的负担，以公平享有基本医疗服务。

（二）　保障基本医疗服务

我国医改的目标就是建立覆盖城乡居民的基本医疗卫生制度，为群众提供安全、有效、方便、价廉的医疗卫生服务，实现人人享有基本医疗卫生服务。通过建设公共卫生服务体系、医疗服务体系、医疗保障体系和药品供应保障体系等四大体系，构建我国的基本医疗卫生制度。卫生服务价格的制定要以比较低廉的费用提供比较优质的医疗服务，满足基本医疗服务需求。

（三）　合理补偿

医疗机构补偿主要通过财政补助、医疗服务收费、医院非医疗资产运营收入和社会捐赠方式，对医疗服务过程中卫生资源的耗费进行弥补、充实，使之可以持续提供医疗服务。卫生服务价格需要对医疗机构在经济活动中的物化劳动和活劳动支出得到足够、合理的补偿，这样才能满足医疗机构作为独立经济体再生产和扩大再生产的需要。此外，对医疗机构合理补偿也有助于卫生资源分配的公平和高效。

（四）　市场调节与宏观调控相结合

在社会主义市场经济条件下，医疗事业不能完全由市场决定，医疗事业必须坚持社会福利性和公益性的基本导向。同时，医疗事业的发展也应该符合市场经济体制建设的基本要求，充分调动各方面的积极性，用市场经济的手段促进医疗事业的快速发展。宏观调控体现在对非营利性医疗机构的医疗服务价格实行政府指导价，对营利性医疗机构所提供的医疗服务实行市场调节价。

二、卫生服务价格制定的原则

（一）　分级定价原则

不同级别医疗卫生机构的服务价格制定允许存在价格水平级差，以体现所提供的医疗卫生服务的质量和水平，按质定价、优质优价、分级定价，拉开质量差价，符合不同市场人群的卫生服务需求。目前我国医疗机构实行分级管理制度，这为实现分级定价提供了基础。分级定价可以拉开价格档次，提供不同价位的卫生服务，合理引导患者分流诊治，促进各级医疗卫生服务机构提高技术水平和服务质量，以提高卫生资源的合理利用，促进资源优化配置。

（二）　差别定价原则

差别定价是指医疗卫生机构对需要不同层次卫生服务的消费者制定不同的价格，可分为全额补贴、差额补贴、持平、盈利等不同档次。对于基本卫生服务项目，其定价从低从严，实行保本价格，保持相对稳定，从而保证基本卫生服务的利用。对于少数人利用的特殊卫生服务项目，如特约专家门诊、上门服务、特殊护理、院外护理等则实行高于成本定价，根据供需变化情况，实行价格浮动，拉开收费档次。

（三） 比价合理原则

比价关系是指同一市场、同一时间的不同商品价格之间的比例关系，它反映生产不同商品所花费的社会必要劳动时间之间的比例关系。制定卫生服务价格时，要充分考虑活劳动的消耗和物化劳动的消耗，以及创造的价格和使用价值，并同时与其他行业所生产的价值和使用价值进行比较，使不同行业之间的商品或服务的比价合理。在制定卫生服务价格时，除了要考虑行业间的比价外，也要考虑行业内部的比价合理。行业间比价不合理会导致社会分配不公，而行业内比价不合理将出现行业内部分配的不合理，这将影响各类卫生服务人员的积极性和创造性。

（四） 因地制宜原则

我国地域广阔，地区间的经济状况、人口、资源、环境、医疗服务水平等均有差异。卫生服务价格要随着地区、人群、经济水平、社会状况等的不同而合理制定，充分考虑各地区的经济发展水平等差异，如经济状况好的地区同等卫生服务价格可高于经济状况差的地区；对贫困人群、弱势群体实行优惠价，提高贫困人群对卫生服务的利用，"量体裁衣"。根据不同地区、人群差异，制定卫生服务价格，以体现卫生事业的公平性。

（五） 体现技术劳务价值原则

医疗服务价格的构成，包括活劳动和物化劳动两个部分。物化劳动的消耗及补偿容易被人们理解和接受，而活劳动的价格往往得不到充分的体现。医务人员应用自己所掌握的专业知识和技术提供卫生服务，同样具有价值和使用价值。医务劳动以脑力劳动为主，具有培养周期长、技术含量高、专业性强、知识密集性、风险高、社会效益高等特点，因此，应在分配中体现其价值。根据其社会必要劳动时间合理确定技术劳务价值，符合经济社会发展的要求。

三、卫生服务定价的形式

我国要建立的是覆盖城乡居民的基本医疗卫生制度，实现人人享用基本医疗卫生服务。因此，对于基本医疗卫生服务实行按成本由国家定价，非基本医疗卫生服务按成本实行国家指导定价，而对特需卫生服务、面向市场的营利医疗卫生机构则更多由市场导向决定价格。

（一） 基本医疗卫生服务实行国家定价

基本医疗服务是指根据当地医疗资源配置水平，按国家规定的基本临床诊疗项目和用药目录，向全民提供与疾病诊疗有直接关系的临床医疗、护理服务以及相关的医院设施。政府在制定卫生服务价格时，既要考虑市场机制、成本要素等影响，适当提高技术劳务项目收费标准，逐步实现按成本收费；同时也要根据我国卫生工作的性质，从保障大多数人的根本利益出发，制定出适宜的卫生服务价格。对涉及人们的基本卫生服务项目，如挂号费、住院费、常规检查及手术项目收费等由政府统一定价。

（二） 非基本医疗服务实行国家指导价格

非基本医疗服务是指根据当地医疗资源配置水平，医疗单位向患者提供的超出国家规定的临床诊疗项目和用药目录，向部分人群提供与疾病诊疗有直接关系的临床医疗、护理服务以及相关的医院设施。国家指导价格是指国家对医疗服务价格收费标准不作具体规定，只规定定价原则、限价、基价或价格浮动幅度。

（三） 特需医疗服务、营利性医疗机构的卫生服务实行市场定价

特需医疗服务是指社会人群中有一定消费能力的人群对求医提出特别的需求，如知名资深专家就诊、精品特色门诊、高级病房、远程医疗、点名手术、会员制健康俱乐部、家庭医生网络等多种服务，并自愿为此付出较多的医疗费用。医院根据医疗资源的可能，在时间、空间、诊疗设施、生活条件、服务层次等方面开展服务。对少数人利用的特殊卫生服务项目，其价格应高于成本，医院根据市场供求情况自行制定收费价格，由市场进行调节。

对于营利性医疗机构，由于没有财政补贴且要征税，因此，对它们放开医疗服务价格，由市场竞争来调节定价，即由营利性医疗机构自行制定执行价格。但同时政府要对其价格按法律和法规进行监督和管理。

四、卫生服务定价的方法

（一） 成本导向定价法

成本导向定价法是以医疗服务的成本为基础，并加上预期利润而制定医疗服务价格的一种方法。尽管只从供方的角度计算成本，没有充分考虑市场因素，但成本定价法是定价的基础。

1. 成本加成定价法 在医疗服务成本上附加一定的加成金额作为医院利润的一种定价方法。其计算公式为：医疗服务价格=医疗服务成本×（1+加成率）；或用$P=C(1+R)$表示。其中P为单位医疗服务价格，C为单位医疗服务成本，R为成本加成率，加成率是预期毛利润占成本的百分比，加成率的确定可用经验估算，也可用投资回报率来确定。成本加成定价法的基本准则是"保本求利"。如果是政府定价，一般认为应该采用社会平均成本。

成本定价法是成本加成定价法的一个特例，其条件是加成率等于零。如某项卫生服务项目的单位成本为20元，其中包括工资费用4元，利用成本定价法确定的该项目的价格为：按全部成本定价为20元/人次，按不含工资的成本定价为16元/人次。

成本加成定价法适用于进价经常变化、品种繁多且费用收取是其他医疗服务项目的附带收费，其需求量也是由其他医疗服务项目的数量决定，没有必要单独估算其需求量的医疗服务项目，如医疗单位一次性医疗用品的定价。

2. 收支平衡定价法 是以医疗服务成本与医疗服务收入保持平衡为原则的一种定价法，其价格制定的前提是门诊量、住院人数相对稳定，以确定保本产销量。其计算公式为：$P=F/Q+V$。其中P为医疗服务价格，F/Q为医疗服务的固定成本，V为医疗服务的变动成本。

此定价方法多用于查体项目综合定价、社区收费项目定价等以基础医疗和预防保健为主的医疗诊治工作。

3. 病种费率定价法 在按病种的支付方式下，以病种成本测算为基础，计算每个病种组合的固定支付额度。该费率是以一个地区所有医疗机构的平均治疗成本为基础确定的。病种费率计算的一般方法参照公共事业物品定价公式制定：$R=VC+ROR×RB$。R指费率，VC指可变成本，ROR指许可的资产收益率，RB是费率基础。关于病种费率法的计算方法详见本书第十四章"医疗机构的成本分析与核算"。

（二） 需求导向定价法

需求导向定价法是充分考虑市场需求和竞争的情况下，从就医者对医院、医疗服务的态度和行为出发，以就医者对医疗服务项目价值的认识和需求程度为定价依据。该定价方法认为，

提供卫生服务的目的是为了满足消费者的需要，所以卫生服务价格就不应该以成本为依据，而应以消费者对价格的理解和认识为依据。造成需求差异价格的形式有多种，主要有因地而异、因时而异、因医疗服务项目而异和因就医者不同而异等。该定价方法主要适用于营利医院。

需求导向定价法，包括可销价格倒推法、理解价值定价法和需求差异定价法。

1. 可销价格倒推法　又称反向定价法，是指企业根据产品的市场需求状况，通过价格预测和试销、评估，先确定消费者可以接受和理解的零售价格，然后推导批发价格和出厂价格的定价方法。其计算公式为：

出厂价格＝市场可销零售价格×（1–批零差价率）×（1–销进差率）

采用可销价格倒推法的关键在于如何正确测定市场可销零售价格水平。测定的标准主要有：产品的市场供求情况及其变动趋势；产品的需求函数和需求价格弹性；消费者愿意接受的价格水平；与同类产品的比价关系。其测定方法中，实效评估法则充分考虑到消费者的需要。实效评估法是指先以一种或几种不同价格在不同消费对象或区域进行实地销售，再采用上门征询、问卷调查、座谈会等形式，全面征求消费者的意见，然后判明试销价格的可行性。按可销价格倒推法定价，具有促进技术进步、节约原料消耗、强化市场导向意识、提高竞争能力等优点，符合按社会需要组织生产的客观要求。

2. 理解价值定价法　即指消费者对某种产品价值的主观评判，它与产品的实际价值往往会产生一定的偏离。企业以消费者对产品价值的理解为定价依据，运用各种营销策略和手段，影响消费者对产品价值的认知，形成对企业有利的价值观念，再根据产品在消费者心目中的价值地位来制定价格的一种方法。例如，患者对普通挂号每人次 8 元是不能理解的，而专家号每人次 10 元是可以理解的，那就可以把普通挂号费定在患者可以接受的水平，而提高专家号收费也体现了专家的知识价值。消费者对产品价值的理解不同，会形成不同的价格限度。如果价格刚好定在这一限度内，就会促进消费者购买。为此，医院在定价时应对该项服务进行市场调研，做好市场定位，研究该服务在不同消费者心目中的价格标准，以及在不同价格水平上的销售量，做出恰当的判断，进而有针对性地运用市场营销组合中的非价格因素影响消费者，使之形成一定的价值观念，提高他们接受价格的限度。

3. 需求差异定价法　根据消费者对同种产品或服务的不同需求强度，制定不同的价格和收费的方法。价格之间的差异以消费者需求差异为基础。其主要形式有：以不同的消费者群体为基础的差别价格。比如医院规定凡单位体检，人员在 50 人以上、100 人以下的，体检总费用可优惠 5%；100 人以上、200 人以下的，体检总费用可优惠 8%。大多数就医顾客都希望医院所提供的医疗服务质优价廉，因此，医院可将某几种医疗服务项目的价格定得偏低一些，以吸引就医顾客。如有些医院推出的"扶贫病房"价格、"平价药房"、"贵宾服务"，都是根据不同医疗需求而进行定价。

（三）竞争导向定价法

竞争导向定价法，是指以医院主要竞争对手的医疗服务项目价格为依据的一种定价方法。竞争导向定价法的特点是医疗服务的价格随行就市定价，医院按照医疗行业的平均价格水平来定价。这种方法适宜市场竞争激烈，供求变化不大的产品。

1. 随行就市定价法　即与本行业同类产品价格水平保持一致的定价方法。这种定价方法，主要用于需求弹性较小或供求基本平衡的产品。在这种情况下，个别医疗机构提高价格，就会失去顾客；而降低价格，需求和利润也不会增加。所以，随行就市成为一种较为稳妥的定价方法。它既可避免挑起价格竞争，与同行业和平共处，减少市场风险；又可以补偿平均成本，从而获得适度利润，且易为消费者接受。如某医院引进激光手术仪治疗近视眼，如果同类其他医疗卫生服务机构已经确定了被人们所接受的单眼治疗价格为2000元，则该医院应以2000元来确定本医院该服务的收费价格。

2. 竞争价格定价法 即企业根据自身与竞争对手的产品或服务的差异状况来确定价格。定价时，首先将市场上竞争产品价格与企业估算价格进行比较，分为高于、等于、低于三个价格层次；其次，将本企业产品的性能、质量、成本、产量等与竞争企业进行比较，分析造成价格差异的原因；再次，根据以上综合指标确定本企业产品的特色、优势及市场地位，按定价所要达到的目标确定产品价格；最后，跟踪竞争产品的价格变化，及时分析原因，相应调整本企业的产品价格。如民营医院与公立医院进行价格竞争，以获取优势。以门诊挂号费为例，某市公立医院根据医生的职称、资历，挂号费分别为2.5元/次、3元/次、8元/次，而有的民营医院的门诊挂号费不分医生职称资历，一律为2元/次。这就是采取低价位的策略，寻找价位的空白点，降低"门槛"，以吸引更多消费者。

3. 投标竞争法 是指两个或若干个生产者将招标书（招标价格）提交给某种产品、服务或工程的潜在购买者，该购买者根据各个竞标者的工作设计、报价来选定生产者的定价方法。如医院对药品及核磁共振、彩超等大型医疗器械设备等实行招标。标价最低者中标，并且得到全部的合同收益。招标方从中选择质优价廉的药品、设备，降低了交易费用，与其他医院竞争获得成本上的优势，从而可制定实惠的价格。

4. 直觉定价法 这是建立在消费者对产品的"感觉价值"基础上的定价方法。当消费者的"感觉价值"和价格相当或者比价格高时，其消费动机比较强烈。因此，生产经营者通过提高非价值的"感觉价值"来增加消费者的购买动机，达到销售的目的，如撇脂定价和适度让价。

撇脂定价是指在医疗服务产品生命周期的最初阶段，把服务价格定得比较高，以获取尽可能大的利润，犹如从鲜奶中撇取奶油。这种定价策略主要是利用人们求新的心理，以尽快收回投资并获取高额利润。比如最初兴起的伽玛刀治疗恶性肿瘤、脑磁图诊断等价格都比较高，但随着设备的增加和市场的饱和，价格慢慢地有所下降。

5. 组合定价策略 医院的功能是提供疾病的预防、治疗、康复以及保健等多个服务项目。这些项目在为同一名就医顾客服务时，又总是相互关联的。因此，为了满足就医顾客的医疗需求，就需要开展多种医疗服务项目，医院在确定医疗服务价格时，就需要对这些项目进行综合考虑，并确定最终的价格费用，这就是一种组合定价策略。比如，目前有些医院推行的"单病种收费""日医疗费用控制"等都是一种组合定价策略。

第三节 我国卫生服务价格的改革

卫生服务价格是卫生市场中最敏感、最活跃的因素，卫生服务价格改革是医疗体制改革的核心，并在我国经济体制改革、价格改革、医疗体制改革的大背景下进行，是政府用以调控医疗服务总量和结构、增进人民健康、理顺医患关系、优化卫生资源配置、促进医疗卫生事业健康发展、推动国家经济建设的重要手段。

相关链接　非公立医疗机构服务定价松绑

前不久，国家发改委、卫生计生委、人力资源和社会保障部发布《关于非公立医疗机构医疗服务实行市场调节价有关问题的通知》（以下简称《通知》），以放开非公立医疗机构医疗服务价格，鼓励社会办医。

《通知》规定，非公立医疗机构提供的所有医疗服务价格实行市场调节，由非公立医疗机构按照公平、合法和诚实、信用的原则合理制定。非公立医疗机构可依据自身特点，提供特色服务，满足群众多元化、个性化的医疗服务需求。各地要将符合医保定点相关规定的非公立医疗机构纳入社会医疗保险的定点服务范围，实行与公立医疗机构相同的报销支付政策。

《通知》要求，在放开价格的同时，要加强对医院价格行为的监管，维护消费者合法权益。非公立医疗机构要坚持以患者为中心，提高医疗服务质量，严格执行明码标价和医药费用明细清单制度，建立健全内部价格管理制度，并通过多种方式向患者公示医疗服务价格，自觉接受社会监督。价格主管部门将加强监督检查，依法严肃查处医疗服务价格违法行为。（资料来源：张旭. 非公立医疗机构服务定价松绑. 中国医药报，2014-06-19）

一、我国卫生服务价格体制的演变

（一）　计划经济体制下政府对卫生服务价格的全程管理时期 （1949—1978年）

在计划经济体制下，排除价格对资源配置的基础性作用。国家对价格进行全面管制，政府确定卫生事业是福利事业，对医疗价格的控制体现在从人、财、物到产、供、销的每一个环节。1952年，当时作为中央政府的政务院下达的《政务院关于全国各级人民政府、党派、团体及所属事业单位的国有工作人员实行公费医疗预防的指示》，卫生部制定由政务院批准后试行的《国家工作人员公费医疗预防实施办法》，确立了公费医疗制度，之后将适用对象逐渐扩大到大学生。规定门诊、住院所需的诊疗费、手术费、住院费、处方药费均由国家财政经费拨付。在1953~1958年的第一个五年计划中，政府增加医院的经费补助，之后医院的基本建设投资、设备购置与维修、职工的基本工资由政府财政补助解决。政府对医疗服务机构实行免税和"全额管理，差额补助"政策，由上级拨款对亏损进行补偿，医院不存在亏本问题，卫生服务价格基本上等于或低于工资与折旧的物耗成本，于1958年、1960年、1972年进行3次较大幅度降低卫生服务的收费标准。1958年进行第一次大调整，例如北京市挂号费降为0.30元、住院费一律降为1.00元，以及大手术费降为40元、中手术费降为30元、小手术费降为10元。1960年国家对医院的经费补助由差额补贴改为"包工资"，又一次降低医疗收费标准，全国平均降低20%~30%。1972年进行第三次大调整，实行"全额管理、定项补助、结余上缴"政策。挂号费降为0.10元、0.05元或0.03元；住院费除北京、上海维持1元外，其他地区为0.40~0.70元，县以下乡卫生院一般只收0.20元；大手术费降到30元、中手术费降为20元、小手术费降到 8 元。可见当时卫生服务价格远远低于实际成本。这些举措，实际上是政府承担了医院降价的亏损补贴，使国家经济负担沉重，对卫生机构的补偿越来越力不从心，也不利于卫生事业的发展。

（二）　有计划的商品经济时期国家对价格的调整管理　（1979—1991 年）

1979 年，我国开始进入经济体制改革的社会大发展时期，1982 年国务院出台了《物价管理暂行条例》，1984 年在十二届三中全会通过的《关于经济体制改革的决定》中指出："社会主义经济必须自觉依据和运用价值规律，是公有制基础上有计划的商品经济。"这为打破传统价格体制，明确价格改革的市场化取向提供了理论依据。1987 年制定了《中华人民共和国价格管理条例》，对价格的制定与调整、价格管理的范围和构成、价格管理的办法、价格的监督等均做了明确的规定。政府对医疗价格进行不断调整，将原来的"全额管理、定项补助、结余上缴"变为"全额管理，定项定额补助、结余留用"的政策，其结余部分可用于基本建设或职工的福利。但卫生服务价格仍然低于成本，同时由于物价的上涨，使得卫生服务机构收费补偿能力有限。1983 年我国开始实行医疗价格"双轨制"，即实行"两种收费标准"，对自费患者廉价收费，对公费医疗和劳保患者的部分项目按不含工资的成本价格收费。1985 年，政府又出台了允许对某些新的服务项目和高新技术服务实行不含工资的成本定价政策，从而抑制过度消费，控制卫生总费用。1988 年，政府整顿医疗服务收费，调整了 4100 项医疗服务的收费标准。1991 年再次进行调整，规定了 6000 多项医疗服务的价格。

由此可见，在我国经济体制逐渐向市场转换的过程中，医疗事业运行成本日益增加，政府资金投入捉襟见肘，政府通过调整医疗服务价格和补偿方式，使单一的行政方式向增强经济手段过渡，以减轻政府经济负担。

（三）　适应社会主义市场经济体制的政府价格管制探索时期　（1992 年至今）

随着我国社会主义市场经济体制改革进入了一个新阶段，医疗价格改革也不断深化，取得了突破性进展。

1992 年"十四大"召开后，我国价格改革的目标模式确立为"建立社会主义市场价格体制"。医疗收费方面改变了"价格歧视"，自费患者的医疗收费标准与公费医疗、劳保医疗患者的收费标准并轨。为了加强医疗服务价格管理，结合医院等级评审，一些省市对不同等级的医院制定了差别收费标准。在对挂号、住院床位、手术、化验、检查治疗等医疗服务项目的收费标准进行调整的同时，降低了一些高新技术服务项目的收费标准。

1996 年，国家计委出台了《药品价格管理暂行办法》，并在之后出台了补充政策，适当提高医疗服务价格，扩大药品批零差率。卫生系统可根据各地药品改革差价收入减少和医疗服务价格提高的实际情况，通过提高医疗服务价格适当补偿。其他卫生服务机构，如防疫站、妇幼保健所（站）、计划生育机构等，可以通过对部分防保和计划生育服务项目实行有偿服务或各种形式的补偿。

2000 年 2 月 16 日，国务院颁布了《关于城镇医药卫生体制改革的指导意见》，指出对非营利性医疗机构的收入实行总量控制、结构调整。在总量控制幅度内，综合考虑成本、财政补助和药品收入等因素，调整不合理的医疗服务价格，体现医务人员的技术劳务价值。增设或调整诊疗费、护理费、挂号费，适当提高手术费、床位费等，降低过高的大型医疗设备检查费。适度放宽特需医疗服务价格，拉开不同级别医疗服务价格档次。引导患者合理分流，在调整医疗服务价格时，要考虑社区卫生服务机构的特点，并适当提高中医、民族医的技术服务价格，促进社区卫生服务机构和中医、民族医的发展。7月7日，国家卫生部等五部委发布了《医疗机构药品集中招标采购试点工作若干规定》；7月20日，国家计委和卫生部发布了《关于改革医疗服务价格管理意见的通知》，提出调整医疗服务价格管理形式、下放医疗服务价格管理权限、规范医疗服务价格项目、改进医疗服务价格管理办法等四点改革措施。

2005年，医疗收费的改革是以体现医务人员劳务价值为目的，提高了医务人员劳务价值项目的收费价格，降低了大型仪器设备检查及治疗项目的价格，改善收费结构。2006年，国家发改委对青霉素等99种抗微生物类药品共涉及464种剂型制定了最高零售价，同时降低非营利医院医疗机构销售相关药品的实际加成率，各地医疗机构也随之进行价格调整。同时，国家推行药品集中招标体制的配套改革，以改变现行医药的流通体系和购销方式，降低虚高药价，制止药品购销活动中的不正之风，解决老百姓用药贵的问题。

在卫生服务价格改革过程中，不断完善医疗服务价格项目的规范。1998年，卫生部规划财务司、国家发改委及国家中医药管理局委托卫生部卫生经济研究司开展专题研究，以解决我国医疗服务价格项目统一管理问题。2001年，我国三部委颁布实施首部《全国医疗服务价格项目规范》，统一了我国医疗服务价格项目的名称、内涵、计价单位等内容，此次发布价格项目3966项，于2007年9月新增项目204项、修订项目141项，已公布的医疗服务收费项目共计4170项。2012年，国家发改委、卫生部、国家中医药管理局共同发布《关于规范医疗服务价格管理及有关问题的通知》，并修订公布新的《全国医疗服务价格项目规范》，以作为全国非营利性医院制定医疗服务收费价格的依据。此次医疗服务价格目录增至9360项，首次提出列入项目为收取费用的终极项目，各地不得以任何形式分解收取，以此规范全国范围内卫生服务收费价格，为进一步改革做铺垫。

二、我国卫生服务价格体系存在的主要问题

相关链接　广东处罚20家乱收费医疗机构

为加强保障和改善民生，规范医疗行业价格行为，广东省发展改革委近年来对医疗服务价格开展了持续的监督检查工作。检查发现，医疗机构主要存在下列违法收费问题：

一是自立项目收费，即在国家规定的医疗服务项目之外，擅自设立医疗服务项目并自定标准进行收费，如广东省职业病防治院违规自定项目和标准向患者收取体温计、识别带、服药杯、体检表等费用。

二是提高标准收费，即违反国家对医疗服务价格实行政府指导价管理的相关规定，超出指导价格向患者收取费用，如有的医院对学龄前儿童、高校及中小学生体检超出规定标准5倍收取体检费。

三是分解项目收费，如省妇幼保健院对需要进行心脏彩色多普勒超声检查的患者在收取了心脏彩色多普勒超声常规检查费后，分解项目再收取普通二维超声心动图和普通心脏M型超声检查费。

四是重复收费，如部分医院对需要输液的患者通过多记注射器等一次性医用耗

材数量方式重复计价收费。

五是扩大范围收费，即对于在特定的情形下才能收取费用的医疗服务项目，医疗机构在非特定的情形下也向不属于收费范围的病患收取相关费用，如省妇幼保健院对不属于"其他心脏超声诊疗"范围的"彩色多普勒超声常规检查"与"胎儿产前诊断"项目中也收取计算机三维重建技术费。

六是其他违规收费行为，如部分医院对需要进行 B 超检查的住院患者，在未向患者提供图文报告的情况下收取了超声计算机图文报告费。（资料来源：聂金秀，罗勉.1079 万元：广东处罚 20 家乱收费医疗机构.中国经济导报，2014-06-21）

近些年来，政府不断出台政策措施管理医院收费，以解决看病贵的问题。2009 年，国务院关于深化医药卫生体制改革提出了五项重点改革方案；2011 年，国家发改委等六部委下发了《关于开展全国医药卫生服务价格大检查的通知》，加大对卫生服务价格的检查监督，显示出政府规范医药行业价格行为以推动国家医疗制度改革的决心。由于制度安排、现实操作等各种复杂的因素交织在一起，故目前卫生服务价格体系中仍存在诸多问题，集中体现在以下几方面。

（一） 医疗卫生服务价格构成存在偏差

近年来，各级价格主管部门会同有关部门出台了一系列政策措施，以降低药品价格、规范医疗服务收费，但药价虚高和医疗服务收费不够规范的问题仍然存在。其原因：一方面技术劳务价格扭曲，技术劳务和知识价值在价格形成和调整中没得到充分体现；另一方面，部分医用材料、仪器设备的使用价格远远高于实际价值。

与一般商品生产和服务相比，医疗服务技术和劳务价值有五方面的特点：①培训成本高，知识更新速度快。医务人员接受基本培训的时间明显比其他职业培训时间长；医学知识和技术更新速度快，医务人员在从业过程中需要投入大量时间接受继续教育和不断更新知识、定期考核等，其投入成本大。②劳动强度，特别是脑力消耗强度大。医务人员除体力消耗外，其劳动强度更主要体现在脑力消耗上，尤其是在利用技术知识对疑难疾病的诊断和治疗方面。③工作时间长且不规律。医疗服务属全天候服务，对急症重症患者的处理时间不定，有些大型手术往往持续数小时。④技术风险高，工作压力大。医务人员的服务对象是人，对技术和质量要求特别高。但由于疾病的复杂性、个体的差异性以及医学技术发展水平的限制，难免出现技术意外，这就决定了医疗服务具有高风险的特点。⑤经济风险大。当医疗意外或事故出现以后，经济索赔额度往往高于其他职业。马克思认为，复杂劳动等于倍加简单劳动，医疗服务技术和劳务价值的特点要求医疗卫生服务价格更要高于各简单劳动价格。然而，我国综合医院收费属于医疗劳务项目的成本收费，不到总收入的 10%，技术劳务价格与价格存在着严重背离。医院的收入更多依靠药品收入、医疗用品收入和各项检查收入。此外，部分医用材料、仪器设备的使用价格远远高于其价值。许多医院如 CT 头颅平扫、MRI 头颅平扫、腹部彩超常规检查等价格远远高于其价值。再加上医生的诱导需求行为、辩护性医疗技术所带来的费用，促成了"看病贵"的顽疾。

（二） 卫生服务价格的制定缺乏科学的方法和依据

一直以来，我国的医疗服务价格政策是按医疗服务项目的成本制定的，但实际医疗服务价格完全与医疗服务成本脱节，一个主要原因就是没有科学的成本核算体系，使医疗卫生服务成本界定不清。目前我国医疗卫生机构普遍实行的会计制度只能反映和核算整个医疗卫生机构的资金与运用，不能反映和核算到具体的每个服务项目或病种中，现行的医疗收费是按项目收费，而卫生服务项目有几千种，难以核定每种项目的实际成本。2000 年 7 月，根据《关于城镇医药卫生体制改革的指导意见》精神，原国家计委、卫生部制定了《关于改革医疗服务价格管理的意见》，明确提出必须建立科学的成本核算体系。2001 年，全国统一了医疗服务项目名称，出台了医疗服务项目成本测算办法作为价格制定的依据，要求每一项医疗服务价格反映成本构成。医疗服务价格由直接材料费、直接人工费、间接费用、等级差别或系数和平均利润率组成，需要更合理的价格制定方法以吻合科学的成本测算体系。

（三）价格管理体制过于僵化

我国的卫生管理体制，长期以来实行的是由卫生局直接管理医院的体制，即卫生局是行政执法机关，而医院则是事业性经营主体，存在着管办不分、政事不分的弊端，政府卫生主管部门职能划分不清晰，集管办于一体，其结果是政府与市场的责任不清，政府直接干预医院的经营和运作，使医院难以适应市场经济的变化。医疗卫生服务机构在固定资产、消耗品、器械、仪器等物质产品基本上是按照市场价格购进的，这些医用物品的物价上涨，使医疗服务成本不断上涨。但医疗卫生服务项目价格又不能及时调整，即使几年调整一次，也不能到位，滞后的调价机制让医院面临两种价格体系：它所需要的生产要素为市场价格，但它所提供的服务则为多年不变或变化很小的既定价格，造成医疗卫生服务常常处于亏本经营状态。医疗卫生服务价格一直是由政府严格控制的，因受计划经济体制的管理方式影响，故使价格管理权限过于集中，缺乏对市场变化的灵活性。一方面医院要面对市场、面对竞争，另一方面又没有形成科学灵活的价格调整机制，必然导致在价格扭曲基础上的供方扭曲。

（四）补偿机制不健全

科学合理的政府补偿范围和方式不仅有助于保证服务的效率，而且也能保证公立医院提供适宜的公立医疗服务。2010 年《关于公立医院改革试点的指导意见》中对公立医院补偿机制的改革做出了明确规定，即：推进医药分开，改革以药补医机制，逐步将公立医院补偿由服务收费、药品加成收入和政府补助三个渠道改为服务收费和政府补助两个渠道。取消药品加成后公立医院补偿机制中存在由谁补、如何补、补多少的问题，也即补偿主体、补偿方式、补偿金额的问题。目前政府补偿、医保补偿只是小部分，公立医院主要靠市场补偿，市场补偿的实质是患者补偿，故其补偿的主体需理顺。目前补偿方式是由财政直接按医院用药量给予差价补偿，这种医疗机构销售药品越多而得到的补偿越多的做法不利于抑制医生过度开药。政府在公立医院具体操作补偿时，也存在着补偿不足及其缺乏依据的现象。

（五）对医疗机构卫生服务的价格监督存在漏洞

由于医院门诊量大、住院病号多，动辄每天几千人次，医疗服务价格项目繁多，透明度较低，难以形成完整的医疗服务需求者、管理者和社会共同参与的价格监督管理网络。部分医疗机构为追求更大的经济利益，对患者乱收费，存在擅自提高收费标准、随意分解项目收费、重复收费及巧立名目、自行定价收费和变相收费等不良现象。目前的医疗价格监管手段较为简单，对价格检查中发现的问题多采取罚款和没收违规收入，缺少有效的惩罚机制，无法对违规者形成强有力的约束，使得违规收费现象在一些医疗机构不同程度地存在。

三、完善我国医疗服务价格体制的对策

改革医疗服务价格管理体制的最终目标是使医疗服务收费合理化，以提高医院的运营效率，降低医疗总费用，从而减轻人们对疾病的经济负担。建立适应我国社会主义市场经济要求的医疗服务价格管理体制和医疗服务价格形成机制，维护公开、公平、公正的价格竞争，促进医疗保险和卫生事业健康发展。医疗服务价格体制改革是一项系统工程，单一的医疗服务价格调整政策不能有效控制医疗费用的快速上涨，破除"以药养医"的机制，统筹推进管理体制、补偿机制、人事分配、药品供应和价格机制等综合改革，在改革中需要多方力量支撑及多方利益调整，辅以相关的配套政策，使多项改革同步进行。

（一）调整医疗服务价格管理形式

1. 坚持政府主导并且政府管制要到位　2009 年 3 月，中共中央、国务院联合制定了《关于深化医药卫生体制改革的意见》，新医改方案突出"政府主导"，明确了医改方向，这决定医药价格形成不应当完全由市场这只"看不见的手"来调节，还需要政府这只"看得见的手"的适当干预。例如为缓解卫生服务市场信息不对称所带来的"看病贵"问题，政府应建立集中的强制性卫生服务信息披露制度，加强健康教育和预防保健知识宣传，减少信息不对称，提高卫生服务透明度，降低患者择医的边际成本，遏制过度医疗服务，监控服务价格，防止价格欺诈等不正当竞争行为。遵循政府主导，要强化政府在基本医疗卫生制度中的责任，维护公共医疗卫生的公益性，政府转变自身的角色与任务，克服治理过程中的"缺位"和"越位"现象。调整和转变政府职能，最终形成健康的、有序的、公平的医疗卫生市场的竞争局面，提高医疗卫生效率和医疗服务水平，满足各层次人民群众多样化的医疗卫生需求。

2. 政府要搞好医疗总量控制和结构调整　依据医疗服务的社会平均成本、结合市场供求状况及政府考虑的其他因素制定和调整。按照"总量控制、结构调整"的原则，认真分析、测算医疗服务价格与社会平均成本的差距，从而制定调整医疗服务价格的具体规划。改革目前医院收费的构成比例，提高诊疗、手术、护理等体现医务人员劳动价值和技术含量的医疗服务价格，降低偏高的大型仪器设备检查、治疗和检验、化验等项目的收费，降低药品价格。

3. 医疗服务价格实行政府指导价和市场调节价管理　按照国家宏观调控与市场调节相结合的原则，充分发挥市场竞争机制的作用，对医疗服务价格实行政府指导价和市场调节价格管理，让"政府的归政府，市场的归市场"。政府根据相关法规、政策及市场变化调整价格，控制公众基本医疗服务项目的价格，可对非基本医疗服务项目如特需医疗服务、家庭保健、整形美容等价格适当放开，由政府自行调节。坚持以市场为基础，政府为指导的定价原则，由国家统一定价转为政府指导价、浮动价和医院自主定价等多种方式。

政府要引进竞争机制，对不同级别的医疗机构和医生提供的医疗服务分级制定指导价，适当拉开差价，以引导患者选择医疗机构和医生，促进医疗机构和医生不断提高医疗服务质量和技术水平。

（二）建立科学合理的医疗卫生服务价格的定价方法

在医疗机构内部建立科学的成本核算体系，在科学测算和论证的基础上，核算不同级别、不同类型医疗机构的医药卫生成本，所制定卫生服务价格应以能够达到全面、完整、真实地反映每一个医疗服务项目，直至每一个病种成本费用的目的，从而为制定科学的定价方法奠定可

靠的基础。不断完善和规范医疗服务项目名称，制定医疗卫生服务项目成本测算办法或每一项成本应能反映成本构成，根据直接材料费、直接人工费、间接费用、等级差别或系数、利润率等计算，建立与成本核算方法相适应的医疗服务定价办法。

在付费方式方面，逐渐由服务付费这一后付制的支付方式，转向按人头支付、按病种支付、总额预付等预付制，建立多种付费方式。例如综合性医疗服务机构的门诊基本医疗保障费用可以选择总额预算式医疗费用支付方式；住院基本医疗保障费用实施总额预算式，对诊断明确、治疗方法相对稳定的病种实行按病种付费；基层医疗机构和社区卫生服务中心可以尝试按人头付费的医疗费用支付方式。按病种预付制，支付标准部分地以全国医院对该类疾病治疗的平均成本为依据，它总括入院时的管理费、检查费和药费等。在按病种预付制下，由于医院每接收一位患者，不论哪种治疗方案和服务多少，其所能得到的补偿都是根据患者所属的相关诊断得到预先确定的数额，这是一种硬预算约束，具有一定的成本风险。医院提供过多服务的结果只能是成本上升、利润减少、甚至补偿不足以弥补成本而发生亏损。因此，在按病种预付制下，医院为单个患者提供过度服务的动机会减弱甚至消失，减少医院诱导需求，引导医院主动控制成本。

（三）　建立医疗服务价格动态管理模式

建立医疗服务价格的动态管理模式，当物价变动超过一定范围时，医疗价格亦能作相应的调整。一方面需要考虑各地在经济水平等因素的差异，下放医疗服务价格管理权限，坚持分级管理。另一方面应根据医疗服务的性质、质量、差异等不同因素，调整医疗服务的价格，使其呈现合理的比价和差价关系，建立真正合理的医疗价格体系。

（四）　完善医院补偿机制

政府、医疗保险机构、社会以及医院构成了多元化的补偿主体，其中政府财政补助是我国公立医院收入的重要来源之一。当医疗服务价格未达到社会平均成本水平、药品收支结余返还款还不足以弥补医疗成本时，同级财政对政府举办的非营利性医疗机构要给予补助。医院开展"核定收支、以收抵支、超收上缴、差额补助、奖罚分明"的财务制度，对医院超收的部分上缴，对不足的进行补偿。在政府补偿过程中，应通过预算和成本控制的补偿，保持医疗机构的适度规模，鼓励区域内大型医疗设备共享，同时也要依据医院的绩效考虑加大对人力资本的补偿力度，形成既能彻底切断药品利润与医院收入间的利益关系、减少药品滥用，又能充分调动医务人员的工作积极性、保证医疗服务质量的补偿方式。建立科学核定补偿标准，使补偿金额既能满足医院的经营需求，又能兼顾其他补偿主体的承受能力。

（五）　加强医疗服务价格监督检查

医疗机构要加强价格管理工作，建立健全自我约束机制，增加价格透明度。按照有关规定，在提供服务场所的显著位置公布主要服务项目名称和价格。医疗机构在结算医药费用时，有义务以多种形式向患者提供医疗服务价格情况的查询服务，自觉接受社会监督。

要建立、健全医疗服务成本、价格监测体系，加强对医疗服务价格及成本构成因素的市场监测。要选择有代表性的医疗服务价格进行动态跟踪，监测医疗服务综合价格水平的变化趋势；确定医疗服务价格监测点，上报医疗服务单项价格水平、综合价格水平；开展有代表性的医疗服务项目成本调查，应用比质比价的方法确定同类医疗服务项目的指导价，建立医疗服务成本档案和反馈制度，为适时调整医疗服务价格提供依据。

建立医疗服务成本和价格监测体系的具体要求，包括医疗服务价格监测项目、监测点的确定，定期上报有关成本价格数据的时间要求及其他相关规定等。

对分解项目、分解内容、重复收费、自立项目、科室或个人自定价格、巧立名目乱收费、擅自提高基准价和扩大浮动幅度、不按规定实行明码标价、拒绝向患者提供收费结账单、不使用财政监制的收费票据等违规、违纪收费行为，价格主管部门应依据《中华人民共和国价格法》和《物价违法行为行政处罚规定》等法律、法规，对医疗机构的医疗服务价格进行监督检查，并对违法行为实施行政处罚，切实维护患者的利益。

对主要医疗服务价格的制定和调整，以及在较大范围调整医疗服务价格时，价格主管部门应举行价格听证会，广泛征求社会各方面的意见。价格主管部门要会同卫生行政部门建立健全医疗服务成本、价格监测体系，加强对医疗服务价格及成本构成要素的市场监测，为适时调整医疗服务价格提供依据。

因此，政府应加强对卫生服务价格的监督与管理，建立健全医疗机构内部价格管理制度。由医疗机构主要负责人对价格管理负总责，要建立健全医院内部价格行为的奖惩制度。要进一步建立医院病历记录和收费清单审核制度，抓好医疗机构价格公示和医疗费用清单制度。

小 结

卫生服务价格是由卫生服务机构或医务人员向卫生服务消费者提供医疗技术服务时收取的服务费用。卫生服务价格具有同一性和波动性、弱弹性、一定的福利性、均衡价格形成的特殊性等特点。卫生服务价格受到多种因素的影响。卫生服务的价格制定要坚持一定的指导思想和原则。卫生服务价格的定价包括国家定价、国家指导价、市场定价等方式。卫生服务的定价方法包括成本导向定价法、需求导向定价法、竞争导向定价法。我国卫生服务价格管理经历过多种价格管理体制，我国目前卫生服务价格管理中存在一些问题必须通过改革来完善。

【思考题】

1. 医疗卫生服务均衡价格如何形成？
2. 影响医疗卫生服务价格的主要因素有哪些？
3. 医疗卫生服务定价的方法有哪些？
4. 分析我国医疗卫生服务价格改革的难点及措施。

第五章 卫生服务市场

学习目标

通过本章学习，要求掌握卫生服务市场的概念和特点、卫生服务产品分析、市场失灵的原因和表现；熟悉卫生服务市场的结构；了解市场、市场结构及其经济流动。

【案例】

取消特需医疗符合公共利益

同样一家医院，有普通病房，也有特需病房；同样一位专家，有普通门诊，也有特需门诊。而普通和特需，价格往往相差十几倍。这是我国公立医院的一道独特"景观"。20世纪80年代，我国由于缺乏面向高端人群服务的医疗机构，部分公立医院开设特需医疗部或国际医疗部，主要针对外宾或高干等人群。为了满足公众的特殊需求，很多医院又推出了专家特需门诊。例如，一名专家普通门诊挂号费是14元，特需门诊就可达到几百元。如今，公立医院特需医疗的"身份门槛"已经淡化。虽然价格不菲，依然供不应求。为此，政府明确要求：控制公立医院特需服务规模，公立医院提供特需服务的比例不超过全部医疗服务的10%。

有人尖锐地指出，取消特需医疗服务，如同在公立医院身上"割肉"。长期以来，我国公立医院的补偿机制不合理。一是政府投入不到位，医院必须靠自我创收维持生存。二是医疗技术服务价格偏低，严重背离价值规律，很多普通医疗都是"亏本买卖"，做得越多，赔得越多。因此，特需医疗成为一条特殊的补偿渠道，医院增加收入，医生获得补偿，谁愿意动自己的"奶酪"呢？

公立医院开设特需医疗，在全世界是罕见的，因为这与公立医院的公益性质背道而驰。在任何国家，政府举办公立医院，目的都是保障基本医疗，而不是为了追求经济效益。当前，我国很多大型公立医院人满为患，基本医疗服务尚难保障。如果在普通门诊和普通病房都供不应求的前提下，盲目增加特需门诊和特需病房，难免有少数人挤占多数人的公共资源之嫌，不符合公共利益最大化原则。因此，取消特需医疗是大势所趋。（资料来源：白剑峰. 取消特需医疗符合公共利益. 人民日报，2014-06-20）

【思考】

卫生服务市场有何特点？公立医院应如何提供卫生服务？

在自由竞争的市场经济中，有一只看不见的手引导着人们的各种经济活动，使主观上的自私行为最终达到增进社会总福利的目的——这就是亚当·斯密在其著名的《国富论》中提出的"看不见的手"的原理。随着经济体制改革的不断深入，卫生服务市场已经形成，但是卫生服务市场是具有特殊性的市场，在这样的市场中，这只"看不见的手"能否完全发挥作用？

政府作用又如何发挥？这就是本章要介绍和论述的主要内容。

第一节　卫生服务市场的特征

一、市场及市场机制

（一）市场

市场是社会分工和商品经济发展的必然产物，同时在其发育和壮大的过程中，也促进和推动了社会分工和商品经济的进一步发展。狭义的市场，是指供需双方物品交换的场所；广义的市场，既包括物品交换的场所，又包括物品交换的行为。从本质上讲，市场是物品买卖双方相互作用并得以决定其交易价格和交易数量的一种组织形式或制度安排。任何一种交易物品都有一个市场，有多少种交易物品，相应地就有多少个市场。市场可以按照交易物品是否具有可物质实体，分为有形产品市场和无形产品市场。前者如蔬菜市场、石油市场、黄金市场、土地市场等，后者如技术市场、服务市场、产权市场、信息市场等。市场的基本要素有五种：商品交换的场所、商品交换的媒介货币、市场需求和供给、以价格为核心的各种市场信号，以及作为市场活动主体的商品提供者和消费者。

在经济分析中，根据不同的市场结构特征，将市场划分为完全竞争市场、垄断竞争市场、寡头垄断市场和完全垄断市场四种类型。决定市场类型划分的主要因素有四个：市场上厂商的数量、厂商所生产的产品差别程度、单个厂商对市场价格的控制程度、厂商进入或退出一个行业的难易程度。关于四种类型的划分和相应的特征可以用表5-1来概括。

表5-1　市场类型的划分和特征

市场类型	厂商数目	产品的差别程度	厂商对价格的控制程度	进入的难易程度	消费者信息	行业代表
完全竞争	多个	无差别	没有	很容易	完全的	农业
垄断竞争	多个	有差别	有一些	比较容易	稍有不全	轻工业
寡头垄断	几个	有差别或无差别	一定程度	较困难	完全或不全	钢铁、石油
完全垄断	一个	唯一的产品，且无替代品	很大程度，但经常受到政府价格管制	很困难	完全或不全	国防、航天

完全竞争市场的特征是产品类似，没有进入障碍，消费者对信息掌握完全，许多卖方占有很小的市场份额，生产相同的产品，这些意味着在一个行业中存在相当数量的实际竞争，因为有很多可替代厂商可以提供相同的产品。没有进入障碍就意味着存在潜在竞争威胁，因为没有东西可以阻挡新厂商的进入。在完全竞争市场下，实际存在的和潜在的高度竞争表明一个厂商的生产决策对整个行业的产量没有重要的影响。

垄断竞争指的是在一个市场中，不同厂商的同一产品间有许多差异，没有进入障碍，消费者信息有一点不完全。一个处于垄断竞争地位的厂商，由于有差异性的产品，通过资源配置可能在某个市场获得一定的权力。

寡头垄断市场特征是只有一些处于统治地位的厂商，有一些重要的进入障碍。假设每一家厂商的规模都相对比较大，并且受新厂商进入障碍的保护，每个厂商都有可能通过它的生产决策对市场的产出产生负面影响。

完全垄断是在一个确定的市场中，只有一家厂商提供一个特定的产品，其他厂商没有进入的可能。这种情况下，厂商很可能通过其生产决策以一种不受社会欢迎的形式改变市场的产出。

（二）市场机制

1. 市场机制的概念　市场机制作为一种经济运行机制，是市场机制内部各种要素，如供求、价格、竞争、风险等之间相互作用、相互联系所构成的经济运行的内在机理，是市场运行的实现机制。市场机制主要包括供求机制、价格机制、竞争机制和风险机制。市场机制作用回答了经济学的三大基本问题：生产什么、如何生产、为谁生产的问题。

价格机制是指在市场竞争过程中，某种商品市场价格的变动与该商品供求关系变动之间有机联系的运动。它通过市场价格信息来反映供求关系，并通过这种市场价格信息来调节生产和流通，从而达到资源配置。此外，价格机制还可以促进竞争和激励，决定和调节收入分配等。

供求机制是指通过商品、劳务和各种社会资源的供给和需求的矛盾运动来影响各种生产要素组合的一种机制。它通过供给与需求之间的、在不平衡状态时形成的各种商品的市场价格，并通过价格、市场供给量和需求量等市场信号来调节社会生产和需求，最终实现供求之间的基本平衡。供求机制在竞争性市场和垄断性市场中发挥作用的方式是不同的。

竞争机制是指在市场经济中，各个经济行为主体之间为了自身的利益而展开竞争，由此形成经济内部的必然联系和影响。它通过价格竞争或非价格竞争，按照优胜劣汰的原则来调节市场运行。它能够形成企业的活力和发展的动力，促进生产，使消费者获得更大的实惠。

风险机制是市场活动同企业盈利、亏损和破产之间相互联系和作用的机制，在产权清晰的条件下，风险机制对经济发展发挥着至关重要的作用。

消费者和生产者作为一般商品市场的基本参与者，通过产品市场和要素市场相互作用。如图 5-1 所示，在产品市场中，消费者产生了对汽车、住房、食品等各种商品的需求，并将这种

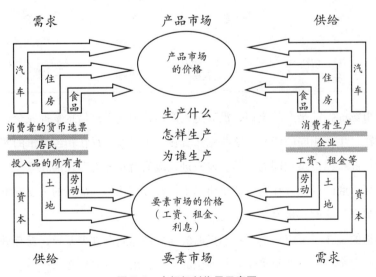

图 5-1　市场机制作用示意图

需求信息释放到产品市场中，生产者获得了相应的市场信息，为了获取利润，在价格机制和供求机制的作用下对市场信息做出反应，向产品市场提供相应的产品。在交换过程中，供给和需求相互作用决定了商品的数量和价格，在这个过程中也回答了"生产什么"和"为谁生产"的问题。生产者为了完成产品市场中的商品供给，需要在要素市场中组织生产要素用于生产，生产要素的价格通过要素市场的供给、需求来确定，要素市场的双方通过价格机制、供求机制的作用，完成和回答了"怎样生产"的问题。

2. 市场机制的功能　市场机制在资源配置中起基础性作用，具有以下主要功能。

（1）形成市场价格的功能：商品的价值是在生产过程中形成的，但商品价值要通过交换才能实现，只有通过供求机制和竞争机制转化商品价格，才能形成一般价格水平。

（2）资源优化配置的功能：市场机制以价格水平的变化，灵敏、高效地向市场中的各个主体提供信息，作为他们决策的依据，同时也是国家提供宏观调控的基本参数。各市场主体出于对自身利益的考虑，将不断地重组以改变资源配置状况，政府也将根据市场价格的变动以调整各项宏观政策，从而影响生产要素在社会各部门和企业的投放比例，由此灵活地引导资源在各部门、各行业之间的自由流动，使全社会的资源配置不断地趋于优化，实现资源配置的效率。

（3）供求关系的平衡功能：由于信息的不对称等原因，个别商品的供给与需求、社会总供给与总需求在总量上和结构上经常会发生不平衡。在市场经济条件下，供求与价格相互作用，调节着供给和需求，推动经济总量在动态中实现平衡。

（4）提高效率的激励功能：市场的竞争机制既可以使商品生产的个别劳动时间低于社会必要劳动时间的企业获得超额的利润，从而在竞争中处于优势地位；又可以使商品生产的个别劳动时间高于社会必要劳动时间的企业产生亏损，从而形成被淘汰的压力。这种作用会使企业基于对经济利益的追求，不断采用新技术，加强管理，拓展市场，以提高劳动生产率，降低生产成本，优化产品结构。

（5）经济利益的实现功能：在市场经济中，商品生产者及经营者都是从自身的经济利益出发来从事生产、经营活动的。而经济利益的实现，不仅取决于生产者本身的生产努力程度，而且还取决于市场状况和生产者在市场竞争中的实力。市场机制客观上起着经济利益的实现和调节功能。

（6）经济效益的评价功能：在市场经济中，经济主体的经济活动效果如何，不取决于这些主体的主观评价，而取决于他们生产的产品在市场上实现的程度。只有经过市场机制检验，并在市场上实现了的产品，才能被证明是为社会所承认的，才是有效益的。这样，市场就成为社会各种经济活动效益的客观评价者。

二、卫生服务市场及其构成

（一）卫生服务市场

卫生服务市场是指卫生服务产品按照商品交换原则，卫生服务的供给者和需求者之间相交换的关系总和。卫生服务的供给者包括各类医院、门诊机构、制药企业、药品零售机构、公共卫生机构（疾病控制中心、卫生监督机构、妇幼保健机构等）、其他卫生机构以及各类卫生技术人员（医生、护士、药师、防保人员、卫生监督人员、个体医生等）。而卫生服务需求者是各类患者和健康者，他们是卫生或医疗服务的接受者，从某种意义上来讲，他们也可以称为消费者。

一般来看，卫生服务市场分为广义和狭义两类。广义的卫生服务市场，包括卫生服务筹资市场、卫生服务市场和卫生服务要素市场，这三个市场是相互联系、相互制约的关系。其中，卫生服务市场是核心，卫生筹资市场是前提，卫生服务要素市场是基础，三者之间的关系见图5-1。通常将卫生服务筹资市场和要素市场称为卫生服务的相关市场。

1. 卫生服务筹资市场　该市场在我国尚处于起步阶段。除政府卫生支出外，社会卫生支出、居民卫生支出和医疗保险构成了目前我国卫生服务筹资的主要方面。其中，医疗保险市场应是卫生服务筹资市场的主体。通过卫生服务筹资市场所筹集的资金，只有转入卫生服务要素市场才能发挥作用。

2. 卫生服务要素市场　卫生服务要素市场即卫生服务投入市场，主要包括卫生人力市场、资本市场、药品市场、材料市场和仪器设备市场。其市场的卖方是医药企业、学校等，买方是卫生部门。

经过20多年的经济体制改革，卫生人力市场以"铁饭碗"为特征的用人制度逐渐被打破，代之以与市场经济体制相适应的就业机制。卫生人力资源的价格，具体表现形式为报酬和用人部门的社会保障制度逐渐成为人力市场供求调节的条件。

药品市场是一个特殊的市场，目前最突出的问题是药物价格普遍上涨。药品价格在我国计划经济时期一直由国家统一审批和定价，自2002年9月实施《中华人民共和国药品管理法实施条例》后，列入国家基本医疗保险药品目录的药品以及国家基本医疗保险药品目录以外具有垄断性生产、经营的药品实行政府定价或者政府指导价，对其他药品实行市场调节价。原则上药价的形成都是与生产成本有关，但由于我国目前药品生产流通企业众多、区域经济发展极其不平衡、各地之间的生产要素价格差异很大，因而造成了不同厂家生产的同种药品价格会有很大差别。我国药品市场仍需建设与完善。

医疗设备市场主要作用是提供卫生机构的设备配置。改革前，卫生机构的设备配置严格按计划控制。改革后，卫生机构的经济能力增强，普遍更新医疗设备。先进科技设备一方面提高了卫生服务所提供的质量，另一方面也带来了卫生服务成本的上涨，提高了卫生服务价格。在设备配置中，有些医院盲目追求高、新设备，超规模配置，设备供给大大超过市场需求，医院为增加经济收益而诱导需求。

3. 狭义卫生服务市场　通常意义上所讲的卫生服务市场即狭义卫生服务市场，主要包括预防服务、保健服务、康复服务和医疗服务等市场。在卫生服务市场中，医疗保险的介入，形成了包含卫生服务供给、需求和保险的三方市场（图5-2）。保险能改变卫生服务需求者对卫生服务价格的敏感程度，并改变其需求行为。假设医疗保险的起付线为970元，970元内，个人支付全部卫生服务费用；970元以上，全部由保险基金支付。对于个人来讲，970元以上的卫生服务需求就成了一条价格为零的曲线。同时，保险也会影响供方行为，比如医疗保险费用的不同偿付方式对供方的激励是不同的，按服务项目付费可能会刺激供方增加卫生服务供给，而预付制则会促进供方控制成本，减少不必要的卫生服务产品的提供。

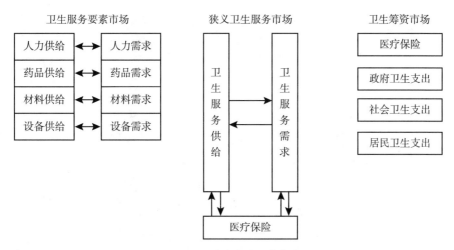

图5-2　卫生服务市场的构成

（二）卫生服务市场结构及厂商均衡

因为卫生服务市场的特殊性，很多微观经济学的分析假说和市场特征好像都不怎么适用了。首先，许多非营利性的医疗机构行为的目标不是追求利润最大化；其次，医生的职业资格对职业许可设置了一个障碍，减少了医生的竞争；最后，对许多医疗服务，消费者缺乏价格和医疗技术方面的信息，在消费者信息缺乏的情况下，医生就可能会做出机会主义行为的事情。由于卫生服务市场的实际情况与微观经济学理论假设的偏差，因而难以使用已有的模型对其进行评价，以下的分析放宽了相关的经济学假设。

卫生服务市场到底是什么样的市场结构？大多数理论认为，卫生服务市场是一个垄断竞争市场。垄断竞争也是一种不完全竞争。若市场中有大量的厂商生产类似但又不完全相同、因而就不能互相替代的产品，那么就称其为垄断竞争市场。一方面，它与完全竞争的市场类似，市场中有大量的厂商，但没有一个厂商有巨大的市场份额，进入和退出市场比较容易；另一方面，它又与完全竞争的市场不同，不同的厂商生产和销售有差别的产品。所谓有差异的产品，是指它们的重要特征存在差异。产品的差异性可能来自提供产品的位置不同，也可以是因为质量不同。由于产品的差异性，使厂商有提高和降低价格的自由度，因而每个厂商所面对的需求曲线是一条向下倾斜的曲线，如图5-3中的 DG 和 $D'G'$。

图5-3（a）给出了垄断竞争市场中厂商短期均衡时，即有新厂商进入这一市场前的均衡状况。垄断竞争厂商决定利润最大化的均衡产量的原则仍然是边际收益 MR 与边际成本 MC 相等，即 E 点对应的产量 Q_0 实现其目标。这时的市场价格 P_0 大于平均成本，因而此厂商会获得超额经济利润（图中 $ABGP_0$ 面积）。以拜耳公司的阿司匹林为例，因其是一个较好的品牌产品，面对一个向下倾斜的需求，拜耳同时和许多同类的阿司匹林的生产者竞争，但它的品牌使它的产品能定在一个更高的价位，使得该公司在短期内获得超额利润。然而，因进入屏障的缺失，使其在垄断竞争行业中不能继续保持过度的利润额，其他厂商被这个行业的超额利润所吸引，也进入这一市场，提供很类似但却并不完全一样的新产品，使每个厂商的市场份额慢慢减少，转而使对现存产品的需求水平降低，直到超额利润为0，即需求曲线移动到的 $D'G'$ 位置，见图5-3（b），这时 $D'G'$ 与平均成本曲线 AC 相切。点 G' 就是这一产业的长期均衡点。

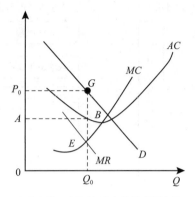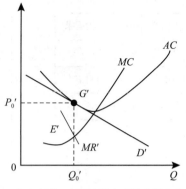

（a）短期：新厂商进入前的垄断竞争　　　（b）长期：新厂商进入后的垄断竞争

图5-3　垄断竞争市场中厂商的均衡

三、卫生服务产品

相关链接　什么是基本医疗

1. 对于患者的生命而言，没有哪类促进或恢复健康的医疗服务是非基本的。基本医疗服务更多是一个经济学和政治学概念。界定基本医疗很重要，保证医疗服务的公共筹资更重要，要么是财政投入，要么是医疗保险，或者两者兼而有之。

2. 公立医院是一个提供连续性医疗服务的机构，可以从简单服务到高精尖服务，从简陋服务到优质服务。这些服务遵循市场等价交换原则。在这些服务中，政府筹资并管制的医疗服务就是基本医疗服务，医保认可并补偿的医疗服务就是基本医疗服务。政府不补贴也不管制的、医保也不补偿的医疗服务就是非基本医疗服务。

3. 特需服务是一个容易产生歧义的术语，因为它往往专指特定服务、特定人群。非基本医疗服务是面向大众的，其服务内容也是非常广泛的。普通老百姓也有权利和能力获得非基本医疗服务。

4. 医疗服务的提供和医疗服务的支付是两回事。如果明确这一点，讨论公立医院能否提供非基本医疗服务、社会办医能否提供基本医疗服务之类的问题，就显得没有意义。因为基本医疗服务是由支付方式所决定的，而不是提供方式。

5. 公立医院可以提供非基本医疗服务，但政府不补贴、社会医保不补偿。社会办医疗机构可以提供基本医疗服务，政府对之补贴和管制、社会医保对之补偿。所以财政补贴和医保定点必须落在服务项目上，而不是医院的所有服务。（资料来源：罗力. 给公立医院和基本医疗画个像. 健康报，2014-07-07）

按照卫生服务的经济学特征，可将卫生服务产品分为公共产品与个人产品，其中公共产品可以分为纯公共产品和准公共产品，个人产品分为必需品和特需品。

（一）纯公共产品

纯公共产品是一类具有非竞争性和非排他性的物品。非竞争性是指一个使用者对该物品的消费并不减少它对其他使用者的供应，非排他性是指使用者不能被排除在对该物品的消费之外。也就是说，一个人享用一种公共产品时，并不减少另一个人使用它的能力，而且不能排除人们使用同一种公共产品；若要排除任何人享受一种公共产品的利益时，需要花费非常大的成本。例如，一个小镇上的龙卷风警报器是一种纯公共产品，一旦警报器响起来，要阻止任何一个人听到它都是不可能的。当一个人得到警报的利益时，并不减少其他任何一个人的利益。在卫生服务领域中，许多环境卫生的控制措施，如废气、废弃物、废水治理是公众受益的，消灭蚊子、苍蝇的滋生地，减少传播媒介，人人受益；健康教育也属于公共产品，如 2003 年"非典"流行时期，电视、报纸、网络等各种媒体都在介绍注意个人卫生，预防"非典"的方法，这种信息的传递同样使每个人都能获益。

纯公共产品很难将任何人排除在使用这种产品之外，任何个体所做出的资源贡献对物品供给的影响都是微乎其微的，供给者不会获得理想的利润，在自由市场经济条件下，会使纯公共产品的供给处于极端萎缩的状态，甚至导致供给短缺。

（二）准公共产品

准公共产品是指不同时具备非排他性和非竞争性，但却有较大的外部性的产品。它介于纯公共产品和私人产品之间，具有公共产品与私人产品特征的混合产品。在卫生领域中预防免疫、妇幼保健、计划生育和从业人员健康检查等产品就具有消费竞争性，当消费者的数目达到一定程度时，便会出现竞争，使用的边际成本提高，有的学者称之为"拥挤型公共卫生产品"。

外部性是指个人或一部分人的某种行为直接影响到他人，却没有给予支付或得到补偿，即这个人或这一部分人没有承担其行为的全部后果。外部性是普遍存在的，如乱扔垃圾的旅行者、排放污染气体的司机、在拥挤的屋子里抽烟的人、滥用抗生素的医生等。在这些情况下，除了当事人外，其他人也受到同样损害，个人成本总和小于社会成本，这是负的外部性。外部性也有可能是正的，比如计划免疫接种，在一个社区范围内，一部分人接种了乙肝疫苗，接种者患乙肝的可能性会大大减少，社区内其他未接种疫苗的人因为接触传染源的机会减少，被感染的可能性也减少，结果是接种者受益，不接种者也受益，个人受益总和小于社会受益。

当产品存在外部性时，市场对产品的配置是缺乏效率的。当一种产品的生产带来负的外部性时，生产者在决定生产多少时没有考虑"社会成本"，只考虑比社会成本低的私人成本，从而出现与考虑了社会成本相比更多的产量；当一个产品存在正的外部性时，生产者只会考虑个人的收益，导致供给不足。

（三）私人产品

私人产品的共同特点是具有排他性和竞争性，即产品一旦被人消费，则其他人将无法消费该产品。大部分的基本医疗、非基本医疗或特需医疗服务都属于私人产品，如内科、外科、妇科、儿科等各科室开展的非传染性门诊、检查、住院服务；针对人口老龄化开设的各种护理、保健、医疗服务；其他如牙科、整形科等提供的各类服务。这些治疗服务与提高个人健康水平、生活质量和改善个人的医疗条件有密切关系，因此应该由个人付费。

必需品是指缺乏需求价格弹性，收入弹性在 0～1 之间的产品，如急诊、急救手术、接生等；特需品是指富有价格弹性，收入弹性大于 1 的产品，比如整形美容手术。

四、卫生服务市场的特点

卫生服务市场与其他市场相比，有一些重要的区别。一个竞争性市场的核心是存在许多知情的买卖者，谁都没用足够大的规模来影响价格；买卖者的独立行动，没用相互勾结；其他买卖者可以自由地进入市场。绝大多数卫生服务市场远没有达到竞争性的要求。因此，卫生服务市场与一般商品市场比较起来，具有很大的不同，是一个特殊的市场。

（一）　需求和供给的不确定性

就个人而言，疾病和伤害发生具有很大的偶然性，很难对个人的疾病进行准确预测，无法提前预知什么时候发生疾病、发生什么疾病以及疾病的严重程度如何，因而个人的医疗需求具有很大的不确定性。同时，由于个体之间的差异，即使被诊断为相同疾病的人，其所应该获得的医疗服务的种类和数量也有所不同，治疗的效果无法事先准确判断，因而卫生服务的供给同样具有很大的不确定性。

（二）　供求双方的信息不对称

由于卫生服务需求者具备的卫生服务信息不完全，其很难像消费其他商品那样，对卫生服务需求的数量、种类、质量、服务者乃至价格等能够事先做出正确判断和理性选择，从而增加了需求的盲目性和选择的成本。医疗服务与普通商品相比不同的是：普通商品市场中不同消费者购买和消费的商品，对商品满足自身的需求是基本相同的。因此，准备消费某种商品的消费者，可以以很低的成本从曾经消费过的消费者那里得到充分的信息。而医疗服务却是根据不同的患者，即消费者自身的情况量身定制，即使患者的病情相同，但因自身的机能和所处的环境不同，其所需要的服务也可能是大相径庭的，这就需要供方即医生的专业知识来帮助判断。同时，供方拥有足够信息，居于主导地位。信息经济学指出，只要存在信息不对称，就必然存在道德风险，并可能创造需求或诱导需求，使卫生服务需求存在明显的被动性。

（三）　特殊的委托代理关系

在医疗服务市场中，医生诊断患者的病情，患者同时让医生为自己决定用何种方式治疗，即以需求者"代理人"和"服务提供者"的双重身份对服务做出需求选择，这意味着患者和医生之间建立起了"委托代理"的关系。作为患者，必然希望自己的代理人是一个完美代理人，将自身的利益放在首要位置。而作为医生，也理所应当为委托人考虑，做好本职工作，医生应该做出等同于患者在完全信息的情况下所能做出的决定。但当代理人的利益与委托人的利益发生冲突时，代理人很可能更侧重于自己的利益。而在医患关系中，医生不仅仅是替患者做出病情判断并选择治疗方案的代理人，更是提供治疗服务的供给者，医生可以利用患者信息不对称的代理人身份为自己追求利益最大化提供便利。比如说，医疗服务供给者可以向需求者提供更多的不必要的服务或者索要高价，也可能在同一价格水平上降低服务质量。

（四）　不可替代性

医疗卫生服务的不可替代性表现在以下几个方面：一是人们患病后，只能寻求医生的帮助来解决自己的病情。即便所需的医疗卫生服务比较短缺或价格十分昂贵，但由于没有其他办法和途径能够解决自己的病痛问题，所以人们不得不接受自己所需的医疗服务，这也同时导致医疗服务的需求相对缺乏价格弹性。二是物质商品的生产是有形的，可以通过库存或者增减生产量来适应市场的变化，而医疗卫生服务是非物质产品，不能库存，卫生服务的生产与消费过程同时完成，具有即时性，从而决定了卫生服务产品的生产不能提前进行，其产品也不能运输或储存，难以选择替换。三是在医疗卫生服务提供过程中，机器或设备起辅助作用，而起主要作用的是医务人员的劳动，如技术水平、专业知识、临床经验等都很难通过其他途径代替。这些都是造成医疗服务不可替代性的原因。

（五）　具有垄断性

卫生服务具有很强的专业性和技术性，关系到人的健康和生命，为了保证服务质量，该市场不是任何人都可以自由进入的，必须是受过专业教育并且获得相应的执业资格；也不是任何机构可以随意进入的，必须具有一定的资质并获得医疗机构执业许可证。由此可见，医疗服务市场受到了法律的限制，造成了垄断。另一种垄断的形式就是政府保护，比如某个制药企业发明一种新药获得专利，政府就授予它在若干年内独立地控制这种新药，自然能设定一个垄断利润最大的价格。

（六）　市场主体的特殊性

由于医疗保险方的存在，卫生服务市场拥有三方经济主体，即卫生服务供给方、需求方和医疗保险机构。医疗保险机构的介入，打破了医患双边关系。第三方支付的出现，意味着需求价格可以在某种程度上独立于供给价格，使需求者的医疗费用在起付线和封顶线之间；或者有共付保险的情况下对市场信号——医疗价格的供求调节不灵敏，使医疗消费者对价格的需求弹性反应迟缓。同时，由于大多数医疗服务属于维护生命健康的基本消费，使价格的消费约束变弱。

医疗保险的出现，改变了医疗服务的支付方式，由患者自己负担全部医疗费用变成了和第三方共同承担医疗费用，这不可避免地产生一些副作用，"道德风险"和"逆选择"就是其中的表现。道德风险是因为消费者参加医疗保险之后，有病就医时所需要承担的医疗费用大大减少，这种降低会刺激消费者增加医疗服务的需求，从而造成过度消费。此外，因为有了医疗保险，消费者对疾病的防范意识有可能下降，缺乏主动预防疾病的动机。在医疗保险市场中，医疗保险的需求者比医疗保险的供给者更加清楚自己的身体健康状况，因此在了解自己的健康风险和医疗成本后，就会更加倾向于购买医疗保险。而医疗保险作为一种支出，正常应该遵循边际效用递减的规律——消费者的健康状况和购买医疗保险的支出成反比，但出于规避风险的意识，消费者购买医疗保险与自己的健康风险却成正比，这就是逆选择。

（七）　卫生服务价格未经充分竞争形成

卫生服务价格是医疗服务价值的货币表现形式。卫生服务虽是一种商品，但它不同于一般的商品，具有福利和商品的双重性。国家不向其征收税金，同时给予一定形式的财政补贴。因为卫生服务价格不是通过市场供求的调节自发形成的，所以采用不完全生产价格模式，即由政府有关部门通过理论价格，再根据国民经济的发展水平和居民的承受能力等来确定价格的水平，包括计划价格、指导价格和市场价格等三种主要的形式。

（八）　卫生服务产品具有特殊性

由于存在非排他性和非竞争性的典型特征，大多数卫生服务产品具有公共产品属性。公共产品通常由公众共同占有、使用、消费和生产，因此没有私人愿意为使用该类产品付费，导致供给萎缩。

卫生服务还有一些产品存在正外部效应，如免疫接种。其社会效益大于卫生机构效益，也大于消费者私人效益，不仅使消费需求价格弹性大，而且使卫生机构的产量决策只根据机构利益。因而卫生服务的市场化会使卫生机构不愿意或较少生产供给这类卫生服务，使这类卫生服务少于社会需要量或最优产量。

第二节　卫生服务市场失灵

相关链接　卫生服务市场的失灵

　　与一般消费品不同，大部分的医疗卫生服务具有公共品或准公共品性质。具有公共品性质的服务是营利性市场主体干不了、干不好或不愿干的。同时，也是个人力量所无法左右的。从全社会角度来讲，医疗卫生事业发展的合理目标应当是以尽可能低的医疗卫生投入实现尽可能好的全民健康结果。在过度市场化的服务体制下，医疗卫生服务机构及医务人员出于对营利目标和自身经济效益的追求，其行为必然与上述目标发生矛盾。对于医疗卫生部门，只要将经济效益放在首位，就必然出现轻预防、重治疗，轻常见病及多发病、重大病，轻适宜技术、重高新技术的倾向。更为严重的是，一些医疗卫生服务机构基于牟利动机而提供大量的过度服务，甚至不惜损害患者的健康。我国改革开放以来的医疗服务价格以及全社会卫生总投入迅速攀升，但全民综合健康指标却没有得到相应的改善，正源于此。此外，医疗卫生服务过度市场化也会带来人才、资源配置以及医疗机构布局等方面的不合理，会出现"看病难、看病贵"的形象。（资料来源：张朝爱. 山西经济日报. 2010-10-31）

一、卫生服务市场失灵的原因

　　根据经济学理论，在充分竞争完备的市场上，由于市场机制的作用，生产者和消费者在市场活动中自愿达成了双方均能接受的合约，商品的价格达到了均衡，资源得到了合理配置，"自动"达到了"帕累托最优"，全社会的福利达到了最大化。但完备的、充分竞争的市场在现实中并不存在，实现充分竞争的条件并不具备，难以完全通过市场实现社会福利最大化，市场机制不仅难以使资源达到有效的配置，而且还会产生副作用，导致资源配置状况的恶化，这种情况称为"市场失灵"。

（一）垄断与低效率

　　在卫生服务领域中，由于供需双方的信息不对称，供给方因掌握更多的技术和信息，处于主导地位，造成供需双方的不平等竞争，形成垄断。此外，由于卫生服务领域的法律限制和技术"壁垒"导致进入障碍，使得卫生服务领域垄断的存在。一旦有了垄断，竞争将不存在或不完全存在。垄断者通过提高价格、减少供给量，既可因带来福利损失而致资源配置和资源使用低效率、技术进入受限，也会带来卫生资源的可及性、卫生服务质量下降等问题。

（二）外部性影响资源配置失当

　　当一个人从事一种影响旁观者福利，而对这种影响既不付报酬又得不到报酬的活动时，就产生了外部性。外部性分为负外部性和正外部性。

　　1. 负外部性　在医疗服务提供过程中，会产生许多医疗垃圾，如果这些带有致病菌的医疗垃圾未经任何处理而流失到生活环境中，会增加公众感染疾病的危险，具有负的外部性。这种负外部性，可以使生产医疗卫生服务的社会成本大于医疗机构的成本，如生产每一单位的抗生素，其社会成本包括医疗机构的私人成本加医疗垃圾影响的旁观者成本，图5-4表示医疗服务提供的社会成本。社会成本在供给曲线之上，因此它考虑了医疗机构给社会所带来的外部成本。这两条曲线的差别反映了排放医疗垃圾的成本。

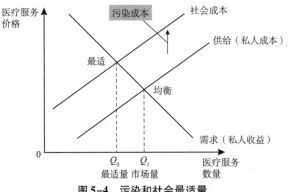

图5-4　污染和社会最适量

医院在医疗服务的提供过程中，主要考虑私人成本，所愿意提供的服务量是 Q_1，但从社会角度，最适的均衡数量应该是 Q_0，Q_1 大于 Q_0。这种无效率的原因是市场均衡仅仅反映生产的私人成本，因此，负外部性往往导致供给过度，妨碍资源的最优配置。

2. 正外部性 虽然医疗卫生领域的某些活动会给第三方带来成本，但也会有一些活动产生了利益。例如免疫接种，当一个个体接受了免疫接种服务时，除其自身免于感染疾病外，也会使他周围的人免于被传染，表现出正外部性。正外部性的分析类似于负外部性分析，如图5-5，需求曲线并不反映一种物品对社会的价值。由于社会收益大于私人收益，社会收益曲线在需求曲线之上，在社会收益曲线和供给曲线相交处得到最适量。

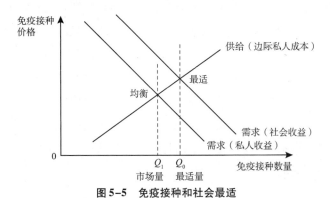

图5-5　免疫接种和社会最适

在自由市场中，当消费者决定是否要进行免疫接种时，会将其私人收益和价格相比较，市场于 Q_1 达到均衡，但社会收益决定最适的均衡量应该是 Q_0，所以市场资源的配置处于帕累托无效率状态。

（三）信息不对称

完全竞争模型的一个重要假定是完全信息，即市场的供求双方对于所交换的商品具有充分的信息。例如，消费者充分了解自己的偏好，了解在什么地方、什么时候存在何种质量的何种价格的商品；生产者充分了解自己的生产函数，了解在什么地方、什么时候存在何种质量，以何种价格出售的投入要素等。完全信息的假定保证了帕累托最优状态的实现。

在现实经济中，特别是在卫生服务市场中，信息常常是不完全的，甚至是很不完全的。消费者对于产品的质量是不可能全面了解的，当然也不可能对产品可能提供的效用进行正确评价，对商品价格也不可能具有完全的信息。当然，生产者也不可能对自己的产品完全了解，对消费者完全了解；买卖双方在对产品信息的了解上具有不对称性。

在卫生服务领域，主要存在两个方面的信息不对称：卫生服务需求方和供给方不对称；卫生服务需求方和筹资机构不对称。

1. 卫生服务需求方和供给方之间的信息不对称　卫生服务是一种专业性很强的服务，并且提供的服务往往是不同质的。相对于医生来讲，关于疾病、可选择的治疗手段、预期结果及其他提供者的收费等信息，患者了解很少的，只能委托医生帮其做出各种决策。这时医生既是患者的代理人，又是医疗卫生服务的提供者。当患者与医生的利益发生矛盾时，医生就会利用信息上的优势做出更符合自己利益的决策。比如诱使患者消费并不需要的服务，这种行为最终导致资源配置没有达到最优的经济效益，出现市场失灵。

2. 卫生服务需求方和卫生服务筹资机构的信息不对称　卫生服务需求方与筹资机构的信息不对称就会发生逆向选择和道德损害。逆向选择是一种事前的机会主义行为，不同的人所面临的疾病风险和预期损失是不一样的，有较高医疗需求的人乐于购买保险，而医疗需求较小的人可能不愿意参加保险。逆向选择的结果是参保人群中医疗需求高的人的比例高于普通人群，从而导致整个保险人群的医疗需求水平比测算水平高，由此带来保险机构的费用风险。如果保险机构提高保险费，那么保险人群中又会有一部分人进行逆选择。最后，保险人群就是高危人群，导致疾病风险难以分散。道德损害是一种事后的机会主义行为，保险机构对参保者全额支付或部分支付医疗费用。这对消费者而言，相当于医疗服务价格的降低，提高了实际购买力，因此导致医疗服务的过度利用。

（四）公共产品

对于私人产品而言，由于商品所具有的排斥性和竞争性特征，适宜于市场原则，通过价格竞争来决定由谁消费、消费多少，生产者也根据消费者出价所显示的消费者偏好来决定生产什么、生产多少，并使资源得到有效配置。就公共产品而言，由于商品所具有的非排他性和非竞争性特征，故按市场原则通过价格竞争决定的商品提供方式就变得不可行，或者低效率。因为对于非排斥性商品，每个人都从消费中分享受益，自然不会出价购买公共产品，从而使个人取得公共产品的机会为零。提供公共产品需要花费成本、付出代价，对于具有竞争性的准公共产品也可能由于代价太大而不得不放弃收费。所以，对于公共产品，市场机制调节资源配置的作用完全失灵，市场机制无能为力。

二、我国卫生服务市场失灵的表现

（一）医疗服务价格和医疗卫生费用上涨

医疗服务价格上涨的因素有很多，比如人口老龄化、环境污染、疾病谱的变化、技术水平提高等，但其中一个重要的因素是医疗服务机构及从业人员提供过度服务。过度服务的形式有"大处方"、抗生素滥用、"大检查"。"大处方"是指能用便宜药却开高价药，能用一种药却要"联合用药"。据卫生部统计，2007 年医院的药品收入占总收入的 41.28%。按照国际标准，中国卫生总费用的 12% ~37% 被"大处方"浪费掉了。与"大处方"相连的是抗生素的滥用。世界卫生组织在全球的一项调查发现，住院患者中应用抗生素药物的约占 30%，抗生素药费占全部药品支出的 15% ~30%。中国某医院的调查发现，该医院住院患者中使用抗生素的占 80.2%，其中联合使用 2 种以上广谱抗生素的占 58%，大大超过了国际平均水平。此外，还有一个突出表现是"大检查"。在过去几十年里，卫生系统的大型医用设备更新换代快。一方面医院通过先进的设备提高了对疑难病症的诊断水平，降低了误诊率。但对高科技的迷信导致大量宝贵的卫生资源流向了耗资巨大的先进医疗设备检查，减少了使用其他卫生服务的资金。另一方面医院要收回大型设备的投入，必然会增加设备的使用。有研究报道显示，中国 16% 的 CT 扫描没有必要。

（二）　公共卫生服务项目提供不足

在过去 20 多年的医疗体制改革中，政府对公共卫生服务的投入不足，为了维持机构的正常运转，卫生服务机构不得不积极追求利益，采取"开源节流"的措施。所谓"节流"就是缩减原来免费提供的公共卫生服务项目，特别是群体的血吸虫病的灭螺计划、疾病监测、健康教育等；所谓"开源"就是进行创收，引入价格机制，对原来免费但在政府监督下又不能不提供的服务进行收费，比如计划免疫。这样做的后果就是使公共卫生机构提供的预防服务明显减少，在无偿服务项目中，有 80% 的服务项目没有达到卫生部规定的目标工作量，其中有 1/3 的服务提供量不足 50%。

（三）　医疗服务体系的布局不合理

医疗服务体系布局不合理，城乡差距较大，可及性降低。1982～2001 年，城镇医院床位数从 83.2 万张增加到 195.9 万张，涨幅为 135.3%；而农村医院床位则从 122.1 万张下降到 101.7 万张，降幅为 16.7%。除了布局不合理外，由于竞争导致的优胜劣汰，医疗服务资源迅速从初级体系向高级体系集中。城市中大医院的专业技术人才云集，规模越来越大，设备越来越先进；而乡镇卫生院则逐渐萎缩，甚至无法生存。这样的布局和资源配置的后果是大大降低了卫生服务的可及性和公平性。

（四）　制药企业低水平重复建设，环境污染严重

在 20 世纪 90 年代中期，药品价格总体上已经放开，除了关系国计民生的医药产品由国家集中掌握定价外，其余产品允许企业按照国家统一定价方法，根据市场供求情况制定价格。在这个市场化的变革中，各地区药厂争相投产，低水平重复建设，企业数量增加明显，但规模偏小。目前全国有 6000 多家药厂，中小企业占 75%，往往有上百家厂商生产同一种药物，比如阿莫西林。因为企业规模小，技术水平偏低，没有能力对制药废渣、废水进行符合环保标准的处理，因而造成严重的环境污染。

第三节　我国卫生服务市场的特点

一、市场集中度

市场集中度是指市场中买方、卖方的数目及其相对规模，是反映市场竞争程度的一个概念，是决定市场结构的主要因素。市场集中度指标分为买方和卖方两个方面。我国大多数是研究关注医疗服务买方市场集中。市场集中度常通过市场集中率、洛仑兹曲线和基尼系数、赫芬达尔-赫希曼指数这三项指标来反映。

在计划经济时期，我国根据行政区划设立了医院等级划分制度，医院的等级和行政区划有着密切联系。卫生部属、省属和部分市属医院在三级医院行列，部分市属、区县属医院在二级医院行列，街道和乡镇医院在一级医院行列。由于常见病、多发病的比例占绝大多数，而疑难

杂症的比例较小，考虑到就医方便和医疗技术因素等医疗机构的配置，应该小病到小医院、大病到大医院的逐层就医。因此，产生了上述的三级医院划分，它们之间的关系是协作关系。但当医院引入市场机制后，它们之间的关系就由协作变成了竞争关系。由于这三级医院的设施、设备以及人员的配置水平完全不同，所以他们的竞争力是不在一个水平线上的。随着社会的发展，交通状况的改善，到大医院、大城市的交通时间大幅缩短。人们的支付能力提高，加上一、二、三级医院医疗服务价格没有明显差距，人们就更倾向于大医院就医。一、二级医院因为处于竞争劣势而导致收入减少，使设备更新缓慢，人才引进乏力，竞争力难以提高，结果进入了发展的恶性循环。而三级医院因为竞争能力强、收入多，就更容易提升自身竞争能力，形成良性循环。患者涌向高等级医院，一方面给配置有限的高等级医院带来了较大的服务压力，不得不接纳大量的常见病、多发病患者，医务人员的工作负荷显著增加；另一方面也推动了医疗费用的上涨，毕竟高等级医院的收费标准要比基层医院高。由此带来的一个现象是，患者在斥责看病贵的同时，仍然义无反顾地去寻求大医院的高收费医疗服务，最终导致了卫生服务市场的高度集中。有研究表明，作为省会城市的成都市医疗服务市场在 1999 年以前还属于低集中度市场，但到 2009 年时，市场有不断集中的趋势，变成中度集中。镇江市作为中小城市代表，门诊市场低度集中，而住院服务市场中度集中。县城的医疗服务市场集中度远高于中小城市和省会城市，其中住院业务第一名的医院占了整个县城的一半还多。总的来讲，我国省会城市的医疗服务市场集中度较低，具备一定的竞争基本条件，中小城市的医疗服务市场集中度要稍高于省会城市，县级区域的市场集中度很高，其中住院业务已经近于垄断市场。

二、医疗服务产品差别竞争

产品差别是指同一行业内各厂商提供的产品或服务具有不完全的替代性，某一种有其独特的性质与其他产品区别开来。如果在某一行业中，所有产品都完全同质，需求者也具有完全的知识，则这个行业中的各厂商提供的产品具有完全替代性。产品差别是影响市场结构的重要因素。在我国医疗卫生服务市场中，服务项目实质上由政府定价，同时政府和社会保险机构越来越强调对医疗费用的控制，很难有价格竞争出现，在比较稳定的价格体系下，非价格竞争对提高医疗服务质量、改善服务态度、为群众提供方便的服务等方面显得尤为重要。我国的医疗服务产品的差别竞争主要表现为如下几种情况：

1. 设备和基础建设竞争　为了取得更好的宣传广告效果，各医院争相购买高档设备，不断改建房屋等基础设施，拉高了医疗服务成本，增加了医疗服务费用。北京市与世界上发达国家公立医院的高档医疗设备配置比较，证明了北京市医疗服务市场中存在着严重的医疗设备竞争。如在人均 GDP 远小于这些发达国家的情况下，北京市的 CT 和 MRI 配置密度却超过了法国、加拿大、意大利等国家。

2. 等级竞争　我国的医疗服务项目价格执行政府指导价，政府根据医院等级从低到高设立相应的收费价格，使医院的等级与经济利益直接相关。医院等级是代表权威的政府给予医院的代表技术水平服务能力和质量水平的标识，很容易被患者用来给医院分类，是择医过程中非常重要的参考因素。因此，在限制了医院广告宣传的前提下，医院尽力争取通过更高等级评审，以获得更好的品牌宣传效果，在竞争中处于有利地位，这种对高等级评审的追逐已对我国医院建设和管理重点造成一些不良影响，降低了医院对患者的关注，把更多的精力放到提升医院硬件设施和规模上来。

三、进入壁垒

在医疗卫生服务市场中，形成进入壁垒的主要有：机构准入障碍、规模经济和医务人员流动障碍等因素。

1. 机构准入障碍　我国《医疗机构管理条例》规定，医疗机构执业必须在批准其设置的卫生行政部门进行登记，取得《医疗机构执业许可证》。申请医疗机构执业登记，应当具备如下条件：有设置医疗机构的批准书；符合医疗机构的基本标准；有适合的名称、组织机构和场所；有与其业务开展相适应的经费、设施、设备和专业卫生技术人员；有相应的规章制度；能够独立承担民事责任。我国政府对民营资本和公有资本在医疗服务市场的投入基本上一视同仁，但对外资有较多的限制。加入世界贸易组织（WTO）之后，根据协议，外商投资医疗机构最高控股70%，使境外很多拥有资金和技术优势的医疗机构不能在我国设立全资的外资医院，只能设立合资医院，这样实际上是限制了外资的进入。对于民营医院，虽然现行法规上并没有对民营资本的歧视，但民营资本在办理经营许可证时，政府卫生行政机构都会严格地执行每一个环节的审查；而政府在新建医院时，管理机构都会一路敞开绿灯，这无形中增加了民营资本进入医疗服务市场的障碍。所幸，对于民营资本和外商投资所设置的障碍会随着"新医改"的深入而逐渐被打破，《国务院关于促进健康服务业若干意见》（国发〔2013〕40号）中明确指出：大力支持社会资本举办非营利性医疗机构，提供基本医疗卫生服务。进一步放宽中外合资、合作办医条件，逐步扩大具备条件的境外资本设立独资医疗机构试点。各地要清理并取消不合理的规定，加快落实对非公立医疗机构和公立医疗机构在市场准入、社会保险定点、重点专科建设、职称评定、学术地位、等级评审、技术准入等方面同等对待的政策。

2. 规模经济　有研究表明，大于600张床的医疗机构显示出规模经济。在中国医疗服务市场环境中，600张床以上床位的医院需要几亿元的投资规模，这是巨大的资金要求。因此，规模经济也是造成医疗服务市场壁垒的重要因素。

3. 医务人员流动障碍　由于我国未能建立完善的医师培养制度和医生教育培训体系，医师主要由医院自身组织培养，合格的医师都被明确的协议和配套体系限制在一个医院中，成为医院的财产，很难自由流动。新建立的医院都会遇到医务人员尤其是合格医生短缺问题，在本身合格医生缺乏的情况下，很难通过自身的力量把半成品的医学院毕业生迅速培养成合格医生。所以，民营医院在初建时期大都通过招聘公立医院的退休医生解决问题，很难形成一个良性的人才梯队。可以说，医师的流动障碍是医疗服务市场最大的进入壁垒。为了加快和促进健康服务业发展，加大医疗服务市场向社会资本的开放力度，《国务院关于促进健康服务业若干意见》（国发〔2013〕40号）中提出：加快推进规范的医师多点执业，鼓励地方探索建立区域性医疗卫生人才充分有序流动的机制，不断深化公立医院人事制度改革，推动医务人员保障的社会化管理，逐步变身份管理为岗位管理；探索公立医疗机构与非公立医疗机构在技术和人才等方面的合作机制，对非公立医疗机构的人才培养、培训和进修等给予支持。医生流动障碍这一最大的医疗服务市场的壁垒有希望逐渐被打破。

四、公立医疗服务机构占绝对主体地位

20世纪90年代前后，中国在医疗服务行业中引入市场竞争机制，扩大医院经营自主权等政策的实施。我国各类医疗机构实际上已基本按市场机制运行，当然在经营过程中要受到严格

管制、准入和扩张的一些限制。为激活这个市场，国家鼓励社会力量进入医疗服务业，出台了一系列文件以推动社会资本办医。截至 2011 年，中国拥有医院总数为 21979 家，其中公立医院 13539 家，占 61.60%；民营医院 8440 家，占 38.4%。从医院规模看，公立医院拥有床位数 3243658 张，占 87.55%；民营医院拥有床位数 461460 张，占 12.45%。由此可见，无论是机构数量，还是机构规模，公立医院在卫生服务市场中均占主体地位。

中国医疗服务市场应加大面向社会资本开放的步伐和力度。中国医疗领域过去由公立医院主导，在很大程度上是因为计划经济决定了社会力量的必然弱小，无法充当服务主体。目前中国已经进入新的历史发展时期，社会力量日益壮大，政府和市场在医疗资源的配置关系上理应与时俱进，更好地适应和满足新时期国民医疗服务的多元需求。如果能够正确引导社会资本办医，既可以减少政府直接办医的财政压力，也能够促进现代医疗服务市场的有效竞争，使老百姓获得更多的就医选择。要引导社会办医，就必须认真落实办医市场的合理安排。从政府角度看，要更多地从经济学比较优势理论上进行布局，促进医疗资源的配置效率。比如，政府要重点干预公共卫生、科研教学、边远贫困地区的医疗服务等外部性强的市场部分，而将需求强大、条件成熟、收益稳定的市场部分更多地让给社会力量。

小　结

狭义的市场是指供需双方物品交换的场所；广义的市场既包括物品交换的场所，又包括物品交换的行为。从本质上讲，市场是物品买卖双方相互作用并得以决定其交易价格和交易数量的一种组织形式或制度安排。市场机制作为一种经济运行机制，是市场机制内部各种要素，如供求、价格、竞争、风险等之间相互作用、相互联系所构成经济运行的内在机制，是市场运行的实现机制。市场机制主要包括供求机制、价格机制、竞争机制和风险机制，其中市场机制在资源配置中起基础性作用。卫生服务市场是指卫生服务产品按照商品交换原则，使卫生服务的供给者和需求者之间相互交换的关系总和。卫生服务产品分为公共产品与个人产品，其中公共产品可以分为纯公共产品和准公共产品，个人产品分为必需品和特需品。卫生服务市场是一个特殊的市场，具有需求和供给的不确定性、供求双方的信息不对称、特殊的委托代理关系、不可替代性、具有垄断性、市场主体的特殊性、卫生服务价格未经充分竞争形成、卫生服务产品具有特殊性等特点。市场机制不仅不能使资源达到有效的配置，而且还会产生副作用，导致资源配置状况的恶化，这种情况称为市场失灵。垄断与低效率、外部性影响资源配置失当、信息不对称、公共产品的存在是导致市场失灵的主要原因。我国卫生服务市场失灵的表现为医疗服务价格和医疗卫生费用上涨、公共卫生服务项目提供不足、医疗服务体系的布局不合理、制药企业低水平重复建设、污染严重等。可以从市场集度、医疗服务产品差别竞争、进入壁垒、公立医疗服务机构占绝对主体地位等方面体现我国卫生服务市场的特点。

【思考题】

1. 什么是卫生服务市场？它具有哪些特征？

2. 卫生服务产品有几类？各类产品具有哪些特征？

3. 从经济学的角度分析市场失灵的原因。

第六章　卫生服务市场的政府管制

学习目标

通过本章学习，要求掌握政府管制的内涵、卫生服务市场政府管制的必要性、卫生服务市场政府管制的主要方式以及政府管制失灵的表现及原因；熟悉政府管制的相关理论；了解政府管制的目标。

【案例】

抗生素滥用需"复方"根治

日前，安徽省卫计委下发《关于加强医疗机构静脉输液管理的通知》（以下简称《通知》），公布"53 种不需要输液"的疾病清单，并表示《通知》是在《国家卫生与计划生育委员会办公厅关于做好〈2014 年抗菌药物临床应用管理工作的通知〉》（国卫办医函〔2014〕300号）基础上做出的，意在规范抗菌药物临床应用、加强静脉输液管理、防止医药费用上涨、医疗风险增加等问题。

毋庸讳言，医疗机构是抗生素滥用及过度用药的"重灾区"。大医院手术前后多通过输液来预防患者手术感染；社区医疗机构因手术、检查设施落后而通过输液增补医疗收益的动力就更不可小觑。业内人士分析指出，国内一些医疗机构的细菌培养室所起的作用大多不明显，其原因：一方面在于细菌化验准确性值得商榷，多会受到检测设备、化验水平、病理样本质量等诸多因素的影响；另一方面，有些细菌需要长时间培养才能得出正确结论，有的甚至超过患者的病程。因此，国内医疗机构在治疗急性感染时，大多根据以往治疗经验或流行病学特征而采用"试验性治疗"的方式，一种抗生素不见效再换用另一种抗生素，这无疑加剧了抗生素的滥用。安徽省卫生与计划生育委员会从加强静脉输液管理入手整治药物滥用，以整治药物滥用为目标向医疗机构发力，其努力的大方向无疑是对的，也确实抓住了问题症结。

众所周知，同质量、同类型的药物，口服、小水针剂肌肉注射的安全性远远高于静脉大输液的安全性，这并不仅仅因为静脉输液的用药量较大，更因为大输液制剂的纯度、质量、储藏以及运输过程都有着更高的要求，加上输液时各种药物的交叉配伍，患者发生不良反应事件的概率会大大增加。尽管禁止滥用抗生素的口号喊了很多年，但抗生素滥用依然我行我素，主要表现在无指征防治用药、不对症用药、过度用药、用药方案欠妥等方面。简单地将抗生素滥用归罪于百姓医疗知识的缺失并不恰当，因为在面对疾病诊断和药物的选用上，医生始终掌握着主动权，而患者则处于信息获取的弱势地位。也就是说，患者如果不使用抗生素治疗，医疗机构能否拿出准确的细菌培养指标予以印证？有没有安全有效的替代疗法以及实施这些疗法的各项条件是否准备好了？是否向患者讲清替代疗法的原理以及感染后医疗纠纷解决的预案？因此，滥用抗生素不对，但该用而不用也不合理。真正杜绝医疗机构随意输液治疗、不滥用抗生素的前提，恰恰是严格遵循抗菌药物合理应用的基本要求，结合药物和患者的特点以及细菌培

NOTE

养和药敏试验结果，努力实现个体化用药。

加强医疗机构用药管理，找准解决问题的切入点只是一个方面。找到抗生素滥用的根本原因，在"多管齐下、联合用药"中清除抗生素滥用的土壤，才是应该努力的方向。当然，在"以药补医"医疗体制尚未完全革除的大背景下，医院难以抗拒医药销售的巨大利润，对院内大输液、使用高档抗生素多是睁只眼闭只眼，甚至是变相鼓励。从个人层面来讲，医院科室及医生通过"大处方"或过度用药可以拿到代理商的高额提成，使医院、代理商、医生形成了类似生物学意义上的"共生"利益链条。因此，大输液在医疗机构大行其道有着深层次的利益机制，不破除"以药补医"机制，仅通过红头文件发布禁止性规定，只能治标，难以治本。

安徽省卫生计划生育委员会投下的这颗石子究竟能激起多大的涟漪，仍需拭目以待，更需要卫生行政管理部门在"动态监管"中不断矫正前行方向。值得提醒的是，由于所列的53种不需要输液的疾病清单均为常见病、多发病，因此绝不能"以防止医药费用上涨之名"行"节约医疗保险资金之实"，导致医保内的药物"大病小治"，医保外的药物"小病大治"，造成《国家基本医疗保险、工伤保险和生育保险药品目录》名存实亡，给群众"看病难、看病贵"带来新的障碍，防止抗生素输液治疗从"滥用"这个极端走向"难用"的另一个极端。

资料来源：叶贤圣. 医药经济报. 2014-9-17

【思考】

1. 卫生服务市场为什么需要政府管制？

2. 政府如何去做才能对卫生服务市场进行有效管制？

政府管制在解决卫生服务领域所出现的各种问题上发挥着越来越重要的作用。政府管制的内涵是什么？为什么卫生领域需要政府管制？政府管制的必要性体现在哪些方面？政府管制的方式又有哪些？政府管制也会出现失灵现象，其表现、原因及矫正措施又是什么？这是本章要研究的主要内容。

第一节　卫生服务市场政府管制的必要性

一、政府管制概述

（一）政府管制的内涵

关于政府管制的概念，学术界争议颇多。美国学者丹尼斯·史普博认为，政府管制是行政机构通过制定直接干预市场机制或间接改变企业和消费者供需决策的一般规则，并加以执行的一种行为。日本学者植草益认为，一般意义上的管制是指依据一定的规则，对构成特定经济行为（从事生产性和服务性的经济活动）的经济主体活动进行规范和限制的行为。根据实施管制行为的主体不同，可分为私人管制和公共管制。其中公共管制是由社会公共机构依照一定的规则对私人以及经济主体的行为进行管制，是由司法机关、行政机关以及立法机关进行的管制行为。这里的社会公共机构或行政机关，即指政府。我国学者余晖从行政法意义上提出政府管制一般指政府行政机关根据法律授权，采用特殊的行政手段或准立法（如制定行政法规、部门规章和规范性文件）、准司法（如行政仲裁、行政认定）手段，对企业、社会组织、消费者等行政相对人的行为实施直接控制的活动。由于其作用范围在微观经济领域，故又称"微观管制"。学者王俊豪认为，政府管制是具有法律地位的、相对独立的政府管制者（机构），依照一定的法规，对被管制者（主要是企业）所采取的一系列行政管理与监督行为。

综合上述关于政府管制概念的论述，可以总结出政府管制具有以下几个要素：第一，政府管制的主体是政府授权组织或行政机关，前者如证监会、保监会和中央人民银行等，后者如国务院、药品监督管理局等。这些机构通过立法形式或其他形式被赋予管制权。第二，政府管制的客体是各种行政相对人，如企业、社会组织和个人（消费者）。在这些被管制对象中，最主要的是企业。第三，政府管制的内容是对行政相对人的决策或行为的直接管制和间接管制。第四，政府管制的主要依据是各种规章制度，方式包括行政方式、行政立法和行政司法等。在这四种构成要素中，最关键的是作为政府管制依据和手段的各种规章制度。

相关链接　管理和管制的区别

管理是管理者在一定的外在环境下，通过计划、组织、控制、领导、协调和创新等手段，对组织机构所拥有的资源（包括人、财、物、时间、信息）进行合理配置和有效使用，以实现计划目标的过程。例如，家庭理财管理、公司人力资源管理、政府内部行政管理，等等。

管制是管制者（管制主体）根据一定的规则，对消费者、企业和社会组织（被管制者）的活动进行限制，以期达到预期效果的行为。管理和管制这两个概念具有本质区别。

管理是以计划为核心的，管理的过程涉及制订计划、执行计划、检查计划执行情况和总结改进。管制是以规则为核心的，管制过程涉及规则的制定、规则的执行、规则的改进修正。管制规则具有三个层次的含义：

1. 管制规则的制定具有客观性：家庭、企业等的管理计划的制订程序和计划内容带有一定的主观性，由组织内部的权威决定，无须通过被管理对象认可。管制是国家的公共事务，管制规则的确定依靠客观存在的公共选择程序来汇集多方管制诉求，最后得以确定。任何利益团体无权依照自身的主观愿望单独确立管制规则。

2. 管制规则是一种国家制度：管制主体并没有超越被管制者的地位，管制主体和被管制者在管制规则面前是平等的。

3. 管制规则的修订具有特定的规则：管制主体无权任意修改管制规则，管制规则的修订条件、修订程序等同样需要有公共选择决定。（资料来源：史璐. 政府管制经济学. 知识产权出版社，2012）

（二）政府管制的目标

1. 促进社会公平与正义　政府管制不仅单纯对经济进行干预，也对社会生活的各个方面进行干预，是政府治理的重要方式。政府管制所追求的目标及价值和政府治理的目标是一致的，即维护公共利益、实现社会公平与正义。政府管制的目标是弥补市场失灵的不足，实现社会福利的最大化。政府是公共利益的代表，实现公共利益最大化是政府管制合法性的来源。新公共行政学认为，公共行政的实质意义在于代表公共利益，政府必须持公共目的，承担公共义务或公共责任。民主行政理论认为，按照"主权在民"的宪法精神，有必要强调行政的公共属性，使公共行政始终为"主权的委托者"，始终尽心尽力地维护社会公平和正义，始终以人民的意志为转移，始终以不断增进公众的福祉为己任。在民主行政理论中，公共行政的核心价值在于代表和最大限度地表达公共利益，反对"价值中立"，主张通过积极的公共政策有效反映和体现社会各阶层的意愿、需求和利益。政府管制作为公共行政的重要内容，其追求的目标应与公共行政的总体目标保持一致。

2. 促进社会健康有序全面发展　政府管制从表面上看是对经济和社会的某个方面进行限制，其实质是为了促进整个社会健康、有序、全面的发展。在限制性管制中，政府对某项产品、某项服务做出严格规定，以保证社会组织或个人按政府的规定进行产品或服务的提供。例如，在产品质量问题的管制上，应严格制止不合格产品进入市场，以保证产品质量，规范市场经济秩序，促进经济健康发展。政府管制带有普遍性，其目的是促进各行业、各地域、各阶层的协调均衡发展，促进整个社会健康、有序、全面发展。

（三）政府管制的相关理论

1. 公共利益论　公共利益论属于正统的管制理论，认为政府管制是对市场失灵的反馈，具备经济学上的合理性。该理论是 20 世纪 30 年代在美国广泛实施政府管制改革的理论基础上，假定政府是从公共利益角度出发而制定管制政策，以矫正在市场失灵情况下的资源配置低效率和分配不公平，维护经济秩序和社会稳定，增进社会福利。它实际上包含着这样一个理论假设，即市场是脆弱的，若放任自流，就会导致不公正或低效率等现象出现，而政府管制是对社会的公正和效率需求所做的、仁慈的、有效的反应，并且管制毫无成本或成本极小。

公共利益理论表明，政府管制的目的是为了避免受管制企业实施价格垄断或对消费者滥用权力，具体措施包含限定价格、反垄断、限制进入等。假定在此过程中，政府可以代表社会民众对市场做出理性决策，使管制过程符合帕累托最优原则。最能体现公共利益的政府管制措施，包括反垄断、政府限价与竞争政策等。人为垄断会导致形式多样的市场失灵，反垄断政策重点针对资源配置和效率的改进，其政策设计并不偏向于某个集团的利益，只要政府认为出现了人为垄断，就可以在行业中运用反垄断政策。与其他政策相比较，反垄断政策是最接近于公共利益理论原则的。

2. 自然垄断论　最初人们把市场中以自然条件为决定因素而构成的垄断称为"自然垄断"，后来的自然垄断则主要是指依靠独特的资源优势，因为规模经济和范围经济显著，致使市场中出现由一家或少数几家企业经营要比多家企业经营效率更高的现象。一方面，由于自然垄断行业存在规模经济特征，产品成本较低，为了避免重复建设所带来的无效率，政府可能对该行业进行准入管制；另一方面，出于对广大消费者利益的考虑，为防止垄断者索取垄断高价，政府通常对自然垄断行业实行价格管制。

当今自然垄断理论的一般观点表明：自然垄断产业具有固定网络系统、基础设施的固定成本较高、"沉淀性"大，具有显著规模经济性和范围经济性，为社会经济活动和民众生活提供基础性、稀缺性公共商品和服务，因此应当排除或限制竞争，仅由一家企业或极少数几家企业垄断生产，以保证其规模经济。同时为防止和解决自然垄断企业滥用垄断力量，侵害消费者的利益，以满足公共需求，对自然垄断产业应当实行进入、退出、质量、价格等方面的政府管制。

3. 市场失灵论 在完全竞争市场下，因其所假定的条件在现实生活中得不到满足而导致市场配置资源能力不足，导致市场缺乏效率的现象，称为"市场失灵"。市场失灵的原因在于价格信号并非始终真实反映社会边际效益和社会边际成本。具体来说，主要有以下几个方面：公共产品、外部效应及信息不完全和信息不对称。

古典自由主义经济学家认为，当个体自私地追逐个人利益时，个体就像被一只看似无形的手所引导去实现公众的最佳福利。政府对自由竞争的任何干预几乎都有害而无益，科学规范的政府行为是政府在经济中只要扮演"守夜人"的角色即可（Smith，1776）。即在完全竞争条件下，只要单纯依靠市场这只"无形的手"来调控，就能使各种资源得到充分、合理的利用，达到社会资源的最佳配置状态。但在经历上百年时间的积淀和思考之后，尤其是20世纪30年代从美国开始蔓延至整个世界的大萧条，人们逐渐认识到古典自由主义经济学理论的限制性：即使市场是资源配置的好方法，但与其他任何事物类似，市场也不是完美无瑕的，在某些时候和某些领域中出现市场自身无法有效配置资源，即市场失灵。市场失灵产生于公共物品、外部性、垄断和破坏性竞争。市场失灵的存在，成为严重污染、贫富差距分化、失业等经济社会病症存在的重要原因之一。政府干预经济就成为弥补市场不足的重要方式，仅是作为"守夜人"的主张是不科学的。

市场失灵理论不但可以解释和支持反垄断政府管制，而且可以解释试图解决破坏性竞争和外部性问题的政府经济性管制和社会性管制。Gulick（1962）就曾做出这样的解释：当基于自身利益并且由市场这只"无形的手"所支配的私人行动被证明是不适当的时候，政府应该表现出一种"对弱者的公平的人类同情心"。

4. 信息不对称理论 信息不对称理论是英国剑桥大学教授 James A. Mir-lees 和美国哥伦比亚大学教授 William Vickery 分别于20世纪六七十年代在信息经济学研究中提出的重要理论。这一理论彻底颠覆了"交易各方拥有完全对称的信息"这样一个完全竞争的自由市场的假设前提，揭示了不对称信息结构下的市场失灵现象。

信息经济学的研究认为，几近全部经验商品的市场交易都是在信息不对称的情况下开始的。在不对称信息结构中，处于信息有利地位的一方容易利用对方的"无知"，谋害对方的利益而获取自己的利益。而处于信息失利的一方，由于担心受骗，就对交易持怀疑态度。这样，就可能造成交易的困难，或造成对信息失利一方利益的侵害，无法实现公平公正的交易。而造成信息不对称的原因有多个方面，包括拥有信息优势的交易一方对信息的保护或故意误导、搜寻成本对信息失利方构成的信息搜索障碍、社会分工和劳动分工造成交易各方知识的差异等。

信息不对称会引起道德风险和反向选择，使市场不能实现对各类资源的优化配置，产生市场失灵。实际上，不对称信息结构下的市场失灵及其对信息劣势方利益的侵害和对效率的损害，不但体现在产品市场、保险市场上，还体现在信贷市场、劳动力市场、医患关系、环境保护等方面。一般而言，垄断和自然垄断都会加剧信息不对称现象。要提高资源配置的效率，就需要政府管制，以弥补市场机制的不足，这是经济学家从资源配置效率的视域阐释政府管制的一般逻辑。

5. 管制俘虏理论 管制俘虏理论表明，政府管制是为了满足产业对市场利益的需要而产生的，管制机构最终会被产业所控制，无论怎样设计管制方案，管制机构对某个产业的管制实际上是被这个产业所俘获。换言之，管制提高的是产业利润而不是社会福利。

　　美国经济学家乔治·施蒂格勒（George Joseph Stigler）和萨姆·佩尔兹曼（Sam Peltzman）是管制俘虏理论的代表人物，施蒂格勒在 20 世纪 40 年代就对政府管制的效果提出疑问。他通过对受管制和不受管制的供电企业的比较（1962），揭示出管制可能无法达到管制者的期望效果。施蒂格勒在《经济管制理论》（1971）中第一次使用经济学的基本范畴和方法来分析管制的产生，认为"管制通常是产业争取来的，而且其设计和实施都是为了使该产业获得更大利益"。他的观点使管制理论有了深层次的突破，并对美国后来放松管制的政策产生了重要影响。佩尔兹曼（1976）从公共选择理论角度出发，建立了管制的政治均衡模型，并将施蒂格勒的理论模型化并进一步完善，其意义在于把经济管制的过程看作是市场调节各种利益关系的过程，看作是管制者追求自身政治支持最大化的过程。

　　当然，施蒂格勒的理论也有矛盾之处：它一方面认为管制没有作用，而另一方面又承认政府在经济体系中具有不可取代的作用。同时，为把经济学的分析工具引入对管制的研究，施蒂格勒更提出了管制被厂商利用的特征，忽视了管制为消费者服务的一面。他提出市场经济条件下政府管制的局限性，所分析的一些经济现象，如管制效率低下、寻租和腐败行为等在很多国家都存在。该理论警示人们要认识到政府管制的局限性，必须随着经济发展而适时更新管制体制，政府应该退出市场机制较好发挥作用的领域，同时必须控制和减少管制成本。

　　6. 利益集团理论　在西方政治学中，利益集团有时又被称为"压力集团"，通常是指有某种共同目标并企图对公共政策施加影响的组织实体。利益集团理论表明，管制是利益集团之间竞争压力的外在表现，其目标是为了提高具有较大影响力的集团利益，管制的政策目标实际上是各利益集团之间相互争斗的结果。该理论的代表人物是美国芝加哥大学经济学家及诺贝尔经济学奖的获得者加里·S. 贝克尔（Garys Becker），他所建模型（1983）描述的是不同利益集团之间的竞争对管制形成的决定机制。

　　乔治·施蒂格勒和萨姆·佩尔兹曼的管制模型分析都是以管制者或立法者选择实现政治支持最大化的管制政策为根据，倾向于从管制者的角度探索管制均衡的实现，却忽略了利益集团之间的能力抗衡。加里·S. 贝克尔关注的角度与之不同，他从管制的实质在于利益集团之间的竞争角度进行研究，试图在利益集团相互竞争的条件下找出政治均衡的结果，强调管制活动取决于利益集团之间的相互影响，这类影响决定于管制的福利效应，同时也决定于利益集团向管制者施加压力的相对效率，其结论是管制侧重于增添较有影响力的利益集团的福利。

二、卫生服务市场政府管制的必要性

（一）政府管制是克服卫生服务"市场失灵"的必要手段

　　虽然市场具有刺激创新、配置资源、优胜劣汰、价值分配、经济评估等多项功能，但这些市场功能的有效发挥是有条件的。当这些条件不具备时，市场的上述功能就不能正常地发挥作用，而市场机制的"有所不能"导致了所谓的"市场失灵"。卫生服务市场既具有市场的一般性质，又具有明显的特殊性。卫生服务市场信息不对称特征明显，供给者具有提供者和决策者的双重身份，卫生服务产品中大多具有公共产品性质和效益外在性的特征。这些特殊性使得市场机制对卫生服务领域的调节作用是有限的，"市场失灵"是大量的、普遍的，在许多情况下是不可避免的（具体表现已在"卫生服务市场"相关章节中做了详细介绍）。这时需要发挥政府强有力的管制作用，克服"市场失灵"现象，维持卫生服务市场的平稳发展。

（二） 政府管制是培育健康卫生服务市场的重要保障

一方面，医疗卫生领域中违规甚至违法现象时有发生。如医疗广告诓骗，以医行骗的不正当竞争行为；不按技术规范和操作规程进行医疗活动，卫生服务质量下降，医疗技术事故增多和责任事故增多；受经济利益驱动，开大处方、贵重药、乱收费、高新仪器检查常规化；各种行业不正之风，直接侵害患者财产权益现象，如拿回扣、要"红包"、搭车开药检查、提成、开单费等。这些都反映出卫生服务市场的严重"不健康"，其混乱根源在于管制体制的不完善和管制力度的薄弱。因此，政府需要加强对卫生服务市场的管制力度，及时建立和完善卫生服务市场管制制度，为建立和培育健康的卫生服务市场提供保障，这也是构建和谐社会的要求。

另一方面，市场机制调节资源配置的优势是以健全、完善、统一的市场体系的形成为前提条件的，需要政府规范市场行为，保护公平竞争，创造有利于市场运行的环境和条件。加紧构建医疗服务市场运行机制，逐步建立起调控有余、运行有序、富有生机的卫生服务市场运行机制，促进卫生服务市场公平有序竞争是政府管制的应有义务。

（三） 政府管制是社会主义卫生服务市场的基本要求

在计划经济体制下，我国的卫生事业同其他领域一样，也是进行高度集中、统一管理的。卫生领域一直是政府包揽一切，人员、资金、设备、机构都处于政府统一管理的范围之中。改革开放后，我国对原有的卫生体制进行了改革，下放了部分权力，改革了经费管理办法，扩大了医疗机构的自主权，政府的作用相对缩小，逐步形成了卫生服务市场这一社会主义市场经济体制中的特殊市场。根据市场机制的作用特点，在资源配置中的市场机制作用与政府导向作用结合在一起，卫生服务市场与居民健康乃至社会安全相连，应当是具有福利性和公益性的。因此，在卫生服务市场中的政府管制作用尤其突出。在强调市场机制对卫生服务市场的基础作用的同时，更需要重视政府对卫生服务市场的调控作用，这是对政府职能的要求。获得医疗卫生服务是每个公民的权利，而提供医疗卫生服务是政府的责任。医疗卫生服务作为社会福利事业的重要组成部分，各级政府给予一定比例的财政补偿，但对卫生设施布局严格控制，对医疗卫生服务实施政府管制，使医疗卫生服务不完全受市场机制的调节，以保证不同层次医疗卫生消费者的经济和心理承受能力。在卫生领域，为保证卫生服务市场的公益性，还必须让政府承担更大的责任，加强政府的调节、控制、管理和监督，以发挥政府的管制作用。

（四） 政府管制是卫生事业可持续发展的基本前提

在市场经济体制中，市场主体是众多的企业和个人，这些企业和个人是分散的，并都是从各自利益出发参与市场活动。他们的决策还受到活动范围、认识水平和能力的限制，活动具有自发性和盲目性。卫生服务市场经济的微观机制，使它不能解决宏观层面的问题。首先，它不能解决社会卫生服务目标问题。如果仅靠市场机制的作用，将难以实现"人人享有健康的权利"的社会整体目标，这一目标的实现必须依靠政府的宏观调控。其次，它还不能妥善处理卫生服务的宏观总量平衡问题，仅依靠市场机制是不能实现卫生资源的拥有量与卫生服务的总需求之间的总体均衡。最后，市场机制不能有效解决卫生资源的合理分配和布局。

我国卫生事业是政府实行一定福利政策的社会公益事业，政府对发展卫生事业，保障人民健康负有重要责任。制定卫生事业中长期的发展战略，是关系我国卫生事业长远而健康发展的大问题。市场机制难以兼顾卫生事业长期发展的需要，不利于产业结构的调整，不利于公共部门的发展，不利于卫生事业的结构优化，特别是不利于社会基础卫生设施建设。市场机制的自发性和滞后性，不能与卫生服务领域长期发展的计划性相适应。所以，政府必须承担中长期卫生发展规划的任务。长期以来，我国卫生资源条块分割，各自为政。卫生机构重复设置，医疗机构追求费用昂贵的高新技术检查和治疗设备，重城轻乡、重治轻防等问题严重地影响我国卫生事业的发展。政府应该通过制定和实施卫生长期发展规划、区域卫生发展规划来加强卫生全行业管理，提高卫生资源的使用效率和效果，实现卫生事业的可持续发展。

三、卫生服务市场政府管制的作用

由于卫生服务市场失灵的存在，卫生服务领域不能仅靠市场机制发挥作用，必须加强政府监管，发挥政府的有力管制作用。政府在卫生服务领域的作用主要表现为：反垄断、提供公共卫生服务、治理外部效应、促进市场信息传递、推进卫生法制和规章制度建设。

（一）　反垄断

垄断的存在会产生许多弊端，主要表现在垄断机构通过控制产量、提高价格的办法获取高额利润，使资源配置和收入分配不合理。垄断造成经济和技术停滞，不利于社会发展。因此，必须采取策略，反对垄断，推动竞争。

在卫生服务领域，政府的反垄断策略主要表现在以下几个方面：①实现价格管制，如政府制定医疗卫生服务价格，明确医疗服务价格管理范围和定价形式，以及制定一系列医疗价格管制的公共政策和法规。②引入市场竞争机制，如政府鼓励和引导社会资本进入医疗领域，使其与公立医疗机构形成竞争局势；政府采用购买卫生服务的方式，在医疗机构中引入竞争。③增强需方理性选择权，如果医疗市场信息不完全或很昂贵，则需要政府通过许可证或信息对市场进行管制。从社会角度来看，有关医院质量的准确信息对消费者是有利用价值的，通过提供相关信息会减少卫生服务供给者的市场优势，促进市场竞争。同时，具备相关信息会使卫生服务消费者对符合其偏好的供给者赋予更高的评价。但医疗市场的信息既不完全，又很昂贵，若完全依靠市场来供给，可能会产生不生产信息或生产不充足的信息。通过管制，使信息公开化、标准化，可以减少卫生服务消费者的搜索成本。

（二）　提供公共卫生服务

公共卫生服务是具有较高社会经济效益的服务，完全市场机制作用下，公共卫生服务的供给是极度缺乏的，几乎不能满足社会的需要，卫生资源的社会效用得不到实现。为了提高卫生资源的利用效率，需要由政府提供公共卫生服务。在获得政府财政投入的条件下，政府可以通过行政计划方式要求公共卫生服务机构提供公共卫生服务。由于公共卫生服务机构是非营利机构，提供的公共卫生服务是为大众服务的，机构和卫生服务人员缺乏利益驱动激励，会导致公共卫生服务效率低下。目前，政府购买服务的方式被学者认为是可以提高资源使用效率的方式。

（三）　治理外部效应

外部效应会使市场机制不能在卫生领域达到有效率的帕累托最优状态，会倾向于向产生外部成本领域配置过量的卫生资源，向有外部收益的领域配置更少的卫生资源，因而需要政府通过执行一定的政策来解决这一市场失灵问题。经济学家建议，政府管制的原则是使外在成本或外在效益内部化，以使供给者的产量决策能够符合资源合理配置的要求。这里所说的外在成本和外在效益分别是指社会成本与私人成本以及社会利益与私人利益之间的差额。在卫生服务领域，政府可以通过行政手段、经济措施和法律规范，以缩小卫生服务供给者成本与社会成本、私人收益与社会收益之间的差距，从而使卫生领域竞争有序、规范。如对造成外部不经济的医疗机构（比如环境污染），国家应该征税，其数额应该等于该医疗机构与给社会其他成员造成的损失之和，以使私人成本和社会成本相等，从而实现最有效率的状态。在存在外部经济的情况下，国家则可以采取财政补贴的方法，使卫生服务供给者的私人利益与社会利益相等，这样可以促其增加产量，使资源配置达到最优。为了解决卫生服务领域中外部性的问题，政府管制有两个方面的作用：第一，它必须确定卫生服务外部效益和外部成本的确切性质和大小；第二，落实将如何为外部性筹资，即要补偿谁、向谁征税。

（四）促进市场信息传递

在卫生服务市场上，往往卫生服务提供者对所提供服务情况了如指掌，而卫生服务需求者却很难了解卫生服务产品的内在质量。在这种情况下，伪劣卫生服务就会堂而皇之地进入卫生服务市场，甚至在局部市场会排挤优质产品而成为卫生服务市场的主角，使消费者的效用和正当生产者的利润都受到损失，这叫"劣品驱逐优品"现象。对于该现象，一方面作为优质卫生服务的提供者当然不会甘心被伪劣卫生服务产品逐出市场，为了让消费者发现并相信自己所提供的卫生服务产品的确是优质商品或服务，优质卫生服务的提供者可以采取"信号显示"的方法。通过发送信号，优质服务的提供者就能够在伪劣产品中脱颖而出。作为信号，必须具备这样的特点：伪劣卫生产品的生产者无法提供，或者他们提供信号的成本非常高；在提供信号后，伪劣卫生产品与优质卫生产品相比，在成本上已不再具备任何优势。在卫生服务领域，卫生服务的质量品牌在消费者心中尤其重要，为此他们愿意支付高价来取得质量保证。另一方面，政府管制作用在信息的传递效果中十分重要。政府通过建立和完善法律、法规，如制定药品和医疗服务广告规定等，通过加大对假冒伪劣卫生产品、无证行医的打击力度，切实维护消费者的权益，促进卫生服务市场信息正确的传递。

（五）推进卫生法制和规章制度建设

为了保证卫生服务市场的健康有序运转，政府在加快卫生立法步伐，完善以公共卫生、与健康相关的产品、卫生机构和专业人员的监督管理为主要内容的卫生法律、法规和部门规章，建立健全相配套的各类卫生标准。如制定医疗卫生机构管理条例、规定药品生产经营制度和颁布医院基本用药目录等措施，以达到规范和管理卫生服务市场的目的。

第二节　卫生服务市场政府管制目标、主要方式及影响因素

一、卫生服务市场政府管制的目标

（一）提高卫生资源的配置效率和使用效率

合理利用和配置现有卫生资源，充分发挥资源利用效率是政府管制的目标之一。政府利用管制手段对现有的卫生资源进行实地调查评估；调整资源的配置结构，公平、合理、有效地分

配新增卫生资源，以提高卫生资源利用效率为重点，使医疗卫生服务更好地适应社会主义市场经济的发展；与社会经济发展相协调，使卫生资源及卫生部门拥有的卫生资源的配置趋于科学、合理，并取得尽可能大的社会效益。

（二） 提升基本卫生服务获得的公平性

在自由市场机制下，卫生服务的获得取决于个体对卫生服务的支付能力，使不同收入群体获得卫生服务的不公平性凸显，尤其是贫困群体的基本卫生服务得不到保障。政府要保证公平，即医疗保障应使全部患者享受国民待遇，实现医疗服务在贫困群体与富裕群体之间的平衡。当面对同一卫生问题时，贫困群体与富裕群体相比将面临更大的风险；当采取同一项卫生干预措施时，也会使富裕群体获得更大的利益。因此，通过政府管制，向贫困群体提供基本卫生服务，努力改善医疗服务分配中的不公平性，确保贫困群体能够获得基本医疗服务，提高全体民众获得基本公共卫生服务的公平性和可及性，取得最大的社会效益。

（三） 合理调控日益增长的医疗费用

通过政府管制，对医疗费用进行调控，使医疗支出控制在合理水平。一方面医疗支出水平要适应民众的卫生服务需求，另一方面医疗支出规模要和社会经济总水平和社会整体发展相协调。如美国为减缓医疗支出快速上涨的压力，采取的应对策略有两种：一种是从支付制度的改革着手，改善医疗服务供给者的财务诱导因素，减缓供给诱导需求的问题；另一种是运用管制的方式，直接限制各项医疗服务的提供量或限定医疗服务的价格。

（四） 推动医药卫生体制的改革

我国卫生体制改革的目的是为了增强卫生事业的活力，充分调动卫生机构和卫生人员的积极性，不断提高卫生服务的质量和效率，更好地为人民健康服务。2009 年，我国颁布《中共中央国务院关于深化医药卫生体制改革的意见》，通过政府主导推进基本医疗保障制度建设和国家基本药物制度建设，健全基层医疗卫生服务体系，促进基本公共卫生服务均等化，推进公立医院改革。近几年来，又进一步采取了相互配套的改革措施，发挥政府管制的作用，推动我国医疗卫生体制改革的深入。

（五） 促进卫生事业健康发展，确保社会稳定

拥有一个稳定的社会环境是发展经济的重要前提。这里的稳定，既包括经济上的，也包括社会的、政治的稳定。在经济上，政府采用各种手段促进经济健康、持续、稳定地发展，千方百计地降低失业率，逐步提高民众的收入水平。在政治和社会方面，建立和完善各种规章制度，促进依法治国，扩大民主，鼓励民众参与，最终形成社会发展的良性运行机制。人人享有卫生保健，不断提高全民健康素质，是我国社会主义现代化建设的重要目标，也是我国全面建设小康社会的重要内容。通过政府管制，对我国卫生事业的发展做出长期规划，保证卫生事业与整个国家、社会的统一协调和同步健康发展。

二、卫生服务市场政府管制的主要方式

（一） 政府管制的主要方式

1. 经济管制　是指政府为防止垄断行业滥用市场力量，对商品价格、种类、市场进入和退出条件，或某个行业的服务标准等进行监督和控制；是政府对生产者之间、生产者与消费者间，进行经济关系的协调。如目前我国医疗服务领域内，对某些医疗卫生服务实行政府统一定

价的制度，就属于经济管制。

2. 社会管制　是指政府为了民众健康或安全，针对某些经济活动所引起的各种副作用和外部影响而制定的规章制度，并对实施情况予以监督，如政府对净化空气和水质、确保药品及医疗器械安全等的规定。社会管制侧重于处理生产者的经济行为可能带给消费者不健康或不安全问题，如为保护民众用药安全，药品行政监督部门制定并颁布《药品生产质量管理规范（GMP）》，要求药品生产企业遵照执行；制定并颁布国家药品标准（《药典》），定期淘汰部分疗效不确切、不良反应大、危害民众健康的药品，撤销其生产批号等都属于社会管制范畴。

相关链接　管制方式与方法分类及其选择标准

管制方式		管制对象	管制机制（方法或手段）	选择标准
经济性管制	直接管制	纯公共物品 隐藏信息 确定性的自然垄断 行政垄断	直接经营、提供；直接定价；通过禁止、许可、认可等行政手段控制产品供应量和企业数量，实施准入管制；建立信息公开制度，禁止欺诈交易；取缔行政垄断等	确定性 公共领域
	间接管制	不正当竞争和滥用市场势力行为 私人品 准公共品 滥用信息优势	反不正当竞争法、民法、商法；界定产权、间接定价、税收等；质量标准、技术标准、安全标准等制度；确定信息产权、建立信息交易市场等	不确定性 公共领域 私人领域
社会性管制	直接管制	不可穷尽外部性 隐藏信息 非价值物	以禁止、许可、审查、处罚等手段实施准入管制；环境管制和安全管制；强制公开信息；取缔毒品、炸药、不合理偏好等	确定性 公共领域
	间接管制	可穷尽外部性 滥用信息优势	界定产权；竞争投标；产权拍卖；创造产权交易市场；确定信息产权、建立信息交易场所等	不确定性 公共领域

（资料来源：王炳毅. 政府医疗管制模式重构研究［D］. 西南财经大学，2008）

（二）我国卫生服务市场政府管制的主要方式

1. 区域卫生规划　区域卫生规划，是政府对卫生事业发展进行宏观调控的主要手段，它以满足区域内的全体居民的基本卫生服务需求为目标，对医疗机构、人员、床位、设备、经费等进行调控，形成区域卫生的整体发展。我国政府现行的区域卫生规划概括起来有以下几点：第一，规划从区域和人群出发，以居民的主要卫生问题为规划依据，规划以居民健康指标为目标，而不是以床位、人员增长为目标；第二，规划以优化配置区域卫生资源为核心，围绕区域人群的健康为目标，对区域各项卫生资源"规划总量、调整存量、优化增量"，特别是对存量卫生资源从结构、空间分布上进行横向和纵向调整，推行卫生全行业管理，按照公平、效率的原则合理配置，使有限的卫生资源得到充分的利用；第三，规划采取产出决定投入的计划模式，要求采取的干预措施符合成本-效益原则，推动卫生资源向成本低、效益高的卫生服务领域流动，更好地提高卫生事业的社会效益和经济效益；第四，规划着眼于提高卫生系统的综合服务能力，明确各层次、各类医疗卫生机构的地位、功能及相互协作关系，形成功能互补、整体、综合的卫生服务体系；第五，规划从编制、实施到评价，均有一套科学的管理程序。

2. 价格管制　改革开放以来，我国政府逐步放开了对医疗服务价格的管制。具体的价格管制政策主要包括以下两点：第一，制定医疗服务项目价格计算办法，制定价格规范标准。我国现行《全国医疗服务价格项目规范（2012 年版）》是公立非营利性医疗机构的医疗服务价格执行标准。第二，对医疗服务的收费实行多种手段的监督制度，如公开医疗收费的政府定价标准，强制医疗机构公开医疗服务项目收费价格；对提高医疗服务收费标准、变相涨价和不必要收费行为，按照《价格法》等相关规定进行处罚。随着卫生领域改革的深入，卫生服务的价格管制政策也相应地进行着改变。2014 年，中华人民共和国国家和发展改革委员会正式发布了《非公立医疗机构医疗服务实行市场调节价格的通知》。

3. 准入管制   在行业准入管制手段方面，我国政府的具体管制措施包括：第一，对医疗服务的从业人员制定执业资格准入规范；第二，对医疗机构的设置和等级评定制定准入规范，进行分级分类的管理，每年考察运营状况；第三，对医疗设备及医疗技术规范进行审核。目前，为了鼓励更多社会资本进入医疗服务供给领域，提高医疗服务供给主体之间的竞争力，我国政府放松了医疗机构的准入门槛，医疗机构的设立不再进行行政审批，而采取备案制度。

4. 制定行业标准   我国政府制定中华人民共和国卫生行业标准，形成卫生领域的系列标准。政府制定行业标准是不断补充和修订的过程，通过行业标准的制定和实施，确立管理工作标准，规范卫生服务操作规范，确保卫生服务质量和效果，如 2009 年 12 月 1 日实施的《医院感染监测规范》、2012 年发布《临床常用急救操作技术第 2 部分：催吐、洗胃》等 6 项卫生行业标准。

5. 制定卫生法规和管理制度   我国现行的卫生法规与管理制度主要包括以下五个方面：第一，规范预防保健方面的制度，具体包括传染病预防控制制度、突发公共卫生事件应急制度、职业病防治制度、公共场所和学校卫生管理制度、妇女儿童健康权益和公民生殖健康权益保障制度；第二，规范医疗机构、人员以及医疗救治行为方面的制度，具体包括规范医疗机构管理的制度、规范卫生技术人员管理的制度；第三，规范与人体健康相关的食品、药品、化妆品和医疗器械管理等制度，具体包括食品卫生管理制度、药品管理制度、化妆品管理制度、医疗器械管理制度；第四，规范传统医学保护的法律制度；第五，规范卫生公益事业的法律制度。

（三）美国、英国、德国卫生服务市场政府管制概述

1. 美国   美国实行市场主导型医疗管制模式。美国的卫生服务领域是多层次和多元化的，它是世界上为数不多的以市场调节为主的国家之一，医疗服务的提供和医疗资金的筹集都主要通过市场需求调节。政府除了提供公共卫生服务，负责为穷人、老人提供医疗保险之外，其主要的管制职能包括两个方面：一是依照基本法律对医疗市场实施较为严格的间接管制，如运用反托拉斯法等经济法律来规范医疗服务行为、给医院颁发营业或执业许可证等；二是在公共卫生和公共保险（如老年人和穷人医疗保险计划）领域实施与公共费用补偿有关的直接监督，如投资和设备审查、公共保险计划中的支付系统和费用补偿的监督等。政府一般不对涉及公共资金以外的医疗服务价格、服务数量、医院和医师的投资与财务会计、市场准入等进行直接经济管制。对于涉及医疗服务执业规则、技术规范、信息发布和质量保证等方面的间接准入管制和社会性管制问题，政府也是通过相应的法律制度及规范以间接方式进行管制。在这一过程中，中介机构和行业自律组织始终发挥着至关重要的作用。

美国政府医疗管制的改革包括：第一，改革医疗保险制度，扩大医疗保险覆盖范围，强化社会性管制。一是完善医疗保险缴费比例；二是完善医疗保险补助制度，使医疗保险带有一定程度的强制性，以扩大参保范围；三是统一医疗保险给付的服务项目和服务内容，简化给付申请手续。第二，改革医疗费用支付办法，完善间接价格管制机制，控制医疗费用增长。一是美国于1983年10月起对老年医疗保险计划实行按疾病诊断分类的定额支付制度，由实报实销改为定额预付系统；二是为防止医院过度发展医疗设备和服务，实施需求证明书审批制度，通过设备利用审查，控制医院成本；三是改革支付医生报酬的方式，实行按资源投入为基准的相对价值费用计算法。第三，提高医疗服务的可及性，扩大社会医疗覆盖面，为全美公民提供基本医疗保险。奥巴马政府的医疗改革政策强调建立单一给付制度，政府保证全民享有医疗保险。承诺为雇主的巨额医疗保险提供补偿，实质上是政府为原本由公司或者个人支付的保费买单，最终让纳税人均摊。可见，美国的医疗卫生体制改革越来越强调政府的管制。

2. 英国　英国实行国家卫生服务体系（National Hellenic Standards，NHS）框架下的政府主导型医疗管制模式。英国于1946年成立了国家卫生服务体系。在NHS体系中，政府既是卫生服务的提供者，又是卫生服务的购买者和管理者。医院属于公共所有，隶属于当地卫生局管辖，缺乏自主权。政府既可以通过举办国有医院，直接向国民提供免费医疗服务；也可以把医院医生纳入国家公务员系列，直接控制医疗服务的市场准入。与此同时，医院的投资、财务会计、服务价格、医院医师聘用及其工资和医疗服务行为等都是政府直接管制的对象，都被纳入政府计划管理之下。英国NHS体系下原有的医疗管制模式是一种政府主导型的严格行政性管制模式，是一种与我国计划经济时期的严格行政性医疗管制极为相似的管制模式。

英国政府对医疗管制也进行着改革，具体方式包括：第一，放松投资准入管制，引入私人资本。通过私人投资介入，可将投资方和医院的利益捆绑，在公立医院中引入竞争机制和先进的管理运作模式，进而提高公立医院的经营效率，推动医院转变机制，增强经营意识和经营文化，实现政府、医院和投资方的"三赢"。第二，建立自我管理的医院联合体，放松对医院内部经营管理的直接管制。国家允许公有制医院退出卫生管理部门的控制，独立组建具有自我管理与发展能力的医院联合体。医院联合体的特点，是医院可独立预算，保留财务节余并建立现金保存账户，自行发展自己的管理体系与机构。其中与医院工作人员建立起雇佣关系，包括决定工资水平和工作条件等。第三，分离NHS的管理机构与服务机构，改变政府直接管制方式为间接管制方式。卫生部门不直接组织医院提供医疗服务，而且也不直接向医院提供服务资金。根据本地区人口与医疗卫生状况并参照国家医疗卫生发展总目标向中央政府提出年度预算计划方案，其资金来源于与中央政府商定的年度预算计划，并负责代表民众用固定的预算为其所管辖范围内的民众购买卫生保健服务；同时，向中央政府提供有关本地区卫生服务的有关信息并接受其监督与评价。

3. 德国　德国实施的是政府与市场结合型医疗管制模式。德国的卫生服务系统始于1883年的Bismark计划。德国卫生服务系统注重平等（solidarity）、共济（subsidiarity）和自行管理（self-governance）。

德国是一个法制化的国家，是世界上最早制定和实施医疗保险法律的国家。在医疗服务领域，德国具有较为完备的法律制度。德国医疗管制的具体方式包括：第一，较为严格的设施与设备投资和执业准入制度。医院的设立必须遵照政府区域卫生规划，由政府根据人口、地理等社会条件等确定建设地点并对基本建设、设备等进行直接投资，全国的每一城区和农村都建立四级医院服务体系。第二，包括医疗保险制度在内的、较为完善的社会性管制制度。德国的医疗保险法律不但具有强制性，而且明确界定了医疗保险的保障项目范围、参保对象及资金来源、参保者分担比例、付费方式等内容，是国际上较为完善的社会医疗保险制度。第三，间接的价格管制机制和严格的费用控制机制。按照《医院筹资法》和《全国医院价格条例》的规定，医疗保险机构要与医院通过合同的方式购买医疗服务。法律对医疗服务费用的结算方法、支付和定价机制做出了确切的划定。

相关链接　中国医疗市场政府管制的历史演进

新中国成立60年来，我国医疗管制及其制度体系一直处于不断改革和完善之中，以管制特征为线索，可将这个过程分为四个阶段。

（一）计划经济体制下行政性管制阶段（1949—1979）

从1949年新中国成立到1979年改革开放之前，我国实行的是计划经济体制，并逐步建立了与当时计划经济相适应的医疗服务管制体系，主要由三大部分构成，分别是公费医疗制度、劳保医疗制度和合作医疗制度。

（二）管制改革起步阶段（1980—1989）

改革开放之后，我国随之进入了经济社会的转轨时期，医疗服务领域的深刻变革也随之拉开了序幕，这时期政府对医疗服务的管制采取了许多新举措，主要有以下几个方面：①逐步放松直接经济性管制，初步开放医疗服务体系；②减少对公立医院内部的微观管理；③探索城镇医疗保险制度改革；④转变医疗服务机构的管理体制。

（三）管制改革深入展开阶段（1990—2005）

在此期间，我国初步建立了社会主义市场经济体制，继续探索与之相适应的医疗卫生体制，医疗服务管制改革深入展开，体现在以下几个方面：①改革医疗服务价格管理模式，取消政府直接定价；②进一步扩大医疗服务机构的自主权，开放市场准入，引入竞争；③构建医疗社会性管制体系。

（四）管制改革调整创新阶段（2006年以后）

2006年之后，老百姓"看病难、看病贵"问题越来越成为医疗领域的突出矛盾，市场经济条件下建立的医疗管制体系已经不适应当前经济社会的发展，医疗管制模式亟待调整，具体措施体现在以下几个方面：①强化对医疗服务收费的控制；②完善统筹城乡的基本医疗保障制度；③启动新一轮医疗卫生体制改革。［资料来源：王晓玲. 中国医疗市场政府管制的历史演进及制度反思. 中国经济史研究，2012，（3）：113］

三、影响卫生服务市场政府管制的因素

（一）经济、政治、社会因素

1. 经济对卫生服务市场政府管制的影响　经济发展状况和经济发展水平会影响卫生服务的发展和水平，继而影响政府对卫生服务市场实施的管制措施。总体上说，当一个国家的整体

经济发展状况良好，经济发展水平提高的时候，卫生体制也会相应得到发展。因为一个国家的卫生体制是不可能脱离国家的整体经济实力而单独发展的，而经济体制的改变也直接影响卫生服务市场的政府管制。随着我国经济体制的市场化进程，政府在卫生服务领域也开始了放权搞活、允许私人资本进入、引入市场机制等改革，在价格管制、准入管制等方面也进行着相应的改革。

2. 政治对卫生服务市场政府管制的影响　政治因素也是对卫生服务市场政府管制产生重要影响的因素。任何一个国家的政府对卫生事业制定的发展规划、建立的卫生体制、确定的卫生发展目标和为此设计、构建的卫生服务的组织形式，都对这一国家卫生服务体系的形成、性质、面貌、发展方向起着决定的作用。政府的政策，也直接影响着政府对卫生服务市场的管制。

3. 社会因素对卫生服务市场政府管制的影响　社会环境的变化，诸多社会因素的出现，都会影响政府对卫生服务市场的管制。如人口出生率的高低、人口年龄结构的变化、人们的就业状况、收入情况等，都会使政府对卫生服务市场提出不同的要求；社会教育的发展，人们受教育程度的提高，将使政府对卫生服务市场更加关注，对卫生服务的质量要求更高；社会生活方式的进步、人们生活习惯的改变，也会使政府为满足不同的卫生服务需求制定相应的规划。

（二）　其他相关市场

卫生服务的提供，直接与各种要素市场相联系。因此，政府对卫生服务市场的管制直接受相关市场的影响和制约。

1. 卫生筹资市场的影响　通过改革，我国的卫生筹资市场已初步建立。目前卫生资金的来源已有多种渠道，包括政府的卫生投入、社会医疗保险经费、社会各界的卫生投入、个人卫生费用支出等。卫生筹集资金的数量对卫生服务市场政府管制所产生的影响：一方面资金数量的增加能促进政府监督以改善卫生服务条件，保证卫生服务的顺利进行，既有利于提高卫生服务质量，也有利于卫生机构本身的发展；另一方面，由于资金来源渠道广泛，筹资形式多样，也使卫生服务市场中的关系较以前更加复杂，从而使政府加大了对卫生服务市场制约因素的管制力度。

2. 卫生要素市场的影响　随着我国经济体制的改革，卫生服务要素市场正在发生变化，影响着政府管制的范围和方式。就卫生人力市场而言，在计划经济体制下，卫生人力的供给和卫生人力的需求都服从于政府的管制。随着社会主义市场经济的推进，卫生人力市场正在发生变化，对卫生服务市场政府管制的影响比较明显：一方面，由于医学院校招生权的下放，卫生人力的供给不再完全服从于政府的管制；另一方面，由于卫生机构管理权的下放和私立卫生机构的发展，卫生人力的需求已逐步脱离政府的控制。

第三节　卫生服务市场政府管制的失灵

"政府失灵"是指政府活动或干预措施缺乏效率，或者说是政府做出了降低经济效益的决策或不能改善经济效益的决策。政府决策具有权威性、全局性等特点，决定了政府失灵往往会比市场失灵造成更大的资源浪费。

卫生服务领域存在市场机制的失灵，要求政府通过管制措施来促进市场机制作用的充分发挥。然而，政府的调节机制也有内在的缺陷，也存在着"政府失灵"。

一、卫生服务市场政府管制失灵的表现

（一）卫生服务市场存在功能障碍

计划经济时期，我国政府在医疗卫生领域采取全包全揽的措施，医疗卫生服务被视为"非生产性"服务和社会公益事业，缺乏投入与产出、成本与效益的观念。从 20 世纪 70 年代后期开始，我国进行医疗卫生体制的改革。随着医疗卫生体制改革的推进，我国政府一直在不断探索其合理职能，但目前在医疗卫生领域，政府仍存在着越位和缺位现象。时至今日，卫生服务市场无论在结构上，还是在功能上，都不完善。卫生服务市场中合理的卫生服务体系还没有形成，医患双方的利益还不能得到有效保障。卫生要素市场中存在着如卫生人才分布不合理、药品市场紊乱、卫生信息传播受限等问题。卫生服务市场的发育不完善，政府管制的不合理，使市场机制配置资源的功能不能有效发挥，卫生服务市场活力不足。

（二）行政性垄断导致资源使用效率低

市场竞争的一个显著特点就是优胜劣汰。而一旦有了垄断，竞争将不存在或不完全，垄断者就能影响价格，并从中获利。垄断的存在会破坏市场功能，降低市场配置资源的效率，使整个经济处于低效率之中。我国的卫生服务市场垄断不是由自由竞争演化而来的经济性垄断，而是由政府执行许可证制度、准入限制等干预措施形成的行政性垄断。例如因为卫生服务具有很强的专业性和技术性，关系到人的健康和生命，为了保证服务质量，该市场不是任何人都能自由进入的，必须是受过专业教育并且获得相应的执业资格；也不是任何机构可以随便进入的，必须具有一定的资质并获得医疗机构执业许可证。由此可见，医疗服务市场的供给受到了各式各样的行政限制。一方面，这种行政限制在保证供给者的资质和质量方面发挥了较好的作用；另一方面，准入限制等干预措施造成了卫生服务领域的供给者存在一定程度上的垄断，严重影响着卫生服务市场的运转，影响市场机制在卫生服务领域发挥作用，导致资源配置及资源使用效率的低下、技术进步受限。

（三）卫生服务领域违规现象严重

目前，医疗卫生机构及医务人员违规违纪的行为主要包括：第一，医务人员收受患者及其家属的"红包"和其他馈赠；第二，医务人员利用职务之便，接受医疗设备、医疗器械、药品、试剂等生产、销售企业或个人各种名义的回扣、提成和其他不当利益；第三，医务人员通过介绍患者到其他单位检查、治疗或购买药品、医疗器械等收取回扣和提成；第四，医疗机构对药品、仪器检查、化验报告及其他特殊检查等实行"开单提成"办法，或与科室、个人收入挂钩；第五，医疗机构在国家规定的收费标准和项目之外，巧立名目乱收费；第六，医疗机构内部科室存在收入分成，科室设立"小金库"。这些违规违纪的行为，不仅会造成不良社会影响，而且也说明卫生行政部门的工作指导不力，监督不严，疏于对卫生服务领域的医德医风教育。

（四） 公立医疗机构的公益性缺失

目前，我国公立医疗机构自主经营及工资收入的分配还接受政府管制，如政府对公立医疗机构的医疗服务价格和医生的工资进行管制，但医疗服务价格的制定没有体现包括医务人员的技术价值和医院管理成本等无形成本，医疗服务价格整体水平偏低，技术服务价格甚至低于成本，在医疗机构的经济收入中占比很低，从而使医疗机构的检查收入和药品收入成为主要收入来源。我国公立医疗机构医务人员的工资是接受政府管制的工资制度，和国际上医生的薪酬水平相比，政府制定的工资整体水平差距较大。由于对医疗服务价格和医务人员工资制度的制定没有适应社会经济发展及医疗机构的自身发展，致使医疗机构及医生的逐利行为逐渐加剧，医院更注重利润，医生更注重经济收入，医患之间相互信赖的精神体系崩溃。公立医疗机构的公益性缺失，一方面是由于医疗机构和医生自身职业道德的淡化和缺失所致，另一方面则是政府管制不当或不科学所致。此外，补偿机制不完善也是公益性缺失的原因。

二、政府管制失灵的主要原因

（一） 政府职能的不到位

1. 卫生服务监督职能的"缺位"　政府在卫生服务领域承担着监管者的角色，但其监督职能存在着"缺位"现象。如公立医疗机构监管制度不完善，使其违规检查治疗、诱导需求、乱收费现象严重；对医药和医疗器械流通监管不力，使药品及医疗器械巨大的折扣空间及非法经营现象严重，医药费用居高不下、药品质量问题得不到有效保证的问题突出。

2. 卫生服务管理职能的"越位"　政府既是卫生机构的所有者，又是管理者，导致政府公共卫生服务管理职能与运营职能界定不清。政府既要履行公共卫生服务的规划、调节与监督职能，同时作为医院的所有者，又直接管制医院的微观经济活动。政府在卫生服务领域中监督与被监督者、调节与被调节者的角色混淆，职能偏离，管办没有分开。

（二） 政府决策的质量不高

1. 信息的有限性　卫生服务市场信息不足是造成卫生服务市场失灵的一个因素，政府的决策也需要有充分的、准确的信息作为科学决策的依据。然而，由于卫生服务系统相当复杂，政府也很难充分掌握决策所需要的各种信息。

2. 决策过程的不确定性　即使政府能够做出正确的决策，但在决策的具体实施过程中，也经常会受到各种因素的干扰而无法达到预期的目的。其主要原因在于：决策方式本身的缺陷、庞大的政府机构难以协调、干预对象复杂多变、"时滞"及效果的不确定性、政府官员的利益和监督等因素。此外，还会受到一些利益集团的影响，很难做到公正无私、分配公平。

（三） 追求公共利益的主动性不高

公共选择理论认为，人类社会由政治和经济两个市场组成。同一个人不可能在两个不同的市场上遵照两种完全不同的行为动机从事活动，即在政治市场上自觉追求公共利益的最大化，而在经济市场上追求个人利益的最大化。因此，政府在卫生服务市场的管制中所涉及的公共部门和个人都存在"经济人"假设，会追求部门或个人利益最大化。缺乏追求公共利益的动机，表现为监管部门人浮于事、效率低下。

（四）存在败德行为

这是寻租人或团体为了争取自身经济利益而对政府决策施加影响，争取有利于自身再分配的一种非生产性活动，它不增加任何社会财富和福利。如卫生机构通过合法或非法的形式向政府争取优惠、特惠，寻求政府对现有管制政策的改变而获得政府特许或庇护，垄断性地使用某种市场紧缺物资。在这种情况下，大权在握的政府官员极有可能"受非法提供的金钱或其他报酬引诱，做出有利于提供报酬人的利益，从而损害公众和公众利益的行为"。可见寻租因政府管制成为可能，又必然因这种管制的过度且缺乏规范和监督而成为现实。其主要危害在于：不仅使生产经营者提高经济效益的动力消失，而且使整个经济资源大量地耗费于寻租活动中，通过贿赂和宗派活动增大经济交易费用。一旦出现"寻租"的现象，政府的管制是为了保持特殊利益集团的利益，不可避免地导致经济资源配置的扭曲，造成政府管制的失灵。

相关链接　药品降价政策的效果与原因分析

自1997年政府对药品价格实施政府定价与市场调节价相结合的管理模式以来，药品价格经历了29次最高零售价格调整和部分药品单独定价。

一、药品降价政策的实际效果分析

由于政府管制的仅仅是政府定价的药品，降价措施主要针对《国家基本医疗保险药品目录》的药品，而《国家基本医疗保险药品目录》涵盖的药品品种范围较窄，基础用药的品种存在多种替代药品。对其降价，医疗机构可以选择其他价格较高的替代药品，而药企也会选择生产利润较高的未降价药品。所以单纯地降低政府定价药品的价格，不考虑医疗机构与医药企业的行为，从长远看不能有效地遏制整个医药行业的药品零售价格增长的趋势。

二、药品降价政策效果有限的原因

（一）政府定价药品的范围有限及单独定价政策有缺陷

我国目前按通用名计算，共有药品12000余种，其中进入医保目录、实行政府定价的药品只有2700种，其余9300余种则完全由生产企业自主定价。政府只是对政府定价的药品价格进行调整，而政府定价药品占药品种数的比例偏低，单纯地降低药品价格，医疗机构可以轻易选择其他未降价药品，从而抵消了降价政策的效果。同时，国家给予进口药、原研药等单独定价政策。医院为了自身利益必然倾向于多购买医保目录以外单独定价的进口药、原研药，这些均为高价药，而疗效类似的低价药则很难买到。这种管制部分药品价格的治理模式，为制药企业和医院规避政府管制留下了空间。

（二）政府补偿不到位，导致医院通过改变患者用药结构来规避降价政策

一直以来，公共财政对医院的投入仅有7%左右，而在"以药养医"体制下，药品收入占医院总收入的40%左右，医院为了生存和发展，不愿真正实行政府的降价政策。某些药品价格下调后，医院从自身利益出发，对药品降价幅度较大的药品进行替换或者停止使用，而通过增加新的类似药品品种、药品用量、非必要的药

品等手段，增加了药品销售总量。据统计，降价率超过20%的药品，在降价半年后仍然在临床使用的品种不超过35%。

（三）对药品生产流通环节的监管不到位

医药企业的目标就是实现自身利润最大化。药品降价政策降低了药品生产流通企业的盈利空间，导致激烈的市场反应与药品产业结构调整——企业会放弃或减少对降价品种的生产，转向利润水平更高的品种；或改变药品的规格、名称，以逃避降价带来的利润损失。[资料来源：黎东生，符桂林. 药品降价政策的效果与原因分析. 卫生经济研究，2014，（1）：38]

三、政府管制失灵的矫正

在卫生服务领域，矫正政府失灵的主要策略：一方面引入市场机制，另一方面提高决策的科学性。

（一）在公共部门引入市场机制

经济学家们设想通过在公共部门引入市场机制来消除政府的低效率。对于卫生服务领域的具体设想：设置两个以上的卫生机构来提供相同的公共卫生物品或服务，使这些卫生机构之间展开竞争而增进效率；借用私营部门的奖惩机制，根据政府高级官员的工作实绩给予特别"奖金"，并允许政府机构的负责人把本机构的"结余资金"用于"预算以外"的"投资活动"，以刺激和发挥卫生行政部门及其负责官员的积极性；将某些公共卫生物品的生产承包给私人生产者，以便更多地依靠市场经济来生产社会所需的公共卫生物品。此外，还可以采取加强和鼓励地方政府之间的竞争来提高地方政府的卫生工作绩效。

（二）科学界定政府管制范围

毋庸置疑，卫生服务领域遵从政府领导，政府应强化在基本医疗卫生制度中的责任，维护公共医疗卫生的公益性。但需明确政府本身的角色、任务及管制范围，克服治理过程中的"缺位"和"越位"现象。重要的是，要妥善处理政府与市场的关系，及时调整和转变政府职能，让"政府的归政府，市场的归市场"，最终达到公平和效率兼顾，政府保障公平，市场保障效率，形成健康、有序、公平的医疗卫生市场的竞争局面。

（三）提高决策的科学性

提高政府对卫生决策的科学性：一方面需要为卫生政策的决策者提供可靠、充分的信息，使其能科学决策，严格坚持"不经咨询论证不决策"的原则；另一方面，需加强对卫生政策决策者的决策能力和素质的培养，只有决策者自身综合素质得到提高，能深刻认识到自身所承担的历史重任，才能提高其各项卫生决策的水平。

（四）建立有效的制约与监督机制

建立有效的制约与监督机制：一方面在于提高政府卫生决策、政策执行的透明度与民众的参与度，使社会监督作用得以有效发挥；另一方面完善政府机关监督机制，完善制度，提高违规成本，有法必依、执法必严、违法必究，维护制度的权威性。

小　结

政府管制具有几个要素，包括政府管制的主体是政府授权组织或行政机关、政府管制的客体是各种行政相对人、政府管制的内容是对行政相对人的决策或行为的直接管制和间接管制、政府管制的主要依据是各种规章制度。政府管制的目标体现在：一是促进社会公平与正义，二是促进社会健康、有序、全面发展。政府管制是克服卫生服务市场"市场失灵"的必要手段、是培育健康卫生服务市场的重要保障、是社会主义卫生服务市场的基本要求、是卫生事业可持续发展的基本前提。政府在卫生服务领域的作用，主要表现为反垄断、提供公共卫生服务、治理外部效应、促进市场信息传递、推进卫生法制建设。卫生服务市场政府管制的具体目标是提高卫生资源的配置效率和使用效率、提升基本卫生服务获得的公平性、合理调控日益增长的医疗费用、推动医药卫生体制的改革、促进卫生事业健康发展、确保社会稳定。卫生服务市场政府管制的主要方式，包括经济管制和社会管制。影响卫生服务市场政府管制的因素，包括经济、政治、社会因素及其他相关市场。卫生服务市场政府管制也存在着"政府失灵"，可以通过引入市场机制和提高决策的科学性来矫正。

【思考题】

1. 如何理解政府管制的内涵？
2. 政府管制的目标是什么？
3. 卫生服务市场政府管制的主要方式是什么？
4. 政府管制失灵的表现及原因是什么？
5. 政府管制失灵如何矫正？

第七章　卫生服务体系

学习目标

通过本章学习，要求掌握卫生服务体系的概念、特征及其构成，公共卫生服务体系的概念、特点及其构成；熟悉公共卫生服务的供给主体和供给方式、需求主体和需求实现方式，医疗服务体系的概念及各级医疗服务体系的功能；了解公共卫生服务均等化及其政策，城乡三级医疗服务体系的现状及城乡医疗服务一体化。

【案例】

我国远未形成协调、统一、高效的卫生服务体系

我国卫生服务体系已基本覆盖城乡居民，按照中央、省、地市、县区、乡镇、街道五级行政管理级别，各级都设立一定数量和不同规模的卫生机构（包括医疗机构、疾病预防控制机构和妇幼保健机构等），企业和军队还设立一定数量的卫生机构。此外，我国也鼓励社会力量发展卫生事业。

但各级各类医疗卫生机构并没有形成统一、协调、高效的卫生服务体系。一是资源分布不均衡。长期以来，医疗卫生资源集中在城市，尤其是大中城市，农村医疗卫生资源相对不足，卫生资源分布不均衡的问题相当普遍。例如，上海市38家三级医疗机构多集中在中心城区，而远郊南汇、嘉定、浦东、闵行、奉贤、崇明和青浦都没有三级医院。二是在卫生服务提供过程中，没有真正实现防治结合、预防为主的发展策略。我国公共卫生投入大量增加，疾病预防工作也不断得以加强。但疾病治疗、预防保健、健康促进等工作仍未能有效结合，协调发展。要真正做到从患者出发，为患者提供恰如其分的指导，医生也必须提高自身能力，掌握预防、康复、健康促进，甚至心理学等多学科知识，要真正做好医疗、预防、健康促进的协调发展，还需要进行一系列体制机制方面的改革，并进一步强化整个卫生队伍的建设。

由于双向转诊和分级诊疗就医模式尚未真正建立，且目前医疗保障制度对引导患者恰当选择就医机构的作用不明显。因此，不管大病小病，患者往往随意选择到三级医疗机构就诊，造成三级医院忙于处理普通疾病，不能集中精力应对疑难杂症，开展的科研教学活动也比较少，优质资源得不到充分利用。由于急性期治疗后的转诊通道并不快捷通畅或者康复服务不能及时跟进，患者出院后往往得不到及时、合理的康复指导，而且基层医疗卫生机构服务能力尚待提高，即使患者能够在经过大医院治疗后出院并被转诊到基层医疗卫生机构，也可能因得不到适当的指导而影响康复。

近期发布的第四次中国卫生服务调查研究报告也明确指出，我国各类医疗卫生服务机构完全从疾病或疾病不同发展阶段出发开展业务活动，使得公共卫生机构之间、公共卫生机构和医疗机构之间及医疗机构之间在工作内容上相互独立，缺乏有机的联系，没有以一个"完整的

人"的健康为基础建立起预防和治疗的服务体系，防治工作各自为战，没有适应当前的生物-心理-社会医学模式。[资料来源：陈宁姗. 建立协调统一的卫生服务体系，提供连续性协调性卫生服务. 中国卫生经济，2010，（6）：5-6]

【思考】

我国的卫生服务体系构成有哪些？各级卫生服务机构之间如何形成协调、统一、高效的卫生服务体系？

人人享有卫生保健是卫生服务体系建立的出发点和立足点，如何向全体社会成员提供公平、统一、高效的卫生服务是政府和各级卫生服务机构所关注的问题。合理进行卫生资源配置、提升各级卫生服务机构的服务能力、建立卫生服务体系的有效分工和协作机制，有利于解决看病难、看病贵等全社会所面临的难题，有利于全民族健康素质的提高。卫生服务体系由哪些部门构成？它们各自的功能和作用如何？如何实现公共卫生服务的均等化？如何实现城乡卫生服务的一体化？这是本章要研究的主要内容。

第一节　卫生服务体系概述

一、卫生服务体系的定义、构成及特征

卫生服务体系是指提供医疗、预防、保健、康复、计划生育和健康教育等服务的组织和机构在提供卫生服务过程中所形成的相互关联的一个系统。卫生服务体系的职能是提供疾病预防、健康教育、妇幼保健、计划生育等公共卫生服务和疾病治疗等一般医疗服务。根据卫生服务的属性，可将卫生服务体系分为公共卫生服务体系和医疗服务体系。一个有效的卫生服务体系应当具有以下特征：

（一）公益性

生存和健康权是每个公民的基本权利，向每个社会成员提供健康服务是卫生服务组织义不容辞的职责。卫生服务体系的公益性主要表现在几个方面：一是卫生服务组织提供的卫生服务必须面向社会大众，而不是面向特定群体和高收入群体。二是卫生服务组织提供的卫生服务应当是符合道德标准和质量标准的卫生服务，不能以损害患者利益来满足个人私利而提供质量低劣的卫生服务。卫生服务中的公共卫生服务和基础医疗服务具有公共物品或准公共物品的性质，这一特性决定了卫生服务组织的公益性质。

（二）均衡性

医疗卫生体制改革的目标就是要建立完善而均衡的卫生保健服务体系，使全体公民都能公平地享有健康权利和社会发展的成果。卫生资源在城乡之间、区域之间和不同群体之间的分布严重失衡，使基层民众不能公平地获取足够的基础卫生设施和资源共享的实惠，其健康水平和生活质量也不同程度地受到制度不合理的影响。卫生服务资源的失衡还会导致处于卫生网络高端的中、大型医疗机构长期得到政府资金的支持，囊括了高端的优质资源，特别是发达城市的医疗资源密布，但这些医疗机构各自为政、竞相购置、信息互不共享，其诊疗和重复检查会加

剧患者的负担。医疗资源的不均衡，直接影响着公民平等地享有健康权利。

（三） 公平性和效率性相统一

公平性和效率性相统一是卫生服务体系的价值特征。卫生服务体系的公平性是由卫生服务提供的公平性所决定的，其公平性主要体现在需要公平性、可及公平性和健康公平性三个方面。需要公平性是要求具有等量卫生服务需要的人得到相同数量和质量的卫生服务；可及公平性是指具有同等卫生服务需要的人接受卫生服务的机会和条件应该相同；健康公平性是指所有社会成员，不论收入、社会地位、种族、年龄、性别如何，都应具有相同或类似的健康状况。卫生服务体系的公平性，通常是以卫生资源区域分布的公平性和卫生资源城乡分布的公平性来体现。卫生服务体系的效率性是指卫生服务组织在有限医疗卫生人力、物力和财力的条件下，实现医疗卫生服务系统产出的最大化。卫生服务体系的效率，主要体现在卫生技术效率和卫生资源的配置效率。技术效率是指在一定的资金条件下，采用最佳的生产要素组合和最佳的管理方式，生产出最大数量能满足消费者需要的卫生服务。卫生资源的配置效率是指医疗卫生服务资源在不同服务项目或地区之间的配置以最大限度地满足居民卫生服务需求。

二、我国服务体系的现状和建设目标

（一） 现状

1. 公共卫生服务体系的现状 我国的公共卫生服务体系是由政府主导、社会各界和各部门参与的公共卫生服务体系。国家负责制定、颁布公共卫生的相关法律、法规，并确定相关的公共卫生政策。各级政府均设有卫生行政主管部门，负责本区域卫生规划的制定、卫生资源的配置以及公共卫生事业的行政管理。卫生主管部门下设疾病预防控制中心、妇幼保健院（所）、职业病医院和卫生院，主要负责疾病预防控制和妇幼保健。县级医院、城市社区医院、乡镇医院以及村卫生室承担居民的基本医疗和卫生服务。政府及其卫生行政主管部门、民政部门、环保部门、劳动部门、财政部门协同卫生监督部门、疾病预防控制部门、医院等组成突发事件的应急部门，各级卫生监督所行使卫生执法职能。

2. 医疗服务体系的现状 我国的卫生服务事业发展很快，2014 年我国医疗卫生服务机构的总数为 981432 所，其中医院 25860 家、乡镇卫生院 36902 所、社区卫生服务中心（站）34238 个；我国卫生技术人员总数为 9028000 人，医疗卫生机构床位数 660.1 万张。农村医疗服务事业也取得了明显的进展，村卫生室数量为 645470 个，乡村医生为 1058000 人，城乡医疗网络已基本形成。我国的医疗服务体系由城市医疗服务体系和农村医疗服务体系构成。城市医疗服务体系由市级医院、区医院和街道社区医院三级医疗机构构成，其中市级医院由综合性医院、妇幼保健院、疾病预防控制中心构成。农村医疗服务体系由县级医院、乡镇卫生院和村卫生室三级医疗服务网构成，其中县级医院包括县医院、县妇幼保健院和县疾病预防控制中心。在现有的医疗服务体系中，公立医院是我国医疗服务体系的骨干力量，在城乡服务体系中占据基础性的地位，在增进人民健康水平、保障社会安全稳定等方面发挥了重要作用。此外，民营医疗服务机构也逐步成为我国医疗服务体系的组成部分，并积极发挥作用，中外合作医疗机构、合资医疗机构得到了一定的发展。2014 年在我国拥有的医院数量中，公立医院数量为 13314 家，占医院总数的 51.4%，公立医院仍然占医疗服务机构的主体。

（二）存在的突出问题

新中国成立以来，我国卫生服务事业发展较快，但由于政府医疗卫生投入的总量不足以及医疗卫生政策的城乡差别、地区差别，致使我国的卫生服务体系建设极不均衡、问题突出。

1. 总量不足　我国卫生资源总量不足非常明显，2014 年医院数量 25860 家中，综合医院数量 25860 所，每千人口拥有执业（助理）医师数量为 2.12 人，而美国为 2.7 人；每千人口注册护士数 2.2 人，而全球平均为 2.8 人，发达国家甚至达到 8.1 人，悬殊非常明显。卫生服务资源总量不足与我国医疗服务的财政投入不足有关，以 2014 年为例，全国卫生总费用 35378.8 亿元，人均卫生总费用 2586.3 元，卫生总费用与 GDP 的比例为 5.56%。这与国际水平仍有相当的距离，发达国家的政府医疗卫生支出占财政支出的比重通常在 15%～20%，占 GDP 的比例一般为 6%～8%。

2. 结构失衡　2014 年我国大型三级医院数 1954 所，占全国医院总数的 7.5%，其医疗设备齐全、诊疗制度完善，故以有限的资源承载着相对繁重的医疗任务。而二级医院及基层医疗服务机构数虽然占医院总数的 92.5%，其医疗资源相对落后、缺乏完善的初诊和转诊制度，因而没有承担起应有的诊疗任务，造成大型医院业务繁忙，而基层医院门庭冷落，医疗资源和患者需求没有形成有效的匹配。我国医疗服务机构仍然以政府投入的公立医院为主，民营医院数量不足，难以形成竞争充分的医疗服务市场，不能满足居民不断增长的多层次的医疗服务需求。

3. 公平和效率缺乏　卫生服务体系的不公平主要体现在：①卫生资源配置的城乡差别。我国的城乡卫生资源配置差距明显，2011 年每千人口医疗卫生机构床位数，城市为 6.24 张，农村为 2.80 张。医疗卫生资源配置的差距与城乡医疗卫生的政府投入的二元政策有关，以人均卫生费用为例：2011 年城市居民人均占有卫生费用是 2695.1 元，而农村居民仅为 871.6 元，差距悬殊。②东西部地区差别。我国的卫生资源主要集中在经济发达的东部地区，2011 年的机构总数，东部地区为 342440 家，西部较东部少了 45789 家；每千人口卫生技术人员数，东部为 5.49 万，西部为 4.00 万。东部地区拥有的卫生资源是西部地区的 1.3～1.7 倍。③卫生服务体系缺乏效率，表现在医疗资源的配置效率低下。我国医疗服务的提供呈"倒三角"，即高素质人才集中在三级医院，基层一级医院人才匮乏，这与居民卫生需求的"正三角"不相称。此外，还表现在卫生服务的技术效率低下，医师日均担负诊疗人次为 7.2 次，一级医院的病房使用率仅为 58.9%，民营医院的病房使用率为 62%，医疗资源利用率偏下。

（三）建设目标

针对我国卫生服务体系存在的突出问题，各级政府必须按照人人享有基本医疗卫生服务的目标要求，加快建立健全公共卫生服务体系、城乡医疗服务体系，提高基本医疗卫生服务的公平性、可及性和质量水平。

1. 在公共卫生服务体系建设方面　全面实施国家基本公共卫生服务项目，逐步提高人均基本公共卫生服务经费标准。实施国民健康行动计划，根据经济社会发展水平和疾病防治工作需要，逐步增加重大公共卫生服务项目。完善重大疾病防控、计划生育、妇幼保健等专业公共卫生服务网络，提高对严重威胁人民健康的传染病、慢性病、地方病、职业病和出生缺陷等疾病的监测、预防和控制能力。完善卫生监督体系，建立食品安全标准及风险评估、监测预警、应急处置体系和饮用水卫生监督监测体系。依托县级医院，实施农村院前急救网络建设。加强突发公共事件紧急医学救援能力和突发公共卫生事件监测预警、应急处理能力建设。积极发展中医预防保健服务。

2. 在医疗服务体系建设方面　　完善区域卫生规划。加强以县级医院为龙头、乡镇卫生院和村卫生室为基础的农村三级医疗卫生服务网络建设；健全以社区卫生服务为基础，社区卫生服务机构、医院和预防保健机构分工协作的城市医疗卫生服务体系。扩大城乡医院对口支援力度，推行乡村卫生服务一体化管理；加快建立分级诊疗、双向转诊和全科医生首诊制度。巩固和完善国家基本药物制度，推进基层医疗卫生机构综合改革，建立多渠道补偿机制，完善人事分配制度及考核、激励机制。积极推动公立医院改革，完善医院管理体制、法人治理机制、补偿机制和医疗机构分类管理制度。加强医疗服务监管，制定并实施鼓励医疗卫生人才到基层服务的政策措施，推动形成多元化办医格局。

第二节　公共卫生服务体系

相关链接　政府自身在基本公共服务供给中的主要角色

政府干预市场和社会的方式很多，在公共领域直接供给服务和物品，强制、禁止外包等。在国外，公共服务通常是由地方政府负责的，或者说，是由地方政府直接提供的。地方政府或者自己直接提供，或者通过合同来安排其他组织提供。至于采取何种方式，主要取决于是否节约成本、是否专业化和是否让服务对象满意。对许多公共物品来说，政府基本上是安排者或提供者。在这种制度框架内，政府如何安排服务的生产是界定政府角色的核心问题。从现代社会发展趋势看，在公共服务领域，政府越来越多地扮演制度的安排者角色。

1. 政府的财政支持：一是政府补助，指政府通过给非营利组织补助，确保其向公众提供优质公共产品。政府补助的形式包括直接拨款、免税、税收优惠、低息贷款、贷款担保等。居民可以通过接受补贴的社会组织获得更多的公共服务和公共产品，非营利组织则通过接受政府补助得到成本补偿。政府补助的领域主要包括公共教育和医疗、某些科研项目、社会福利、基础设施等。二是税收减免或税收支出（tax breaks or tax expenditures），指地方政府为实现一定公共目标而采取的激励措施，实际上也是地方政府的财政支出。三是代用券，指政府发给居民的公共服务消费凭证，居民可以用来替代现金从私营机构或非营利组织购买一定的公共服务或公共物品。在美国联邦层次，代用券主要用于食物、医疗补助或医疗保险以及教育津贴等。在地方层次，代用券广泛应用于社会服务，包括幼托、老人项目、戒毒等。

2. 直接生产：直接生产是政府自己的事情，不涉及非营利组织和其他生产组织。这种生产方式的好处是政府可以直接控制生产过程，确保产品质量。但会造成辖区内部的生产垄断和专业性缺乏，也会造成规模不经济，最终造成公共服务水平下降。而且，只有当参与直接生产的政府雇员对其服务对象具有强烈的责任感时，或者说具有强烈的公共价值或公共责任时，这种安排才会是有效的。

3. 联合生产：联合生产是指当一个或多个规模很小的地方政府无法提供一定规模的公共服务时，需要若干个地方政府联合起来生产。例如，在加拿大温哥华的图书馆是由该地区八个市联合提供的；在丹麦，供暖和体育设施的修建往往需要地方政府联合生产，跨地区行动。很多情况下，从效率出发，没有必要建立小而全、大而全的基本公共服务体系。在这样的模式中，就要破除行政化的羁绊，发挥社会配置资源的作用。

4. 由准政府性机构生产：美国准政府性机构的特点：一方面，它们兼有政府和私人的法律特征，可以得到政府的支持；另一方面，它们也受到社会监督，防止其滥用权力。由国会批准政府建立私人或非营利机构，有效适用于公共目标……如在美国，政府就用此类工具和手段推动基础设施建设。政府性公司的使命是提供市场性的公共服务，以服务收入满足或基本满足其支出。政府性公司涵盖的范围很广：从著名大公司，如美国邮政公司和联邦存款保险公司；到不知名的小公司，如财政部的联邦融资公司和司法部的联邦监狱工业公司。不管其执行何种职能，或从公众或从自身角度看多么"私有化"，政府性公司都是受宪法限制的代理人。（资料来源：丁元竹. 基本公共服务供给方式的国际视角. 中国经济时报，2012-12-27）

一、公共卫生服务体系的概述

（一）公共卫生服务体系的概念

公共卫生服务体系是以预防疾病、改善生活环境和促进健康水平为目的的，由社区公共卫生服务体系包括公共卫生的管理部门、公共卫生服务的提供机构、公共卫生学术机构以及其他主要从事提供公共卫生服务机构在内的各种机构和组织。公共卫生服务体系的主要任务是环境、食品卫生监督监测管理，传染病预防控制和救治，突发公共卫生事件，健康状况监测、监督和分析，公共卫生立法和规划等。

公共卫生服务体系由专业公共卫生服务网络和医疗服务体系的公共卫生服务功能两部分组成。专业公共卫生服务网络包括疾病预防控制、健康教育、妇幼保健、精神卫生防治、应急救治、采供血、卫生监督、计划生育等专业公共卫生机构。国家基本公共卫生服务项目主要通过乡镇卫生院、村卫生室和城市社区卫生服务中心及站等城乡基层医疗卫生机构免费为全体居民提供，其他基层医疗卫生机构作为补充，重大公共卫生服务项目主要通过专业公共卫生机构组织实施。医院依法承担重大疾病和突发公共卫生事件监测、报告、救治等职责以及国家规定的其他公共卫生服务职责。

公共卫生服务体系在落实我国预防为主的卫生工作方针，使居民尽可能少得病方面发挥着重要的作用。实施基本公共卫生服务项目和重大公共卫生服务项目，对城乡居民健康问题实施干预措施，减少主要健康危险因素、有效地预防和控制主要传染病和慢性病，提高公共卫生服务和突发卫生事件应急处置能力；城乡居民逐步享有均等化的公共卫生服务，使健康水平进一步提高。

（二）公共卫生服务体系的构成

从公共卫生服务职能角度，可以将公共卫生服务体系分为卫生行政管理机构、疾病预防控制机构、卫生监督执法机构、公共卫生事件应急机构、医疗救治机构、妇幼保健机构和爱国卫生运动组织。

1. 卫生行政管理机构 公共卫生行政管理机构是依据政府组织法规定，按照行政区划而设立的行使卫生行政管理职能的政府机构。除乡镇以外，我国各级政府均设立卫生行政机构。其职能主要有：制定卫生法律法规和政策，检查监督社会民众和医疗卫生机构行为以维护社会卫生秩序；增加卫生事业投入，促进卫生事业发展，应对传染病流行等突发公共卫生事件；宣传卫生科学知识，培养高素质的公共卫生管理和技术人才。

2. 疾病预防控制机构 公共卫生机构包括国家、省、设区的市、县级疾病预防控制机构和基层预防保健组织。其主要任务是提高疾病预防控制和突发公共卫生事件应急处理能力，保障人民身体健康和生命安全，促进社会稳定与经济发展。

疾病预防控制机构的职能主要有：实施疾病预防控制工作规划，组织实施重大疾病的检测、预测、调查、处理，研究重大疾病与公共卫生问题发生发展规律和预防控制策略；突发公共卫生事件的应急处理；健康危害因素的监测与干预；实验室检测分析与评价；健康教育与健康促进等。

我国从 1953 年起，在全国范围内按行政区划建立了各级卫生防疫站；2000～2001 年，卫生部相继出台了《关于卫生监督体制改革的意见》和《关于疾病预防控制体制改革的指导意见》；2002 年 1 月，中国疾病预防控制中心成立，随后各省、市、县也建立了相应的疾病预防控制中心；到 2011 年底，我国已成立疾病预防控制中心 3484 个，专科疾病防治机构 1294 个。

3. 卫生监督执法机构 我国主要在中央、省、设区的市、县级人民政府卫生行政部门内设卫生监督机构，并下设卫生监督执行机构，负责区内卫生监督工作。到 2011 年底，我国已有卫生监督机构 3022 个。乡镇主要由县级卫生监督机构派驻卫生监督人员。其主要任务是执行国家卫生法律法规，维护公共卫生秩序和医疗服务秩序，保护人民群众健康，促进经济社会协调发展。卫生监督机构的职能主要有：依法监督管理食品、化妆品、消毒产品、生活饮用水及涉及饮用水卫生安全产品；依法监督公共场所、职业、放射、学校卫生等管理工作；依法监督传染病防治工作等。

4. 公共卫生事件应急机构 我国的公共卫生事件应急体系是在美国、日本、英国等模式的成功经验基础上建立起来的。公共卫生事件的应急体系主要由指挥部、疾病预防控制机构、医疗机构、卫生监督控制机构、专家委员会、科技攻关协作组、重大疫情信息网络构成。公共卫生应急机构的职能主要有：各级各类医疗机构监测网络的管理和控制；制定各种现场处置的方法方案、标准化救治规程，实施现场快速处置；开展流行病学调查，掌握疫情的动态和影响因素；开展实验室检测，为病例筛选及病因研究创造条件。

5. 医疗救治机构 医疗救治是公共卫生体系不可或缺的部分。我国的医疗救治机构主要由各级各类医疗卫生机构组成，承担医疗救治任务。卫生部内设医政司，各省市设医政处（科），负责各地医疗机构、医务人员和医疗服务的监督管理工作。医疗救治机构的职能主要有：早期发现患者，早期准确诊断，及时合理治疗；预防、保健和社会卫生服务；对病残人、伤残人、慢性病患者、急性病恢复期和术后患者进行康复医疗，使其最大限度地恢复身心健康。

6. 妇幼保健机构 妇幼保健机构承担着保护和促进妇女、儿童健康的使命，是公共卫生服务体系的重要组成部分。妇幼卫生行政机构包括卫生部妇幼保健与社区卫生司，各省、市、县卫生行政部门内设基层卫生与妇幼保健处（科）。妇幼卫生业务机构包括妇幼保健院、所（站），妇幼保健所（院），儿童保健所，计划生育指导站，妇产医院以及妇幼卫生研究机构。妇幼保健机构的功能是：保护母婴健康，提高出生人口素质，减少先天性残疾儿童出生率，降低孕产妇、婴儿和五岁以下儿童病死率。妇幼保健机构的职责主要有：提供全面、系统的妇女、儿童保健服务，承担本地区母婴保健技术指导中心、监测中心的职责，并通过妇幼卫生信息的搜集、分析、上报，为卫生行政部门制定妇幼卫生政策提供依据。

7. 爱国卫生运动组织　是是组织开展群众性卫生活动的一种方式，它通过政府组织、部门协调、动员社会和群众参与以达到预防疾病和提高健康水平的目的。爱国卫生运动组织的管理是建立在各级政府议事协调机构基础上的委员会制度。

（三）公共卫生服务体系的特点

1. 社会性　公共卫生服务体系的社会性体现在公共卫生服务的对象是全体民众的健康，是一项社会性公共事业服务，需要政府以及社会各阶层的全面参与才能实现的。从整个社会的利益实现上来看，公共卫生服务着眼于提高整个社会人力资源的质量，有利于社会生产力水平的提高，公共卫生服务组织着眼的是整个社会健康水平的改善，而不是某个特定群体的健康问题。其次，公共卫生服务体系面临的挑战不仅来自于医疗行业，还涉及全社会的各个方面，这主要是因为公共卫生服务不仅涉及疾病预防，还包括生活环境的改善和健康水平的提高，环境污染、食品安全问题也会影响到公众的健康状况。因此，公共卫生服务是一个系统的社会工程。公共卫生服务体系建设包括突发公共卫生事件应急、疾病预防控制、卫生监督执法、医疗救治以及公共卫生信息预警、监测和报告等"五大体系"建设，涉及疾病预防、环境改善和健康促进等各方面。

2. 公共性　公共卫生服务体系的公共性主要表现在两个方面：公共卫生服务面对社会大众，保障每个公民的健康权利是公共卫生服务组织的职责。公共卫生服务体系的公共性还表现在公共服务组织应当由政府举办，产品必须由政府组织实施并提供必要的资金支持。当前世界各国都将公共卫生作为国家公共政策的重要组成部分，强调政府对公共卫生的职责，并且以法律形式予以明确。如瑞典在1982年出台了《健康保健法》，规定地方政府除负责医疗服务的提供外，也直接负责疾病预防和健康促进。公共卫生投入也应由国家财政承担，欧美各国的公共卫生投入都由政府来保证，美国虽然在医疗服务领域实行商业医疗保险，但却保证了政府对公共卫生的投入。

3. 公平性　按照WTO的首倡原则，公共卫生是公众"人人享用卫生保健"的基础，是卫生正义和公平原则所在。政府必须公平合理地配置包括卫生人力、卫生物资、卫生财政和卫生信息等卫生资源，为公众提供优质的公共卫生服务。公共卫生服务体系的设置要体现公平性，全面实施国家基本公共卫生服务项目，逐步提高人均基本公共卫生服务经费标准，确保基本医疗卫生服务的公平性、可及性。

二、公共卫生服务的供给

（一）供给主体

公共卫生服务的供给主体应当是政府，这是由公共卫生服务的公共物品性质所决定的。公共卫生服务具有非排他性的性质，当社会提供了这一卫生服务后，就难以排除他人享有。例如改水改厕、健康教育以及生活环境治理等，一旦社会提供了这些产品和服务，每个社会成员都能从中享受利益。公共卫生服务也具有非竞争性的特点，包括两方面的含义：一是公共物品的边际成本为零，即每增加一个消费者，其给产品供给者所造成的成本为零。二是公共物品的拥挤成本为零，即增加一个消费者的消费，不会影响其他消费者的消费数量和质量。这使得消费者在使用公共物品时"搭便车"现象的产生。公共卫生服务是以预防疾病、改善生活环境和促进健康为目的，这就决定了公共卫生服务的公共物品属性，使公共卫生服务的供给只能由政府部门承担，而私人不愿提供。

根据公共物品的属性，可将政府承担公共卫生服务的程度分为三类：①完全由政府提供费用的项目：由于纯公共物品不具有竞争性和排他性，同时还具有效用的不可分割性，市场机制无法提供此类公共物品。这类公共卫生服务主要包括卫生监督执法、疾病预防与疫情监测、健康教育等。②主要由政府提供费用的项目：对于计划免疫、传染病和地方病的防治、计划生育和妇幼保健等准公共物品，虽然不具有竞争性，但存在效用的可分割性和排他性，消费者消费这类服务不仅自己和家庭获益，而且也给其他人带来明显的外部正效应。这类公共物品可以由政府提供，但考虑到这类服务具有效用的可分割性和排他性，消费者可以直接从中受益，也可以向消费者收取少量使用费，弥补财政经费的不足。③适当由政府提供费用的项目：对于基本医疗服务具有竞争性、排他性和效用的可分割性，具有私人物品的性质，完全可以通过市场机制来提供。但考虑到人人享有健康的权利和基本医疗服务的均等化，由市场机制提供此类产品可能会导致医疗资源享用的不公平，因而基本医疗服务的供给以收费补偿为主，政府适当提供补助以确保正常运转，并由医疗保险制度来实现对消费者的基本医疗保障。

（二）供给方式

1. 政府直接提供　政府直接提供公共卫生服务，主要是指由政府利用财政直接设立公立医疗机构、雇佣医务人员向消费者免费提供公共卫生服务。在政府直接提供公共服务方式中，政府对提供公共卫生服务的卫生事业单位实行财政补偿，双方签订目标责任书，将其提供公共卫生服务的业绩目标作为主要监管手段。公共物品理论决定了政府应当是公共卫生服务的提供者，政府直接提供也是我国公共卫生服务供给的主要方式。我国政府十分重视公共卫生服务体系的建立，陆续制定并颁布实施了一系列的法律法规，建立健全了从国家预防医学中心到省、地、县及各部门的卫生防疫站，乡镇（街道）卫生院、村卫生室以及各类专科防治站组成的疾病预防控制体系，免费或者低价为公众提供健康教育、疾病预防控制等公共卫生服务。其缺点是因提供公共卫生服务的卫生机构隶属于政府，故运营上缺乏独立性；人财物由政府统一管理，缺乏成本意识和效率意识；公共卫生服务机构考虑到自身的经济利益需要，竭力降低成本支出而不愿主动提高公共卫生服务的质量，而作为政府部门也难以对卫生机构提供的公共卫生服务产品进行质量控制。

2. 政府购买　政府购买公共卫生服务是指政府在确定公共卫生服务的边际成本基础上，根据人群的健康需求状况，采用市场运营的方式，由政府代表公共人群以竞争价格向公共卫生服务机构购买公共卫生服务。这种方式主要是将原来由政府直接举办公共卫生服务机构转变为由有资质的市场组织或社会机构来提供，政府只需根据提供服务的数量和质量，按照一定的标准评估后支付相应费用。在这种方式中，公共卫生服务提供的主体是由政府、社会公益基金

NOTE

会、民间资本等渠道注资成立，自主经营，有较强的成本意识和效率意识，能够为适应公共服务需要而灵活高效地改善效能，政府也能在医疗服务市场选择公共卫生服务机构购买基本公共卫生服务，既刺激了服务供给方之间的竞争，又促进了纳税人健康水平的提高。政府购买方式避免了政府既是公共服务机构的管理者，也是公共服务机构的举办者，较好地解决了政府对公共服务提供机构的服务质量进行监控。

3. 市场供给 对于准公共卫生服务可以按照市场供给的方式，由私人部门或第三方提供，例如计划免疫、传染病和地方病的防治、计划生育和妇幼保健等公共卫生服务都属于准公共卫生服务。准公共物品在一定程度上具有私人物品的性质，这为市场供给提供了前提。此外，随着人们收入水平的增长，部分成员对于公共物品需求具有超额需求，政府提供的公共卫生服务在数量上或质量上不能满足他们的需求，消费者可以通过直接付费的方式从市场获取服务以满足其超额需求。由私人部门或社会团体提供公共卫生服务，可以解决单一的政府供给机制所造成的供给不足、效率低下和质量难以控制等问题。

三、公共卫生服务的需求

（一） 需求主体

公共卫生服务的需求是指在一定时期内的一定价格水平下，人们愿意而且有能力消费的公共卫生服务数量。形成公共卫生的有效需求具备两个条件，即消费者的购买愿望和消费者的支付能力。

公共卫生服务的需求包括公共卫生服务的公共需求和个人需求两个方面。公共卫生服务的公共需求主体是整个社会，政府提供的公共卫生服务是用来满足整个社会的公共需求，如环境监测、雾霾治理、传染病控制等，公共卫生服务的公共需求不是个别需求的加总，而是共同利益，具有不可分割性。公共需求是整个社会对健康提高、环境改善和生活质量提升所形成的共同需求。公共需求不同于个人需求，是人们在生产、生活和工作中形成的共同的最基本的需求，是由政府集中执行和组织的社会职能的需求。基本公共需求又是每个社会成员无差别共同享用的需求，每个社会成员在享用公共服务的同时，不能排斥其他社会成员的享用，而且社会成员在享受这些公共卫生服务时无须付出任何代价，每个人享用公共服务的机会是均等的。公共需求也是一个国家经济实力的体现，其实质是一种政府需求。

公共需求既有同质性的需求，也有异质性的需求。同质性的公共需求形成基本公共卫生服务需求，是对纯公共服务产品的需求。异质性的公共需求即公共卫生服务的个人需求，是由不同社会个体因收入、年龄、社会地位等因素导致需求差异形成的，其需求主体是社会成员。影响公共卫生服务的个人需求因素主要有疾病发病率、受教育程度、家庭收入、年龄结构、公共卫生服务的支付方式等。

疾病发病率是影响公共卫生服务个人需求的重要因素。一般而言，疾病发病率越高的病种（特别是传染病），消费者对这些病的公共卫生服务需求就会增加。如乙肝、流感之类具有一定传染性且发病率高的病种，消费者对疫苗的需求量会增加；而糖尿病、高血压等慢性病具有一定的危害性，消费者对早期预防的健康需求会增加。

受教育程度会影响公共卫生服务的个人需求。受教育程度高的人，对健康和疾病的认识更清楚，他们对公共卫生的需求高于受教育程度低的人。例如受教育程度高的人群会更加重视饮用水质量、食物安全和环境污染等问题，相应的公共卫生服务需求也会增加。

家庭收入是影响公共卫生服务个人需求的因素之一。收入高的家庭对生活质量和生命健康的期待会更高，他们不满足于最基本的公共卫生服务，而对公共卫生服务的数量和质量提出更高的要求。

年龄结构可影响公共卫生服务的个人需求。年幼体弱者是易感人群，他们对定期体检、疫苗接种等卫生服务的需求大；年老多病者对健康教育、早期诊疗的需求增加。

公共卫生服务的支付方式也会直接影响卫生服务的个人需求。政府对公共卫生服务免费提供或者进行一定程度的补贴，会增加对公共卫生服务的需求。例如政府对基本计划免疫项目实行全免费，这会增加社会对计划免疫服务的需求量。而对高血压、糖尿病患者的健康管理提供补贴，患者进行定期检查，接受健康教育的机会就会增多。

公共卫生服务的个人需求主体按照人群和疾病划分为三类：一是面向全体社会成员的，这类公共卫生服务主要包括建立居民健康档案和进行健康教育。其中健康档案以妇女、儿童、老年人、残疾人和慢性患者为重点，包括居民基本信息、主要健康问题以及卫生服务记录。健康教育内容包括健康素养基本知识和技能、优生优育及辖区重点健康问题。二是面向重点人群，主要指儿童、孕产妇和老年人。这类公共卫生服务的内容主要有：儿童保健，主要为儿童建立儿保手册、开展新生儿访视及儿童保健系统管理。孕产妇保健，主要为孕产妇建立保健手册、开展孕期保健服务。老年人保健，为老年人提供免费健康检查，提供疾病预防、自我保健及伤害预防、自救等健康指导服务。三是面向疾病预防和控制需求人群，主要指预防接种，即为适龄儿童接种乙肝、卡介苗、脊灰等国家免疫规划疫苗。在重点地区、对重点人群，进行针对性接种。

（二） 需求的实现方式

1. 公共卫生服务的公共需求实现方式 公共卫生服务的公共需求应当由政府直接提供或由政府财政资金购买来实现社会成员对公共服务的享用，这主要是由于公共服务的公共物品性质决定的。针对公共需求，政府提供的公共卫生服务主要有：制定公共卫生政策和进行环境管制。对于突发的公共卫生事件，政府建立公共卫生事件的应急机制，包括疾病监测、疫情信息发布及疾病控制等；对于环境污染，政府要制定环境标准、环境影响评价程序以及污染监控，维护人类健康。公共卫生服务的重要内容就是疾病预防、改变健康行为及改善健康环境，因而涉及公共需求的公共卫生服务还有传染病的防治、营养教育以及家庭环境、职业环境、社区环境和全球环境的改善等。

2. 公共卫生服务的个人需求实现方式 这类公共卫生服务可以分为三类：完全的公共卫生服务、准公共卫生服务和私人卫生服务。

完全的公共卫生服务具有最显著的公共产品的特点，它所针对的对象最广泛，获得效益最明显，主要用于防范公共卫生风险。完全的公共卫生服务，是由政府直接提供或者通过政府购买的方式满足个人的需要。

准公共卫生服务是介于公共卫生服务和私人卫生服务之间的公共卫生服务项目，也具有较广泛的社会效益，需要由政府及个人共同承担来实现个人对这类卫生服务的需求。

私人卫生服务，属于私人产品，具有明显的个体差异，这类服务的费用则完全由个人来承担。

四、公共卫生服务的均等化

相关链接　陕西省西安市阎良区实现城乡公共卫生服务均等化

城乡公共卫生服务均等化是统筹城乡发展的健康保障。阎良区按照"保基本、强基层、建机制"的基本要求，以完善"卫生区镇村一体化管理"为突破口，以加强卫生信息化建设为平台，以公共卫生服务、基层医疗卫生服务、医疗保障、药品供应"四个体系"建设为目标，全面推行国家基本药物制度，扎实推进公立医院改革，全面建成城乡"15分钟"健康服务圈，全区医疗卫生条件大幅改善，初步形成了"医疗机构有活力、服务群众有能力、持续发展有动力"的良好格局，相继获省级卫生体制改革先进集体、村卫生室规范化建设先进集体等荣誉。

打破机制约束，建立新的体系。阎良区针对看病难、看病贵问题主要在农村，核心症结在于基层医疗卫生服务水平不高，关键因素在于缺乏专业技术人才的实际，遵循"以城带乡、共同发展，统一管理、资源共享，纵向整合、优化机构，整体推进、综合配套"原则，按照"编制人员一体化、管理运营一体化、医疗卫生服务一体化"的新思路，推行"大院带小院、区院带镇院、镇院带村站"的管理机制，把全区6个镇卫生院依次纳入区人民医院和中医医院，实现了卫生区镇村一体化管理全覆盖，形成了人才有序流动、技术设备共享、信息网络健全、功能布局合理、机构设置优化、城乡统筹推进、基层医疗和特色医疗协调发展的管理格局。

解决群众两难，提升统筹成效。阎良区城乡医疗"三个一体化"的推行，有效调动了医院和医务人员积极性，基层医疗特色初步显现。2012年，区辖6个镇街卫生院共计门诊人数12.1万人次，收住患者2582人次，床位使用率109.8%，分别同比增长61.6%、220.7%和236.2%。全区卫生室年门诊量从2009年的6.5万人次提高到2012年的42万人次，年均增长87%，极大方便了群众就医，较好地解决了看病难、看病贵问题。（资料来源：陕西省委政策研究室调研组. 创新推进城乡公共服务均等化. 中国县域经济报，2014-01-02）

（一）公共卫生服务均等化的概念

有研究认为，基本公共卫生服务均等化的内涵若从保障公民健康的角度看，是指每个人享有卫生服务的权利是相同的；若从基本公共卫生服务的内容来看，是根据居民的健康需要和政府的财政承受能力来确定，既有面向全体社会成员的公共卫生服务，也有面向不同社会成员的基本公共卫生服务。公共卫生服务均等化是指要尽量使全体社会成员大致均等地享受物质与非物质医疗方面的基本公共服务，是基本医疗卫生服务的底线均等。

可见，公共卫生服务均等化是指每个社会公民，不管其性别、年龄、种族、居住地、职业、收入水平，都能平等地获得基本公共卫生服务。基本卫生服务包括计划免疫、妇幼保健、院前急救、采供血以及传染病、慢性病和地方病的防治。因此，公共卫生服务均等化的内涵可以从三个方面来理解：一是机会均等，即全体公民享有基本公共卫生服务的机会是均等的，国家确保公共卫生服务的全覆盖。二是结果均等，即全体公民享有基本公共卫生服务的结果大致相等，结果相等不仅体现在公共卫生服务的数量上，而且在服务质量上也应当相同。三是过程均等，即每个公民在享受基本公共卫生服务的过程中，应具有平等的自由选择权。

实现公共卫生服务均等化的目标是保障城乡居民都能获得最基本、最有效的基本公共卫生服务，缩小城乡居民基本公共卫生服务差距，使每个社会成员都能享受到基本公共卫生服务，最终使老百姓不得病、少得病、晚得病、不得大病。

政府在实施公共卫生服务均等化政策时，应当由中央政府确定基本公共卫生服务项目内容及标准，在财政上给予地方政府支持并使其具有均等提供公共服务的能力，确保社会、政府和服务机构在无偏见、无歧视和无特殊门槛的前提下，使城乡居民都能同等地享有法定的基本公共卫生服务项目，真正体现机会均等与结果均等的统一。

（二）公共卫生服务均等化的主要内容

我国在借鉴国际成功经验的基础上，出台了国家基本公共卫生服务及扩大公共卫生服务的举措。国家在实施公共卫生服务均等化政策时所确定的基本公共卫生服务项目共有九项。

1. 建立居民健康档案　以慢性病患者、老年人、孕产妇、儿童以及基层医疗卫生机构就诊人群为重点，建立统一、规范的居民健康档案。

2. 健康教育　提供健康教育宣传信息和健康教育咨询服务，设置健康教育宣传栏，开展健康知识讲座等健康教育活动。

3. 预防接种　为适龄儿童接种乙肝疫苗、卡介苗、脊灰疫苗、白破疫苗、麻疹疫苗、甲肝疫苗、流脑疫苗、麻腮风疫苗等国家免费规划疫苗。在重点地区对重点人群进行针对性接种，发现、预报接种过程中的疑似异常反应并协调调查处理。

4. 传染病防治　及时发现、登记并报告辖区内发现的传染病例和疑似病例，参与现场疫点处理，开展结核病、艾滋病等传染病防治知识宣传，配合专业公共卫生机构对非住院结核患者、艾滋患者进行治疗管理。

5. 儿童保健　为0～36个月儿童建立儿童保健手册，开展新生儿访视和儿童保健系统管理，进行体格检查和生长发育监测及评价，开展心理行为发育、母乳喂养、辅食添加、意外伤害预防、常见疾病防治等健康指导。

6. 孕产妇保健　为孕产妇建立保健手册，开展定期产后访视，进行一般体格检查及孕期营养、心理等健康指导。

7. 老年人保健　对辖区65岁及以上老人进行登记管理，进行健康危险因素调查和一般体格检查，提供疾病预防、自我保健及伤害预防、自救等健康指导。

8. 慢性病管理　对高血压、糖尿病等慢性高危人群进行指导，对35岁以上人群实行门诊首诊测血压。对确诊高血压和糖尿病患者进行登记管理，定期随访并进行健康指导。

9. 重性精神病管理　对辖区重性精神病患者进行登记管理；在专业机构指导下，对在家居住的重性精神病患者进行治疗随访和康复指导。

2011年，基本公共卫生服务项目增加了传染病和突发公共卫生事件报告与处理一项。2013年，将中医药健康管理纳入基本公共卫生服务项目，并将人均基本公共卫生服务支出由25元增加到30元。

（三） 公共卫生服务均等化的政策

实现公共卫生服务的均等化，政府需要明确公共卫生服务的性质及其范围，加大公共服务供给的财政投入并优化支持结构，完善公共卫生服务的支付方式以提高投入的效率。

1. 明确公共卫生服务的范围　实现公共服务均等化，需要明确公共卫生服务范围，提高公共服务供给主体的能力。根据公共产品的属性，界定基本公共卫生服务和其他医疗服务产品的范围，并确定政府和市场在卫生服务产品供给中的责任。对于纯公共卫生服务产品，考虑到它的非排他性、非竞争性和较强的正外部性，无法通过市场提供，国家应将此类纯公共卫生服务产品界定为最基本的公共卫生服务项目并确定供给标准，国家财政负责全额投入，基本均等地提供给全体社会成员。这类服务如公共场所的环境卫生、健康教育、重大传染病预防、计划免疫、重大公共卫生事件的处理、特殊群体的医疗救济、基本卫生安全保障服务等。对于准公共卫生服务，如妇幼保健、结核病及艾滋病等传染病、地方病、慢性病和精神病的防治，老年人的动态健康管理等，在政府经济基础尚不许可的情况下，政府可以提供部分财政补助，实行差额财政投入。在条件许可时，部分准公共卫生服务也可以纳入基本卫生服务项目。

2. 加大卫生服务供给财政投入、调整财政支持结构　近些年来，在我国卫生总费用中，政府和社会所占的比重明显下降，政府对卫生事业的支出总量不足，相反个人的卫生支出却不断上升。即使在政府的卫生支出中，政府用于医疗机构的支出比例明显高于公共卫生机构，且政府资金多用于满足医疗卫生机构人员支出部分，公共卫生机构的公用支出和办公支出则通过其公共服务中的有偿服务来满足，这势必会影响公共卫生机构的政策运转，影响公共卫生服务的可及性。对于经济收入较低的社会群体来说，具有纯公共物品的基本公共卫生服务应当由政府免费提供，但我国的卫生资金支出结构在城乡间、地区间存在严重的不均衡。城乡间财政投入失衡表现在城乡间卫生资源配置、城乡公共卫生水平、城乡人均卫生支出和城乡居民医疗保障方式等方面的不均衡。而地区间的财政投入失衡则和现行分级管理的卫生投入体制有关：中西部地区财政困难，势必影响公共卫生服务的投入；而东部地区财政充裕，则对公共卫生服务的供给也充足。因此，在公共财政体制下，政府必须加大调整对卫生预算的投入，加大对卫生事业的投入。同时，政府也需要调整卫生事业的投入结构，加大对基本公共卫生服务的投入，加大对农村地区公共卫生事业的投入，加大对中西部特别是农村地区的公共卫生事业的投入，实现公共卫生服务的基本均等。

3. 完善公共卫生服务的支付方式，提高公共卫生投入效率　基本公共卫生服务是关系到民生的公共产品，公共卫生服务的均等化直接影响到人人享有基本医疗的底线均衡。公共卫生服务支出方式的选择和优化对于提高基本服务均等化水平，提高公共卫生投入效率意义重大。当前我国公共卫生服务的支付方式有：按条目预算支付、按工作人员数确定的总额预付方式、按工作内容确定的总额预付方式、按服务项目支付、人均标准定额按服务人口支付等方式。

（1）**按条目预算支付**：是由政府按照公共服务项目支付给公共卫生服务机构资金的一种方式，具体包括人员经费、公用经费、基础建设经费和专项业务经费。这种方式能够引导服务提供者提供具体、规范的工作，但不利于灵活调节资金，限制了服务提供者选择最优的成本、最低的投入组合，不利于资金最大效率的发挥。

（2）按工作人员数确定的总额预付方式支付：是按照每个工作人员的支付标准和工作人员的数量支付相应的资金。这种支付方式能够科学地确定每个工作人员的支付标准，确保服务的提供，也不会造成资源的浪费。但这种方式难以根据实际耗费成本，科学确定每个工作人员实际支付标准，容易造成服务机构的资金不足而影响公共服务的提供。

（3）按工作内容确定的总额支付：主要是按照服务者从事的工作来确定支付的总额，服务者可以在相应的工作内容范围内自由支付资金。这种支付方式，财政部门只需根据实际工作内容估算支付总额，比较容易操作。但不利于资金的有效利用，容易造成公共服务提供的不足。在实际操作中，为了弥补这种方式的不足，常与按绩效支付方式相结合。

（4）按服务项目支付：是根据服务者提供的项目和项目数量支付资金的方式。这种支付方式能够激励公共卫生服务部门提供多种公共卫生服务，适合于严重不足的公共服务的提供，同时也能激励服务者提高服务效率，减少服务的平均成本。

（5）按人均标准定额、按服务人口数量支付：是按照服务人口大致估计工作量和工作成本，尽量按照服务人口的实际消耗支付。按服务人口数量获取固定数额的服务资金的方式能够激励提供者提高服务效率，有利于降低公共卫生服务的成本，但公共卫生机构为了减少消耗、降低成本，也可能会减少服务数量，降低服务质量。

公共卫生服务的支付方式选择应当与社会经济发展和实际卫生问题相适应，同时也要考虑到卫生机构的实际运行机制和管理水平。例如，对于卫生状况相对稳定，卫生服务人口和数量变化不大的地区，可以选择总额预付方式进行；对于人员经费和办公经费的支付，可以按照工作人员数所确定的总额预付方式进行；对于健康教育、慢性病防治等专项经费的支付，可按照工作内容确定的总额预付方式进行。

第三节　医疗服务体系

相关链接　美国社区卫生服务体系

美国的社区卫生服务体系较为完善，社区卫生资源配置主要以市场调节为中心，而社区医疗的价值体现主要以社区卫生服务需求为主要导向，体现为以家庭为中心的服务模式。美国社区卫生服务机构由董事会管理，社区、社会参与程度很高，同时与附近的综合性医院关系密切，纵横交织形成美国社区卫生服务机构的网状结构。①社区医院：社区医院主要由当地政府、慈善机构等出资兴建，主要以该地区社区居民为主要服务对象，社区医院约占医院总数的80%。②社区卫生服务中心：美国的社区卫生服务中心作为综合性的社区卫生服务机构，在医护人员配置、软件和硬件配备上均较为全面。社区卫生服务中心主要为社区居民提供以护理为主，较为细化的家庭式生活护理服务。针对特殊群体的不同卫生需求，儿童健康与学校健康教育服务机构、工人健康服务中心等也成为美国社区卫生服务机构的重要组成部分。③长期护理机构：长期护理机构是为需要长期护理的慢性病患者、老年人和生活无法自理的人提供理疗、健康护理、专业治疗等服务的场所，其中老年人占绝大多数。这些机构根据提供医疗服务程度的不同，分为专业护理机构、终极护理机构、协助生活机构、安置居住服务机构几类，有的机构提供多种类型的服务。美国社区卫生服务筹资主要通过以下几种形式：国家财政预算拨款、各市州拨款、个人出资和捐赠形式。在美国，慈善机构筹建社区卫生服务机构的现象较为普遍，这也为政府和各市州减轻了很大压力。［资料来源：李卉. 美国社区卫生服务体系现状及启示. 中国公共卫生，2012，28（2）：183］

一、医疗服务体系的定义

医疗服务体系是指以疾病治疗为主，同时具有预防、康复、健康咨询等多功能相结合，为保障人民健康进行医疗服务的组织体系。主要包括医院、保健院、卫生防疫站、社区医院、福利院以及医疗机构的管理机构，其中主要是医院。

中共中央、国务院在《关于卫生改革与发展的决定》中指出，人人享有卫生保健，全民族健康素质的不断提高是社会主义现代化建设的重要目标，是人民生活质量改善的重要标志，是社会主义精神文明建设的重要内容，是经济和社会可持续发展的重要保障，也是医疗服务体系构建的出发点和立足点。医疗服务体系的建设必须适应人民群众对医疗服务多层次、多样化的需求。当前人民群众生活条件不断改善，对医疗服务的需求也呈现多层次、多样化的趋势，这就对医疗服务体系的构建提出了更高要求。此外，老年化趋势以及城市化进程也给医疗服务体系的建设赋予更高期待。

二、医疗服务体系的组成

我国按照不同的划分标准，将医疗服务机构划分为不同的类型。

（一）一、二、三级医院

按照医院的技术水平和服务层级的不同，可以将医院划分为一级医院、二级医院和三级医院。一级医院位于三级医疗服务体系的最低端，主要包括农村乡镇卫生院、城市街道卫生院、地市级的区级医院和相当规模的工矿及企事业单位的职工医院，是为一定人口的社区提供医疗、预防、保健、康复、健康教育和计划生育技术服务的基层医院。二级医院是三级医疗服务体系的主要层次，主要包括各地一般市县医院以及省、自治区、直辖市的区级医院，是跨社区提供医疗卫生服务的地区性医院和地区性医疗预防技术中心。三级医院位于三级医疗服务体系的最顶端，包括中央、省、自治区、直辖市直属的城市大医院以及医学院校的附属医院，服务直径是全国及所属省市区范围，是医疗、科研和教学的技术中心。

（二）综合、专科和康复医院

按照医院的服务内容和收治范围不同，可以将医院划分为综合医院、专科医院和康复医院。综合医院是指具有一定数量的病床，并且分设有内科、外科、妇产科、眼科、耳鼻喉科等各种专科，药剂、检验、放射部门齐全并配备相应专技人员及诊疗设备的医院。专科医院是指以预防特定病种而设立的医院。按照疾病类型和人体系统，专科医院可以划分为肿瘤医院、肾病医院、心血管病医院、肝病医院、结核病医院、传染病医院、精神病医院、职业病医院以及胸科医院、口腔医院和眼科医院等；按照服务人群，专科医院也可以划分为妇产科医院、儿童医院、老年医院、女子医院和男子医院。康复医院主要是为伤残人员、慢性病患者、急性病恢复期和手术患者提供康复治疗的医疗服务部门，它是随着康复医学的兴起而产生的一类医疗服务机构。

（三） 营利性医疗服务机构和非营利性医疗服务机构

按照医院的运行目标，可以将医院划分为营利性医疗服务机构和非营利性医疗服务机构。营利性医疗服务机构是投资者根据市场需求自主决定医疗服务项目并由主管部门审核成立的医疗服务组织，具有企业性质，参照执行企业的财务、会计制度及相关国家政策，其运营目标是利润最大化，可以给投资者带来一定的利润回报。营利性医院是由投资者依法自主设立，医疗服务价格按照实际服务成本和市场供求关系自主确定定价。非营利性医疗服务机构是以社会公益为目的而设立和运营的医疗服务机构，不以营利为目的，其产生的收入主要用于弥补医疗服务的成本，收支盈余部分一般只能用于医院自身发展，不能将盈利所得用来给出资者分红。当非营利性医院在终止业务活动时，出资者无权自行处置剩余资产，应交由社会管理部门处置。

三、各级医疗服务体系的功能

（一） 一级医疗机构功能

一级医疗机构即基层医院，是指在城市和农村分别以社区和乡镇为单位设立的，直接向一定人口的社区提供预防、医疗、保健、康复服务，包括城市社区卫生服务中心和乡镇卫生院。卫计委和国家中医药管理局制订的《城市社区卫生服务机构管理办法（试行)》指出：社区卫生服务中心是以社区、家庭和居民为服务对象，以妇女、儿童、老年人、慢性病患者、残疾人、贫困居民等为服务重点，开展健康教育、预防、保健、康复、计划生育技术服务和一般常见病、多发病诊疗服务的"六位一体"活动，具有社会公益性质，属于非营利医疗机构。乡镇卫生院是农村三级卫生服务网的中心，按照功能，又分为一般卫生院和中心卫生院。一般卫生院与社区卫生服务中心类似承担"六位一体"等综合服务，负责辖区内的公共卫生服务和报告突发公共卫生事件，负责对村级卫生组织的技术指导和村医的培训等。中心卫生院除了具有一般卫生院的功能外，还是一定区域范围内的医疗服务和技术指导中心。

（二） 二级医疗机构功能

二级医疗机构是向多个社区提供综合医疗卫生服务和承担一定教学、科研任务的地区性医疗机构，通常包括县、区、市级以上医疗机构。其功能主要包括：提供医疗卫生服务，为本地区提供全面、连续的医疗、预防、保健和康复服务，承担本地区内的常见病、多发病和疑难病症的诊治任务，抢救急危重症患者，接受一级医疗卫生机构的转诊。开展健康教育，参与社区内的预防保健和康复服务工作。指导基层医疗卫生单位做好社区治疗、预防保健、康复和精神卫生等工作。与一级医院建立经常性的业务关系，开展双向转诊，帮助其开展新技术、解决疑难问题、培训卫生技术和管理人员。

（三） 三级医疗机构功能

三级医疗机构是跨地区、省、市以及向全国范围提供医疗卫生服务的医疗机构，是具有全面医疗、教学、科研能力的医疗预防技术中心。其主要功能是提供专科（包括特殊专科）的医疗服务，解决危重疑难病症，接受二级医疗机构的转诊，对下级医院开展业务技术指导和人才培训；完成培养各种高级医疗专业人才的教学工作，承担省级以上科研项目，参与和指导

一、二级医疗机构的卫生预防工作。

四、城乡医疗服务体系的构建

（一） 城市医疗服务体系的构建

1. 城市医疗服务体系的构成　城市医疗服务体系是由街道社区卫生服务中心、区级医疗服务机构和市级医疗服务机构组成。

社区卫生中心是基层卫生服务组织，属于城市一级医疗服务机构，其主要功能是开展预防、医疗、保健、康复、健康教育、计划生育技术指导六位一体的综合性卫生保健服务，主要以解决社区主要卫生问题，满足居民基本卫生保健需求为目的。这一级医疗机构主要承担了本社区范围内的居民基本健康服务、大部分的公共卫生服务及疾病的初步预防、筛查与控制等。社区卫生服务是城市卫生服务工作的重要组成部分，是实现"人人享有初级卫生保健"目标的基础环节。

区级医疗服务机构是所属行政区内医疗技术指导中心，是市级医疗机构和街道卫生服务中心之间的纽带。区级医疗服务机构属于城市二级医疗服务机构，主要包括本辖区内的区级医院和专科医院。其专科设置齐全，医师水平相对较高，医疗设备先进，诊断、治疗、护理服务质量较高，但相对于三级医疗机构还存在一定差距，主要进行一些较为复杂疾病的治疗、手术和诊断，和一、三级医疗机构之间实行双向转诊制度，同时也承担对社区卫生服务机构的业务指导工作。

市级医疗服务机构主要由综合性医院、妇幼保健院、疾病预防控制中心构成。市级医院一般属于综合性医院，是全市的医疗技术指导中心，技术水平较高，医疗设备完备，科室配备齐全。市级医院属于城市三级医疗服务机构，专科齐全、医师水平高、医疗设备全，适合进行疑难杂症以及重大疾病的诊断、治疗和护理。三级医院的科室齐全、专科突出，能向本地区甚至全国提供高水平专科性医疗卫生服务，承担高等教育和相应的科研任务，其技术水平高于一、二类医院，能接受二级医疗机构的转诊并处理复杂疑难病症。

2. 城市医疗服务体系运行中存在的问题　当前我国城市已经建立了社区医疗服务中心、区级医院和市级医院所组成的三级医疗服务中心，但由于各级医疗机构职责不清、医疗资源配置失衡、双向转诊制度尚未建立，城市医疗服务体系的运行还存在明显的问题。

（1）医疗资源配置的不均衡：城市三级医疗服务体系存在明显的资源配置不均衡。城市二级以上医疗机构科室齐全、设备先进、诊疗水平高，吸引大量患者就诊，造成大型综合型医院人满为患，形成就医难的局面；而基层医疗机构则存在数量不足、经费有限、设备简单、人员不足、专业结构不合理、技术水平不高等问题，患者的就医需求得不到有效的满足，医疗资源的不均衡影响了医疗机构的分工协作。

（2）医疗机构行为的无差别性：城市三级医疗服务体系的分工中，二级以上医院主要负责对复杂疾病的诊治与护理以及对基层医院的技术指导，基层医院则负责常见病的治疗以及复杂疾病的初期治疗和筛查。但在当前的城市医疗服务体系中，大医院承担了大量的常见病、多发病的诊疗服务，大量精力花费在常见的小病治疗中，无力钻研疑难杂症的治疗和学科建设等的学术研究，造成了医疗资源的浪费和效率的低下。而基层医院却少有患者光顾，造成基层医疗机构长期处于空转状态，并导致资源的严重浪费，不利于基层医疗机构的发展。

（3）医疗机构间存在经济利益冲突：政府对医疗机构的投入有限，致使医疗机构的生存和发展仍然依赖其业务收入，因此，患者资源决定着医院的收入以及未来的发展。由于利益的驱动，同时缺乏有效的协调机制，医疗机构会不顾自身功能定位及能力限制，竭力多收患者和留住患者，使转诊制度流于形式而难以真正落实，这也影响了医疗机构的分工协作。

（4）分级诊疗制度缺乏相关配套政策保障：三级医疗服务机构的分工缺乏相应的制度保障。由于缺乏有效的医保支付政策和医疗机构服务差别设置等配套制度，难以保障分工协作的有效实施，医保政策对分级分诊制度难以形成有效的引导。各项医疗保险制度对居民选择就诊机构的引导性不强，医保制度对各级医疗机构就诊费用的报销比例差别不大，当出现常见病、多发病时，患者总是愿意去大医院就诊。各级医院收治病种没有明确规定，双向转诊的条件、标准以及操作流程缺失，致使双向转诊制度难以对分级诊疗产生必要的分流和制度保障。

3. 城市医疗服务机构分工协作机制的建立　要建立科学、有效、完善的城市医疗服务体系，就需明确各级医疗机构的功能定位，通过合理的约束，形成分工明确、相互协作的分级医疗机制。

（1）明确各级医疗服务机构的功能定位：城市医疗服务体系是由市、区综合医院（或专科医院）和社区医疗服务机构等三级组成。各级医院要根据所在地域、人口、交通，自身人员、设备、床位和医疗网点设置等情况准确定位，对医院的规模、机构、编制以及人员、设备配置进行调整和充实。政府根据市政规划完善医疗机构的布局，形成系统的医疗卫生服务网络，细化医疗服务市场，突出各级医疗机构的专科优势，实现医疗资源的优化配置。

（2）推行社区首诊制：社区首诊制是指居民患病就诊时，先到社区卫生机构接受全科医生诊治；二级以上医院只设急诊，不再开设普通门诊，患者必须通过基层医疗机构的转诊单才能到二级以上医院就诊。社区首诊制可以实现对患者的合理分流，并能确保医疗资源的有效利用。通过全面推行社区首诊制，完善分级医疗制度，合理分流患者，提高卫生资源的利用效率，由此建立合理、完善的医疗机构分工协作机制。

（3）落实双向转诊制度：双向转诊是指根据病情和人群健康需要而进行上下级医院之间的转院诊疗过程，下级医院对于超出本院诊治范围的患者或将在本院确诊但治疗有困难的患者转至上级医院就诊，而上级医院对病情得到控制、情况相对稳定的患者转至下级医院继续进行治疗、康复。要制定具体的、统一的、切合实际的双向转诊制度，明确各级医疗机构的功能定位，明确双向转诊的标准和流程。建立有效的双向转诊约束机制，对医疗机构不按标准转诊患者或者故意截留患者应给予惩罚，而对于严格按照诊疗标准开展诊疗活动的医疗机构则给予一定的激励。有效的转诊制度会使医疗机构"各尽其责，各行其是"，从而形成"上下分明、流通顺畅"的分级医疗制度。

（4）加强基层医疗机构建设：加大对基层医疗机构的硬件设备投入，完善人员配置，创新服务方式，提高医疗服务质量。健全全科医学教育体系和培训机制，加强以全科医师为重点的基层人才队伍建设，为社区居民提供优质的医疗服务，切实满足他们的医疗需求。建立大型公立医院对基层医疗机构的支持制度，通过组织二级以上医院的专家到社区坐诊，开展专题讲座、病例研讨；或要求基层医师去上级医院接受培训、进修，提高基层医务人员的医疗水平，实现医疗资源的共享。

（二） 农村医疗服务体系的构建

相关链接   努力推进农村医疗卫生服务体系建设

加强乡村医疗卫生机构基础设施建设。2007～2011年，安徽省投入17.11亿元，完成1262所乡镇卫生院和15066个村卫生室的业务用房建设和设备装备。陕西省采取民办公助、以奖代补的办法，集中两年时间，投入3亿元，完成26049个村卫生室的标准化建设，并按每个村卫生室3000元的标准，配备检查床、急救箱等基本医疗设备，基本实现了每个乡镇有一所卫生院，每个行政村有一个卫生室的医改目标。安徽省涡阳县克服财力不足的困难，在中央和省级财政补助资金321万元的基础上，安排配套资金993.6万元，于2012年化解了该县乡镇卫生院的长期负债。

促进农村基层卫生人才队伍建设。安徽省从2004年起，向社会公开招募大学生到乡镇卫生院工作。对招募的大学毕业生，按照本科生2万元、专科生1万元的标准给予一次性补助。陕西省从2009年起，累计投入2.56亿元，实施"安心工程"，解决乡镇卫生院职工住宿、用餐、洗澡、取暖等生活问题，并按照每人每年1万元的标准给予村医财政专项补助。江苏省把取得执业（助理）医师资格的村医纳入乡镇卫生院编制管理。安徽省在新农保的基础上，对到龄退出的老年村医每月再补助生活费300元。广东省从2013年开始，按照工龄每月给予老年村医700～900元的生活困难补助。

实施基本药物制度，推进农村基层综合改革。安徽省在国家基本药物目录307种的基础上，增补基本药物276种，率先在全国建立了规范性的药品采购供应机制，中标药品价格比国家零售指导价下降52.8%。同时，建立以绩效工资为基础的考核奖励制度，明确乡镇卫生院在核定的业务收支结余中按规定提取职工福利基金、奖励基金，提高了骨干人员待遇。陕西省在国家基本药物目录307种的基础上，增补基本药物292种。同时，实行药品"统一招标，统一价格，统一配送"政策。陕西省子长县每年设立60万元的乡镇卫生院院长奖励基金。（资料来源：全国政协提案委员会. 努力推进农村医疗卫生服务体系建设. 人民政协报，2014-06-20）

1. 农村医疗服务体系的构成   农村医疗服务体系是由县及县以下卫生组织机构构成，形成了以县医院为中心，乡镇医院为纽带，村组卫生室为基础的农村三级医疗服务网络。三级医疗网络覆盖了中国80%的农村地区，农村卫生条件也因此得到了很大的改善。但由于农村自然条件和卫生资源的落后，农民就医的可负担性较低，农村条件的特殊性决定了三级医疗网络在较长时间内成为农村地区医疗服务体系的重要模式。

2002年10月，国务院发布《关于进一步加强农村卫生工作的决定》，对农村卫生服务体系层次及功能进行了规定：县级卫生机构是农村预防保健和医疗服务的业务指导中心，承担农村基本医疗、预防保健、基层转诊、急救以及基层卫生人员的培训及业务指导工作；乡镇卫生院以公共卫生服务为主，综合提供预防、保健和基本医疗等服务。村卫生室承担卫生行政部门的预防保健任务，提供常见伤、病的初级诊治。

具体来说，各级医疗服务机构的功能有：

（1）县医院：县医院是所属行政区划的医疗中心、医疗业务指导中心和医疗教学科研基地，主要开展农村常见病、多发病和一般疑难危重患者的诊治医疗和抢救工作，指导乡镇卫生院开展医学工作，是整个县域的医疗中心；培训乡镇卫生单位的卫生技术人员，承担医疗技术培训作用；开展医学科学研究，引进和推广新技术，是整个区域的科研中心。

（2）乡镇卫生院：乡镇卫生院是县、乡、村三级卫生预防保健网络的枢纽，属于农村综合性卫生事业单位，是农村卫生建设的重点。乡镇卫生院是一定区域范围内的预防、保健、医疗技术指导中心，负责提供公共卫生服务和常见病、多发病诊疗等综合服务；开展日常医疗服务，诊治疾病，培训和指导乡村医生的业务技术，开展卫生宣传教育。

（3）村卫生室：村卫生室是农村三级医疗保健网络的网底，是广大农民群众利用医疗卫生服务的第一接触点。村卫生室的主要任务：开展计划免疫、传染病管理，预防和治疗当地常见病、多发病、地方病和寄生虫病；动员群众开展爱国卫生运动，落实计划生育措施，进行妇幼保健技术指导。

2. 农村医疗服务体系的现状　我国的农村卫生资源分布不均，政府财政投入主要面向县医院，而乡村两级卫生医疗机构投入甚少，县医院凭借其优势资源在农村医疗服务体系中居核心地位，而乡村两级所拥有的资源极少，其应有功能难以发挥。

（1）县级医院的龙头作用日益显现：当前以县级医院为龙头，乡镇卫生院和村卫生室为基础的农村医疗服务网络体系已经基本建立。县级医院作为县域内的卫生中心，在农村医疗服务体系中的引领作用日益凸显。县级医院负责基本医疗服务及危重急症患者的抢救，并承担着对乡镇卫生院、村卫生室的业务技术指导和卫生人员的进修培训。县级医院肩负着农村医改全局的重要任务，除了接待日常的门诊和住院患者外，还承担着下级卫生院、卫生室的业务指导和人才培训，接受社区、乡镇卫生院的疑难重症患者的转诊工作。在整个农村医疗服务体系中，县级医院起着支撑和辐射作用。

（2）乡镇卫生院基本医疗服务功能难以发挥：乡镇卫生院是农村医疗服务体系的主体，承担着农村地区公共卫生和基本医疗服务工作，在农村医疗、预防、保健以及健康教育方面发挥着重要的作用。但目前乡镇卫生院的基础建设和医疗设备配置落后，人才匮乏和流失现象严重，医务人员工资福利待遇较低、工作环境较差，培训和进修机会不足，难以吸引优秀人才流入，这些都会影响乡镇卫生院的基本医疗服务质量，其基本功能难以发挥。

（3）村卫生室组织结构脆弱：村卫生室是农村卫生服务网络的关键环节，在满足农村居民的基本医疗服务需求中发挥着主要作用。但当前村卫生室的诊疗设备缺乏、村医技术水平有限，难以为村民提供有效的卫生服务。村医待遇偏低，政府财政补助有限，工作热情缺乏，村级卫生室尚未纳入医疗报销体系，村民不得不舍近就远，去镇卫生院或县医院就诊，影响着机构的正常运行。

3. 农村医疗服务体系的完善　我国的农村医疗服务网络虽已建立，但农村卫生资源分布不均衡，乡村两级医疗机构基础薄弱，基本医疗服务功能难以正常发挥，因而完善农村医疗服务体系，以提高乡村两级医疗机构的服务能力。

（1）强化县医院龙头作用和辐射功能：在构建农村三级卫生医疗服务网络中，县医院应主动承担责任，发挥核心作用，帮助基层卫生院培训人才，实行双向转诊制度，让县乡医疗协作机制的优势充分显现出来；通过对基层医院进行常见病、多发病及疑难病症的诊疗知识培训，提高基层医院的服务能力；县医院与基层医院建立双向转诊制度，从而有利于实现县乡两级医疗机构的资源共享和资源的有效利用。

（2）加大基层医疗机构投入，增强其医疗服务能力：加强乡村两级医疗机构建设，政府应增加乡镇医疗机构的经费投入，以基本医疗服务为确定项目，给予相应标准的补助，降低医疗收费，提高农村居民对基本医疗服务的购买能力，以实现基本医疗服务的公平性；政府还要加强村卫生室的标准化建设，建立以政府投入为主，政府、集体、乡村医生个人多方筹资为辅的补偿机制，提高基层医疗机构服务能力；加强乡镇卫生院技术队伍建设，制定激励政策，引导医科院校毕业生去乡镇医院工作；提高农村乡村医生队伍素质，由卫生和教育部门联合，培养适合村级医疗机构需要的专业技术人员，充实乡村医生队伍。

（三）城乡医疗服务一体化

1. 城乡医疗服务一体化的内涵　城乡医疗服务一体化是指政府通过政策手段，整合城乡卫生服务资源，使城乡卫生人力、资金、信息等要素在一定范围内进行合理流动和配置，促进城乡卫生组织能够有机衔接、协调发展，以增强基层卫生服务能力，促进城乡医疗卫生的全面融合和协调发展，并实现城乡居民无差别地享受同质的公共卫生服务、基本医疗服务和医疗保障服务。城乡医疗服务一体化是实现健康公平的重要路径，通过城乡医疗服务的一体化来消除城乡间的卫生资源分配差距，进而消除城乡居民享受卫生服务的差距，逐步消除城乡居民的健康差距，最终实现城乡居民的健康公平。这正是城乡医疗服务一体化的根本任务和最终目标。

2. 造成城乡医疗服务差异的原因

（1）城乡卫生资源配置失衡：由于政府财政投入不同，城乡卫生资源配置出现明显的不平衡。城市大型医院获得的财政投入多，因而诊疗设备先进、医疗人员业务精湛，服务质量高；农村基层医院获取的财政投入较少，因而设施落后、人才流失，基本医疗服务功能难以保障。城乡医疗资源的差距，使农村居民难以享受城市居民同质的医疗服务。

（2）城乡医疗服务利用不均等：医疗卫生服务利用的公平性包括两个方面：一是同等医疗需求的个体应当获得同等质量的医疗服务，二是更多医疗需求的个体应当获得更高质量的医疗服务。目前我国的城乡医疗服务从服务可及性、服务质量和服务效率三个方面存在明显的差别。城市医疗资源密布，农村地区则较为稀缺，城市居民医疗服务的可及性明显高于农村；城市医疗机构设备先进，医师的诊疗技能也明显好于农村，医疗服务质量好于农村；从日均诊疗次数来看，大型医院的日均诊次数高于农村医院，治愈率也较农村医院高。城乡医疗服务利用的不均等，影响着城乡居民的就医需求和医疗服务的质量。

（3）城乡居民医疗保障的差异：我国建立的城镇职工医疗保险制度、新农合医疗保险制度、城镇居民医疗保险制度是根据不同人群设计的，而各项保险制度是相互独立的，造成各险种政策不一，缺乏相互衔接，造成了参保者无法在正常区域流动。随着我国城镇化的快速推进，人力资源在城乡间的流动加快，城乡医疗保险制度不贯通，信息不共享，管理不统一，造成流动从业人员医疗保险关系无法衔接。

3. 实现城乡医疗服务一体化的措施　必须加强基层医疗机构建设，提升各级医疗机构的服务能力，以实现城乡医疗服务一体化，让城乡居民都能均等地享受优质的医疗服务。

（1）加大基层医疗机构建设，实现医疗资源配置均衡：政府必须科学规划，加大政府财政投入，优化医疗卫生资源配置，将有限的资源更多地投入到基层医疗服务机构，加强农村医疗服务设施建设，强化对农村卫生技术人员的培训和培养，提升医疗资源的有效利用率，健全基层医疗服务体系。

（2）实现城乡医疗机构互动，提升各级医疗机构的服务能力：实现城乡医疗服务一体化的关键在于提升各级医疗机构的服务能力，而提升服务能力的关键在于城乡医疗机构的互动。城市大型医院要具有主动服务城乡基层组织的意识，建立科学的信息平台，通过管理指导、技术援助、提供教学和进修，提升自身管理和技术辐射能力；基层医疗机构也要主动与上级机构的信息渠道对接，争取更多的机会向上级医院学习技术和管理。城乡医疗机构的互动有利于促进城乡医疗机构服务能力的共同提高。

（3）统筹城乡医疗保险制度，破除制度障碍：我国的医疗保险体系具有明显的城乡二元特征，城镇职工医疗保险制度、新农合医疗保险制度、城镇居民医疗保险制度的服务人群不同，归属部门不同，筹资水平和待遇支付水平不同，无疑造成城乡居民享受医疗服务的差距。因此，需要适时整合新农合和城镇居民医保，建立城乡统一的居民医疗保险制度。只有将城乡居民纳入同一制度，能真正破解医疗保险的城乡二元问题，更好地体现医疗保险的公平性，并最终实现城乡医疗服务的一体化。

小　结

我国的卫生服务体系是由公共卫生服务体系和医疗服务体系所构成。公共卫生服务体系是以预防疾病、改善生活环境和促进健康水平为目的，有着特定的需求主体和供给主体，其供给不足形成了公共卫生服务的均等化问题。而医疗服务体系是以疾病治疗为主，同时具有预防、康复、健康咨询等多种功能；形成了三级医疗服务体系，各级医疗服务体系在疾病预防和治疗过程中发挥着各自重要的作用，但存在明显的局限性。建立城乡一体化的医疗服务体系，实现人人享有基本医疗服务显得十分重要。

【思考题】

1. 什么是卫生服务体系？它由哪些部分构成？

2. 什么是公共卫生服务体系？它有哪些特点？

3. 公共卫生服务的需求和供给主体是什么？公共卫生服务的需求和供给的实现方式有哪些？

4. 什么是公共卫生服务均等化？如何实现公共卫生服务的均等化？

5. 什么是医疗服务体系？各级医疗服务体系的功能有哪些？

6. 如何构建功能完善、分工协作的城乡医疗服务体系？如何实现城乡医疗服务一体化？

NOTE

第八章 卫生筹资

学习目标

通过本章学习，掌握卫生筹资的基本理论、卫生资金筹集的各种方式及其优缺点；熟悉我国卫生筹资改革现状及其历程；了解我国卫生筹资改革面临的问题和挑战。

【案例】

各国卫生筹资的实践经验

从国际经验来看，药品筹资和卫生筹资的来源是基本一致的，主要包括税收、社会保险、商业保险、个人自付等方式。部分国家还有社区筹资、国际援助等来源，设立药品周转金也被认为是药品筹资的重要内容。

在具体的药品保障项目中，不同国家筹资方法不完全相同。从大的方面来说，一类是独立筹资，主要为政府拨款。如南非和一些第三世界国家由政府出资向公立医疗机构供应基本药物，免费提供给患者；印度于2012年也启动了同样的保障计划。一类是混合筹资。在多数国家，不论是国民健康服务体系国家还是医疗保险为主体的国家，药品筹资结构和途径均与卫生服务基本一致，主要来自政府拨款、医保筹资和个人自付。

在具体的资金使用和行政管理上，不同国家又有所差别。在澳大利亚药品福利计划（PBS）中，从澳大利亚健康保健计划（Medicare）层面完成筹资后，把资金总额切分为PBS和MBS（医疗福利计划）两个部分，PBS获得预算后独立运行。俄罗斯药品补充保障计划主要针对穷人，政府从强制医疗保险项目中划拨一部分预算，提供免费基本药物。意大利卫生服务体系是以税收为基础的国民卫生服务体系，由专门的国家药品管理局来制定药品目录、制定药品预算，并负责报销等管理工作。2009年之前，罗马尼亚医疗保险基金会对全国药品使用制定年度预算，根据药师人数、职业地位、所处地区计算并下达每个药房的月度预算额。为方便患者，2009年罗马尼亚取消了这一预算限制。但仅仅9个月，该国药房就花光了全年预算额度。葡萄牙卫生部代表政府和制药协会签署全国药品总费用控制指标，超标部分的费用，制药企业要返还给政府。此外，越南、苏丹、老挝等国家建立了基本药物周转资金，孟加拉国、印度等国家对药品采购流程进行了调整，均被WHO认为有效改善了药品筹资机制。（资料来源：傅鸿鹏. 医药经济报，2013-07-10）

【思考】

什么叫卫生筹资？卫生筹资的主要方式有哪些？

世界卫生组织的成员国于2005年提出"全民覆盖"的目标，即建立本国的卫生筹资体系，保证国民能够获取卫生服务，同时不会因为支付这些卫生服务费用而遭受经济困难。为了实现这一目标，各国面临卫生系统如何筹资、卫生系统如何促进可利用资源的最佳使用等卫生筹资问题。卫生筹资不仅是为卫生筹集资金，还涉及向哪些人筹资、何时缴费以及如何使用筹集资金等问题。

第一节　卫生筹资的基本理论

一、卫生筹资的定义

顾名思义，卫生筹资是指为购买卫生服务而进行的资金筹集活动。这个定义主要是从会计学角度来定义的，没有突出卫生筹资的社会目标，只强调了它的直接目标，即购买卫生服务。在世界卫生组织《2010年世界卫生报告》中把卫生筹资定义为"为实现足够多的、公平的、有效率的卫生资金的筹集、分配和利用活动的总和"。假如通过卫生筹资活动获得的资金统称为"卫生服务基金"，那么卫生筹资可以理解为"卫生服务基金"的筹集及其集中统筹，具体包括如何筹集"卫生服务基金"？为谁、什么时候筹集"卫生服务基金"？用"卫生服务基金"购买哪些卫生服务？怎样才能做到不浪费？有鉴于此，卫生筹资是为购买卫生服务而进行的资金筹集活动，是实现足够的、公平的、有效的卫生资金的基础与保障。

作为卫生经济学的基本内容之一，研究卫生筹资是研究卫生服务基金的筹集及其集中统筹的公平和效率问题，包括卫生服务基金的筹集方式研究、卫生服务基金筹集的公平性研究、卫生服务基金的集中支付方式及其效率研究。

二、卫生筹资的职能

根据上述定义，卫生筹资系统有资金筹集、集中统筹和购买服务的功能。

（一）资金筹集

卫生服务系统通过卫生筹资能从政府、家庭、组织或商业部门和其他外部渠道筹措资金。筹资的方式灵活多样，目前世界各国采用的筹资方式主要有政府税收和转支付、健康保险、社会卫生筹资、患者的直接支付和国外贷款及求援等方式。比如，在低收入国家，国家的税收能力极为有限，转移支付能力很小，增设一些专项税（如烟税、酒税）更为可行。甚至，在一些经济发展有限的国家通过对外求援的方式筹集卫生服务基金以满足人们的卫生需要。

（二）集中统筹

一国政府通过卫生筹资可以对全社会的卫生资金进行统筹，可以对每个公民一生的卫生资金进行统筹。就某一个人而言，什么时候发生疾病是不确定的，发生了疾病后用于疾病治疗的费用也是不确定的，因此有必要统筹一生卫生资金，做到未"病"绸缪。对一个国家而言，因为哪些人将会发生疾病，哪些地区、什么时候会暴发疾病也是不确定的，因此要对本国的卫生资金进行统筹。

（三）购买服务

大量证据表明，通过预付费措施筹集资金是增加人群覆盖率最有效、最公平的基础。当预付费用来自大多数人群，通过统筹不同来源的资金覆盖到每个人的卫生费用时，这种机制的运行效果最好。实际上，这种机制意味着富人资助穷人，健康人资助患者。

三、卫生筹资的目标

卫生筹资的功能是指卫生筹资能干什么，卫生筹资的目标是指为什么而筹资。

（一） 健康目标：卫生服务的可及性、分担经济风险目标

人人享有卫生服务，人人不会因支付卫生服务费而变穷，这是我们人类的奋斗目标。由于民众生活的地区、收入、职业、种族、性别等各有差异，人人享有健康并不意味着保证绝对相同的健康水平，而是强调所有民众都能获得最大可能的健康。但现实社会的区域之间、富人与穷人之间存在享受卫生服务的极大差异。因此，我们需要进行卫生筹资。

在人类的各种风险中，疾病风险是危害严重、涉及面广、直接关系每个人基本生存利益的特殊风险；疾病风险带来的危害不仅仅是经济上的损失，而且还有生命和健康的损失。此外，卫生服务的提供也具有外部经济效应，即提供卫生服务对他人造成了影响，也就是说出资者可以获益，不出资者也可获益。因此，要风险共担。

（二） 社会目标：卫生筹资的公平

卫生筹资的公平，主要是指在进行卫生筹资时，要考虑不同收入人群的支付能力。换句话说，卫生筹资过程也是卫生资金负担分配过程。"同等地位的人要同等待遇。"目前，常用于检验卫生筹资是否公平的方法有三种：垂直公平、水平公平和代际公平。

1. 垂直公平   是指根据支付能力来进行卫生筹资。根据经济学的边际效益递交规律，收入的边际效用随收入的增加而减少。这意味着支付能力越高者，其支付水平也越高。在卫生资金筹集实践中，卫生筹资的垂直公平常常涉及三种支付方式：累进制、累退制和均衡制。在累进制中，当收入增加时，卫生支出占总收入的比重也随之增加；在累退制中，当收入增加时，卫生支出占总收入的比重减少；在均衡制中，无论个人收入状况如何，其卫生支出占个人收入比例应相等。总之，具有不同支付能力的民众做出不同的支付。

2. 水平公平   是指具有相同支付能力的人（不论其性别、婚姻状况、职业、国籍等）做出相同的支付。但实际是在设计筹资体系时，很少考虑公民的支付能力，而往往考虑不同人群的不同疾病风险。由于疾病风险相同的人群的支付能力并不一定相同，因此水平公平的目标应通过政府财政预算的拨款来实现。但在税收筹资体系中，水平的不公平可因体制的一些例外而产生，比如税收减免政策。

3. 代际公平   是指当代人的卫生资金应该向当代人筹集，不能向下一代转移卫生资金的负担。在实践中，预付费措施筹集资金是一种趋势，将成为一种卫生资金筹集的主流模式。在预付费措施筹集资金下，就一代人而言，未生病的时候为生病的时候筹集资金，即在年轻的时候为年老的时候筹集资金。就几代人来说，当代人正在筹集卫生基金的时候，上一代人开始使用卫生基金。由于卫生成本的增长与人口、经济增长不一致，因而卫生基金缺口现象时有发生。因此，在卫生资金筹集的实践中，应注意代际负担的合理分配，做到代际公平。

（三） 经济目标：卫生筹资的效率

由于卫生资源是有限的，所以必须有效地筹集卫生资金，使其投入最小化，产出最大化。具体而言，卫生资金的筹集效率主要表现在两个方面：一是减少卫生资金筹集的额外负担；二是稳定卫生基金的结构风险，即使来自不同筹集渠道的资金也要在卫生基金中保持相对稳定的

比例，从而保证卫生筹资的可持续性。额外负担在经济学中称为"无谓的损失"，有的卫生经济学教材称之为"自重损失"或"效率成本"。由于医疗卫生服务的公益性，税收被称为卫生资金筹集的主要渠道之一。因此，在卫生筹资过程中难免会带来额外负担。税收理论证明，有效率的税收往往不公平，反之亦然。由此可见，对于政府来说，要寻找一种既能使额外负担最小化、又可达到高公平性的适宜税种无疑是一种挑战。

卫生筹资的可持续性。可持续性有狭义与广义之分。狭义的可持续性是指一个体系使其用户和资金持有者有足够的资源用于继续进行有长期收益的活动能力。广义的可持续性是指一个项目通过提供服务，使地方和中央政府为得到长期收益而愿意提供继续服务所需的时间、资源和政治支持的一种特征，包括筹资的可持续性、政治的可持续性、组织和管理的可持续性。本书采用的狭义可持续性，即卫生筹资的可持续性。在经济不稳定的状态下，如何维持稳定的卫生筹资已成为至关重要的问题。在世界卫生组织呼吁下，世界各国纷纷开始建立预付措施的卫生筹集机制，如开设专门税、社会保险、自愿的私人健康保险等。但每种机制都不是万能的，单靠某一种机制无法达到卫生筹资的可持续性目标，因为筹资的可持续性问题与成本急增和低收入人群的可承受能力密切相关。正因为如此，目前建立一种能够不依赖外部投入而自我生存的卫生筹资体系已越来越受到关注。

四、卫生筹资的影响因素

影响卫生筹资的因素很多。人口以及人口老龄化对一国或地区的卫生筹资有重要影响，这是一个全球不争的事实。为了实现"人人享有健康，全面覆盖"的目标，但世界上有很多国家囊中羞涩，只能求助于国际援助。但人口因素、经济因素都不是决定性因素，比如美国在医疗保健方面的开支比其他任何国家都要高出很多，无论从总费用、人均费用，或是从占经济产出的份额来看都是如此。其中主要的原因是美国的社会状况有别于其他国家，这意味着卫生筹资还受当地社会文化影响。除此之外，医疗卫生服务不同于一般商品，具有很大的特殊性，具有公共品、外部性和信息不对称性等特征。这就决定了医疗服务供给和需求出现逆向选择和道德风险，从而影响卫生筹资。有些人认为，人的健康是至高无上的，是无价的，没有健康就没有一切。那么每一个个体和作为整体的社会将总是努力争取实现卫生供应的最大化，可用于卫生领域的资源是稀缺的，必须精打细算。由于在不同国家或同一个国家的不同时期，政府对卫生筹资公平目标有不同的理解，从而导致卫生筹资存在显著的差异。由此可见，卫生筹资的影响因素有公平价值观、经济发展水平、市场失灵和政府管制政策、社会文化等四方面因素。

（一）公平价值观

由于思想意识基础不同，公平性在不同背景下有不同的含义，从而产生不同的卫生保健系统，进而影响卫生筹资。在理论上，有关社会公正的众多理论都可以用到卫生领域，主要体现在平等主义和自由主义两种倾向。平等主义主张一个公共出资体系，医疗卫生服务按照需要进行分配，按照支付能力收费。自由主义主张私人筹资体系，医疗卫生服务按照支付能力分配，公共支出应该尽少参与并限定在对贫困人口的最低标准的支持上。在实践中，大多数国家的卫生体系是不同制度的组合，有不同意识形态的痕迹，并且会随着政权的更替发生变化。

（二）经济发展水平

不管一个国家有多富有，没有哪个国家可以给全体国民提供能够改善健康或延长寿命的所有技术或干预措施。一般有三种筹集额外卫生资金的方法：①提供卫生投入在政府预算中的优先等级；②寻找新的多样化的国内筹资渠道；③增加国外的财政支持。不管采用哪一种或多种方法来筹集卫生资金，最终受到经济发展水平的制约。因为收入水平决定了家庭支付卫生保健的能力和对卫生服务的需求，低收入国家由于财力有限而不得不向外求援。在2008年全球经济低迷之前，较富裕的国家向较贫穷的国家提供的卫生援助以稳定的速度不断增长。2008年全球经济低迷后，虽然某些援助国保证维持2010年对官方发展援助的承诺，但一些援助国已经减低或者延迟承诺的实现。

（三） 市场失灵与政府管制政策

作为一种产品，医疗卫生服务包含卫生要素的复杂性、获得质量信息的困难性、信息分布的不对称性、外部效应以及提供和接受服务的同时发生性等特征。其中，信息不对称性导致市场严重失灵，出现逆向选择和风险选择，与外部效应共同决定政府管制。从效率来讲，保险公司希望被保险者都是健康人而没有高患病风险人群，但由于平衡各方面错综复杂的信息将是一件十分困难的事情，所以保险公司必须对何种人可以投保，以及如何购买保险进行限制。对投保人来讲，疾病风险高的人群最需要保险，疾病风险低的人群不需要保险，同时疾病风险低的人群甚至也不愿意与疾病风险高的人群一起购买保险，加上医疗卫生服务的外部性，致使市场作用失灵。

政府管制是矫正市场失灵的方法之一。政府管制的工具就是卫生筹资政策。实践证明，卫生筹资政策决定卫生筹资总量及资金的使用。具体表现如下：①筹资政策是决定资源流向、分配，以及对卫生服务提供者进行激励的重要手段。②在低收入国家中，患者直接支付的筹资机制成为实现全民覆盖目标的主要障碍，预付措施干预机制有力地促进全面覆盖的实现。在高收入国家，卫生筹资政策将决定国家是否有效地控制和管理卫生服务费用的膨胀。③如果没有理性且全面的卫生筹资政策，那老年人、残疾人和健康水平较低人群的卫生服务费用将成为国家财政的沉重负担。④一个国家能否让其民众平等地获得基本卫生服务，卫生筹资政策将起决定性作用。

（四） 社会文化

毫无疑问，一个国家的政治、文化、人口和流行病学等方面的宏观环境及其变化将对卫生筹资政策产生较大的影响。

与其他决策一样，筹资政策决策是一个复杂的政治过程，它牵涉许多势力很强的利益集团，如医学组织、劳工联盟、药品工业、保险业等。每一个利益集团都拥有政治资源，并在政治中扮演着一定的角色，由此决定了在筹资政策制定过程中的权势较量。此外，许多国家面临着政治动荡的局面。如有的国家政府内部的各种腐败和利益争斗盛行，导致政府无暇顾及卫生事业的发展；有的国家因政治意愿不够强烈，没有把卫生领域作为其发展重点；有的国家基本维持政府预算用于卫生领域，随着社会的发展，政府对卫生的投入实际上却在下降，这显然不能满足人们日益增长的需要。

随着社会的发展，无论是发展中国家还是发达国家的人口模式都在发生着变化。总体上，人口出生率和增长率都有所下降（尽管在较发达和较不发达国家间的人口增长、期望寿命和婴儿死亡率仍有较大差别），期望寿命提高，共同加速人口老龄化的趋势。随着老龄化进程的不断加速，导致与人口相关的医疗卫生服务需求、医疗卫生资源配置等方面的变化，从而最终导致医疗卫生支出的变化。

此外，日益发展的通信、交通以及教育水平大大影响了人们的生活方式、营养状况、社会和家庭结构、价值观念及生活期望。这些变化带来了一些新的社会问题，包括传统上的由家庭和社会组成的支持体系的崩溃等。这些变化提高了人们对卫生服务的需求，也增加了人们获得卫生服务的机会。随着天花、脊髓灰质炎等传染性疾病逐步被消除，许多国家的疾病模式从传染病转变为慢性疾病，并成为其主要的疾病经济负担。然而，近年来传染性疾病的死灰复燃（如结核病），以及某些新的传染性疾病（如非典、禽流感）在某些国家的出现，引起了世界的关注。在一些贫穷国家，同时受到慢性疾病和传染性疾病的双重打击，尤其是后者（如疟疾、艾滋病）甚至将整个国家推向几乎崩溃的境地。

第二节　卫生筹资的主要渠道

一、政府卫生筹资

（一）政府卫生筹资的基本问题

政府卫生筹资是指卫生资金由政府通过税收、转移支付和国际援助的途径来筹集的一种方式。尽管政府的筹资力量有限，无法做到按需提供卫生服务，但世界上所有政府都在努力为本国国民需要或要求的卫生服务进行筹集资金，不但有机会扩大经济风险保护，而且用更公平的方式获得卫生服务。

（二）影响政府卫生筹资的因素

1. 政府收入　政府年收入是政府卫生筹资的根本影响因素，收入的渠道主要是税收、非税项目和国际援助。不管是税收、非税收项目，还是国际援助，都对不同群体的人群造成经济负担，特别是税收负担。因此，一个国家由于受经济的发展水平和人们对政府的信任程度的影响，政府进行卫生筹资时需要考虑人们支付税款的意愿和负税能力。反之，卫生筹资高的卫生服务成本也会促使税率上升。

2. 财政管理体制　财政分权体制是影响卫生筹资的一个重要因素。不同的分权体制决定卫生筹资由哪一级政府承担筹资任务以及分享筹资收益，这涉及卫生筹资的相关事权和财权在中央政府和地方政府之间如何分配问题。比如，卫生服务的筹资是由中央和地方政府共同承担，收益应如何在政府间转移？此外，政府预算是否优先安排卫生资金也直接影响政府卫生筹资。据《2010 世界卫生报告》报道，虽然卫生在政府整体预算中的优先等级随着国民收入的增加而提高，但一些政府尽管国民收入水平相对较低，仍选择高比例地投入在卫生方面；而其他相对富裕国家的投入比例却较低。国家在预算中并不优先考虑卫生系统有多种原因，有些是财政原因，有些是政治原因，还有一些可能与财政部门认为卫生部门效率低下有关。政府给予卫生系统的预算优先性反映了政府对国民健康的关注程度，解决全民覆盖的问题同样意味着政府将解决贫困和社会边缘人群、被剥夺公民权利的人士和缺乏代表性人士的问题。

（三）政府卫生筹资的方法

政府卫生筹资可以采取下列多种形式：普通税收和赤字财政、通货膨胀的利用、专项税、政府发行彩券和开办赌博业等。

1. 普通税收 普通税收是政府的主要收入，其主要类型有流转税和所得税两类。世界各国将普通税收的一部分用于卫生服务的一些项目上已有很长的历史了，虽然其重要性在不同国家间有所不同，但却是卫生筹资最重要的渠道。《世界卫生统计年鉴》的数据表明，2000年全球政府一般性财政预算支出占卫生总支出的平均水平为57.6%，2008年为60.9%。2000年我国的财政预算支出占卫生总支出的百分比为38.2%，2009年上升到52.5%。

2. 通货膨胀 通货膨胀是一种卫生筹资手段。假如在财政平衡状态下，增加财政支出来筹资卫生资金，导致政府财政支出大于财政收入，即财政赤字。为了弥补财政赤字，可以增发货币。但由于社会产出没有同时提高，增加的货币会导致物价上涨，坑害了消费者。如果政府缺乏控制通货膨胀的能力，将严重影响经济发展、储蓄和投资，那么由通货膨胀所致的负担是不平等问题和经济不稳定问题，从而使社会不稳定。

3. 专项税 专项税是指用于专门项目或用途的税种。世界上有一些国家建立了专门用于卫生的税收。比如澳大利亚、韩国通过征收烟草税来资助国家（亚）健康促进基金，泰国通过对烟草和酒精征2%的附加税来资助国家健康促进基金。专项税能保证卫生筹资，特别是在健康促进和疾病预防方面的筹资，深受卫生部门的欢迎。但采用专项税来筹资卫生资金，很难在筹资与医疗服务上展开竞争，并且在较长时期才能看到筹资成果，对重视选举周期的政客或对金融可行性的保险基金没有吸引力。同时财政部门不太支持专项税，因为它会破坏他们在财政预算分配上的权力。

4. 其他筹资渠道 包括政府发行彩票、组织赌博业和加强税收征管等途径。比如印度尼西亚通过鼓励纳税遵从性来提高税收，资助卫生系统。此外，还可以通过提高卫生资金使用效率获得额外的收益。这些额外的收益，可更多地为卫生服务筹资或覆盖更广泛的人群。

（四） 政府卫生筹资的优缺点

政府筹资之所以成为卫生筹资的主要渠道之一，是因为它在实现人群更大范围的覆盖、筹集资源范围广泛和治疗模式简单等方面具有优势。但与其他筹资渠道相比，在筹集资金的稳定性、公平性、资金使用的潜在失效性以及政治的敏感性等方面存在不足。具体概括如下：

1. 通过政府筹资，可以将受益面扩大到更大范围的人群，如非正式部门的职员、贫困人群或弱势群体。同时，政府筹资具有更大的筹集资源的范围，资金的筹集不仅限于工资收入，还包括一系列税收和非税收资源，筹资的负担将分散到更为广泛的人群。由此可见，政府筹资在某种程度上不但规避了风险选择问题，而且筹资负担相对公平，因此，在理论上成为更公平的卫生筹资渠道。政府筹资虽然有利于全面覆盖，但富人受到更大的益处，从而有失公平。具体表现有以下四个方面：①穷人由于面临诸如地域可及性问题或时间成本问题而倾向于更少的利用服务；②富人往往利用的是成本较高的医疗服务，而穷人利用的是低成本的服务；③由于缺乏可信的医务人员和可获得的药品资源，居住偏远地区的人不得不利用自己的资源去寻求更高一级的服务；④医务人员或医疗机构收取非正式费用（如红包）也常常将无力支付此费用的贫困人群排除在可获取的服务之外。

2. 政府筹资的治理模式简单，并具有实现行政效率和成本控制的潜能。一般政府筹资的治疗模式为政府-卫生部-公立医疗机构，没有过多的参与者，由此使得政府在组织卫生系统时更具效率，并减少了交易成本。但通过政府筹资来提供卫生服务往往存在潜在性失效。从国际经验看，政府筹资主导下的卫生系统效率低下表现在陈旧的基础设施，缺乏反应性的医务人员，精简机构或重新定位重点领域的失能，滥用垄断权力，过时的医疗技术等。

3. 政府筹资虽然以税收为保障，通过政府预算安排，但由于财政预算容易受政治压力或外部冲击的影响，卫生部门必须同其他部门竞争同一资源，从而导致政府卫生筹资的不稳定性。此外，从分配资金给卫生领域的过程也反映了卫生部同其他部门，尤其与财政部相比，处于传统的弱势地位。

相关链接　公立医院一定要公共筹资

要把公立医院的收费降下来，没有财政投入万万不行。但财政全包下来也根本不可能。怎么办？希望在医疗保险，公立医院一定要公共筹资。

穷人有医疗救助，普通人有社会医疗保险，特殊人群有补充医疗保险。医疗保险和财政投入的根本性作用是一样的，都是通过公共筹资的方式降低医疗费用中的患者自负比例。

计划经济时代靠财政投入降低患者自负比例，市场经济时代就得靠医疗保险降低患者自负比例。计划经济时代，公立医院从财政那里拿钱；市场经济时代，公立医院得从医疗保险那里拿钱。2010 年，笔者在美国做访问学者，仔细研究了纽约公立医院集团的财务报表。研究完了大吃一惊，因为纽约市政府给公立医院集团的钱只有一点点，不到总收入的10%，大量的经费来源于老人医疗保险和穷人医疗保险，还有商业医疗保险。由此可见，公立医院不一定要财政给钱才能维持。但公立医院一定要公共筹资才不会被老百姓骂。在计划经济时代，要通过政府投入、价格管制来降低患者自负费用；在市场经济时代，要通过医疗保险的费用补偿、价格管制来降低患者自负费用。（资料来源：罗力. 给公立医院和基本医疗画个像. 健康报，2014-07-07）

二、社会健康保险

（一）社会健康保险概念

社会健康保险是国家通过立法的方式强制实施的一种健康保险形式，它是整个社会保险系统中的一个子系统。与政府卫生筹资相比，社会健康保险也具有强制性的特点，但是在社会制度上存在较大的差异。比如投保者缴纳的保险费和所享受的好处不能被政府单方面的行政命令改变，各方签订的合同只能通过新的法规来改变，而新法规必须由所有的利益团体达成一致和认可。虽然社会健康保险的覆盖面较广，但并不是全体公民都能享受这一权利，只有符合有关规定并按照规定缴纳了保险费的人群才有权利。因此，人们从社会保险中得到好处是自己付出保险费换来的，而不认为是政府福利。

社会健康保险的组织形式包括疾病基金和工资税筹集两种类型。前者是保险计划由非营利性组织建立和实施管理，并在严格的监管下相互竞争参保人，欧洲、拉丁美洲的大部分国家是这种类型。工资税筹集形式是由一个单独的半国营机构进行管理，保险资金的筹集一般是从雇员的工资中按照一定的比例扣除，这部分由雇员和雇主共同负担，而国家也会有一定的补助。

（二）社会健康保险的优缺点

1. 社会健康保险筹资的优点

（1）为卫生系统筹集更多的资源　与政府筹资相比，采用社会健康保险筹资直接从工资中扣除比增加税收的方法更容易筹资，也更容易让居民接受。在政府没有空间增加卫生费用的投入时，社会健康保险是卫生系统筹集资金较好的选择。

（2）资金筹集更为稳定：由于社会健康保险筹资对政府预算的依赖性不强，因此，它能稳定地为卫生系统筹集资源。

（3）实现风险分担：社会健康保险将劳动者的保险费筹集到一起，可以实现高收入和低收入人群、高风险和低风险人群的风险分担。

2. 社会健康保险的缺点

（1）覆盖面有所限制：一方面，社会健康保险覆盖的人群多为正式部门的雇员，许多非正式部门雇员，以及老人、儿童等被排除在外；另一方面，对慢性疾病和预防服务的覆盖不足。由于慢性病具有长期性特点，在保险目录中很难合理制定出报销方式及报销比例，因此往往很少被纳入社会健康保险的覆盖范围。

（2）对经济的负面影响：从理论上和长期看来，工资税的负担最终还是会转移给受雇者。如果劳动力市场和产品市场缺乏竞争力，雇主不可能通过降低雇员的工资来支付增长的保险费，从而导致劳动力成本增加，引起更高的失业率。

（3）成本高昂：主要包括管理成本和增长成本。在管理成本方面，首先要对所筹集的基金进行管理，要考虑资金的投资和储备，并在长期情况下确保其偿付能力。其次在运作过程中，基金管理者既要监督医疗卫生供给方，又要监督就诊患者就医行为，防止医疗服务的滥用。最后，政府部门还要建立必要的监管机制，对保险基金进行监督，以防止欺诈，并提高基金运作效率。此外，由于存在道德风险，社会健康保险可能导致服务的过度需求和过度提供，从而导致成本增长。所有这些因素都可致使这样的筹资模式具有较高的管理成本。

三、私人健康保险

（一）私人健康保险的概念

私人健康保险是投保人与保险人双方在自愿的基础上订立合同，当出现合同中约定的保险事故时，由保险人给付保险金的一种健康保险。由此可见，私人健康保险的最大特点就是自愿性。因此，私人健康保险既可以由非营利性保险公司提供，也可以由营利性保险公司提供，消费者自愿选择最适合自己偏好的保险项目，保险费用与疾病风险相一致。

（二）私人健康保险的优势与不足

私人健康保险在风险结构平衡管理上具有优势，征收的保险费接近于可能发生的偿付费用加上管理费用和剩余利润，保费管理成本相对较低。但覆盖水平比社会健康保险要低得多。在同样的覆盖水平下，私人保险的保费成本将高出25%～40%。然而，发展中国家由于经济不发达，私人健康保险仍是一种非常有用的筹资补充渠道。

四、患者直接支付

（一）患者直接支付的概念

患者直接支付是指患者在接受医疗服务时，直接向服务提供者支付费用。患者直接支付具有服务供需双方的交易当场发生，实施最为简单，会减少因为渎职、腐败和间接经营成本所导致的资金流失。同时，通过地方筹资和费用支出也增加了地方的责任感和透明度，从而提高资源的分配效率，增加消费者使用卫生资源时的责任心和卫生服务提供者的责任心。但实行该筹资方式后，贫困者将无力支付医药费用而不得不减少其对"必需卫生服务"的利用。

（二）现金支付的优缺点

当政府对卫生服务筹资的意愿或能力有限时，患者直接支付是一种较好的卫生筹资策略，并很容易管理。通过服务收费来鼓励大众寻求更为有效的卫生服务，从而避免因免费提供卫生服务所造成服务过度利用。患者直接支付有利于对特定人群实施费用的部分或全部免除，防止穷人陷入经济困难。

同时，患者直接支付也有缺点：患者直接支付可阻止人们利用卫生服务的积极性，对健康造成严重的负面影响。患者直接支付还危及其家庭的经济状况，导致资源利用上的无效率和不公平；鼓励有支付能力的人过度享用卫生服务，没有支付能力的人却不能享用。

五、社区卫生筹资

（一）社区卫生筹资概念

社区卫生筹资是指一个社区中（同一个农村地区、行政区、其他区域或相同社会经济或种族的群体）的各个家庭，为既定的一系列卫生服务相关费用筹集或协作筹集资金的一种卫生筹资机制。社区卫生筹资具有强调社区参与管理、受益成员来自其他形式的健康保险排除在外的群体、成员共享统一价值和准则等三大特征。

（二）社区卫生筹资的优缺点

1. 社区卫生筹资的优点

（1）社区卫生筹资让低收入人群能获得卫生服务。通过减少卫生服务直接的现金支付和增加卫生服务可利用的资源，该方案在提供财政保障方面起到非常重要的作用，提高了更大范围人群的健康保险覆盖水平，增加了卫生服务的可及性。

（2）社区卫生筹资是卫生筹资体系的一个有用的组成部分。一方面，社区卫生筹资能完善或填充其他卫生筹资方案（如社会健康保险和政府筹资）的空缺，另一方面也是建立更大规模筹资体系的第一步。

（3）为低收入国家筹集卫生资金发挥了重要作用，比如在亚洲的中国（新型农村合作医疗）、印度、尼泊尔和菲律宾，以及拉丁美洲的阿根廷、哥伦比亚、墨西哥等国家有所发展，尤其在非洲撒哈拉地区得到普遍发展。

2. 社区卫生筹资的缺点　筹资可持续性问题是社区卫生筹资的最大缺点。社区卫生筹资的规模过小，强调自愿，还有管理技能等特征对可持续性发展问题产生影响。

第三节　卫生筹资的国际经验

到目前为止，世界各国都有符合自己国情的一定形式的卫生筹资体系。在卫生服务筹资的道路上，各个国家都积累了一些经验。从国际、国内得到的经验中发现，有些是通用的经验，有些受价值观、经济约束条件和机遇的影响。不同经济水平的国家，卫生筹资措施存在较大差异。

一、卫生筹资的一般经验

（一）全民覆盖与消除卫生服务可及性障碍相结合

降低患者直接支付在卫生筹资中比重，建立预付费制和融资既可以消除使用卫生服务的经济障碍，又可以降低发生灾难性卫生支出的概率。这两点正是通往全民覆盖道路上的两个主要途径。然而，只有当政府为没有能力缴费的人承担卫生费用时，才能实现全民覆盖。不管一个国家有多富，总是会有一部分人因为太穷而无法交纳所得税以及保费，或只能支付一小部分的保费。但即便取消患者直接支付，也不一定能保证消除利用卫生服务的经济障碍。因为交通费和住宿费用也会妨碍穷人利用服务，同样还有一些非经济障碍也会影响卫生服务的利用，例如对妇女单独出行的限制、将某种疾病的诊治看作是一种耻辱以及语言障碍等。这些问题的解决，必须是全民覆盖与消除卫生服务可及性障碍相结合。

（二）筹资的多元化与强制性预付费制度相结合

筹资的多元化不但是国际卫生筹资的趋势，而且也是世界各国在卫生筹资过程中的实践经验。不管是低收入国家、中等收入国家，还是高收入国家，它们的卫生筹资系统是多种渠道和选择的组合。从长远看，小规模资金统筹在经济上并不可行，其生命力非常弱。如果施行自愿投保原则，那么想要通过保险计划实现全民覆盖就是不可能的任务。此外，筹资的多元化不但是多种筹资渠道和选择的简单合并，而且应该是熔炉一体。因此，有必要建立强制性付费制度，统一管理多元化卫生筹资体系。多个统筹资金分别服务于不同人群是低效行为，因为这些统筹资金属于重复工作，且会加大管理和信息系统的成本。多个统筹资金同时存在，还会加大实现公平和经济风险保护的难度。同时，收入不同且具有不同健康风险的居民向同一个统筹资金缴费，用同一个统筹资金对医疗费用进行补偿，这样可以增加统筹资金经济风险保护的能力。

二、不同水平国家的卫生筹资经验

（一）低收入国家卫生筹资经验

低收入国家面临的严重挑战是为居民提供基本的卫生服务并提供筹资保障。因此，低收入国家卫生筹资的经验主要表现为以下4个方面：

1. 有效配置国内的卫生资源和审视使用者付费机制相结合　加强政府使用国家资源用于卫生服务领域的能力，提高卫生总费用占 GDP 的比例。由于经济发展水平不高，公共筹资不足，患者直接付费的卫生筹资所占比例较高，使用者付费机制可能长期存在，直到政府愿意或有能力动用更多的资金用于卫生服务领域。如果低收入国家采用使用者付费方式进行筹资，那么就必须关注贫困人群卫生服务的可及性及其对大病的卫生费用支出提供筹资保障。

2. 充分利用国际援助 国际援助是低收入国家卫生筹资的必要渠道，对实现卫生系统中的众多目标起到非常重要的作用。援助方式要力求灵活，比如有直接的捐助方式、项目援助方式、减免债务的援助方式等。直接的捐助方式因受国际经济发展形势的影响而出现捐助资金的不稳定性和不可预见性，从而导致不可持续性，也无法进入财政预算环节。对某些低收入国家而言，实施债务减免可以为债务国提供额外的财政空间和资源，从而用于卫生领域的筹资。其中突出的问题是捐赠国如何通过对减免低收入国的债务来帮助其筹资，以及债务国应该怎样很好地利用这些资源。

3. 建立全民卫生服务体系，改善风险分担机制 低收入国家可以建立全民卫生服务体系，改善风险分担机制来实现筹资保障的改善。主要方式包括财政部门进行总体预算，采用社会健康保险、自愿健康保险、社区层面筹资等。在建立全民卫生服务体系过程中，必须加强管理，做到明确责任、防止腐败、增强激励、充分筹资、公平负担。为此，政府必须在加强国家的总体预算基础上，提高公共机构的管理能力，增强民众对政府服务的可获得性和质量意识，以及民众使用政府资源的意愿。

4. 增强公共支出的公平和效率 在筹资受限，额外的财政空间存在困难时，低收入国家的投资方向应该放在覆盖全民的基本服务和一些公共卫生服务，有利于卫生筹资公平。为了提高公共支出效率，低收入国家必须改善其目标支出，将资金用于带来最大边际效益的项目。适当的时候，低收入国家要做好服务购买工作。不管这些工作是否涉及分权、签订合约、建立基于效率的服务提供者的费用支付方式和体系等，一定要确保投入的资金物有所值。

（二） 中等收入国家卫生筹资的经验

与低收入国家相比，中等收入国家在减少贫穷和提供基本卫生服务方面取得了巨大的成功。因此，中等收入国家在卫生筹资方面的挑战在于如何完善制度，提高管理能力，促使经济发展，并引入、执行和管理社会项目。

中等收入国家关注的重点是卫生服务的全民覆盖、筹资保障和卫生系统的效率问题。在中等收入国家尝试增加风险分担能力、减少筹资制度等方面所采取的经验有：①以普通预算来资助穷人和某些非正式部门的职员缴纳保险费；②通过强制方式要求其他群体和私人健康保险基金集资来扩大资金的筹集；③建立单个实际的或虚拟的集资池（creating single actual or virtual pools）；④推行服务购买的改革，把筹资和服务提供进行分离，让资金跟着患者走，并采用激励服务提供方的费用支付方式。但因没有对公共部门管理和国内服务法律进行相应的改革，故购买卫生服务的改革难以达到期望的结果。

（三） 高收入国家卫生筹资的经验

自20世纪70年代末，高收入国家中的许多政治和科学的注意力聚焦于卫生服务体系的筹资领域，从社区层面的自愿保险到正规的公共保险，再到社会或全民健康保险的筹资体系演变，在卫生筹资改革方面进行得比较深入和系统。除美国外，目前几乎所有的高收入国家都实现了健康保险的全民覆盖或接近全民覆盖，改革重点也在从资金的筹集转向对服务购买效率的制度安排。

概括起来，高收入国家的卫生筹资经验具体体现在以下4个方面：①经济增长是实现全民覆盖最为重要的因素；②扩大覆盖水平的关键还在于增进管理和行政能力；③普通税收和社会健康保险是实现广泛覆盖转变的两个主要筹资来源（自愿或基于社区层面的卫生筹资方案可以作为已有卫生筹资方式的补充）；④相对零散的、小规模的资金储备池而言，只有更大规模的资金储备池能够促使其更有效和更公平地筹集资金，才能保护民众的健康。

第四节　我国卫生筹资的改革

一、我国卫生筹资发展现状

（一）我国卫生筹资规模

历年《中国卫生统计年鉴》中披露的卫生总费用的数据实质上就是卫生筹资的数据，因为卫生总费用的数据是由来源法（筹资法）核算而来的。自1990年以来，我国的卫生总费用节节攀升，但占GDP的比重则有起有落，在2002~2003年达到顶点的4.8%之后就逐步回落，到2007年下降到4.4%，并有进一步下降趋势。从国际比较的角度来看，我国卫生总费用占GDP的比重并不高。2006年，全球卫生总费用占GDP的比重平均为8.7%，在具有经济可比性的中低收入国家的这一比重平均为4.5%，而我国只是在这一平均水平线上下波动而已。再看一看我们周边的邻居，不少国家的这一指标大大高于我国，例如2006年越南卫生总费用占GDP的比重为6.6%、柬埔寨为5.9%、蒙古为5.7%、尼泊尔为5.9%。这些国家的经济发展水平均落后于我国。

（二）我国卫生筹资构成

据统计，卫生总费用的筹资构成分为三类：①政府卫生支出，即各级政府支出用于医疗卫生服务、医疗保障补助、卫生与医保行政管理事务、人口与计划生育等事业的财政预算拨款；②社会卫生支出，即政府预算外以及各类机构对于医疗卫生事业的支出，其中包括社会医疗保险的筹资、商业健康保险的保费及社会办医、社会医疗慈善、行政事业性收费，等等；③个人卫生支出，即城乡居民自付的各种医疗费用。

自1990年以来，政府卫生支出在卫生总费用中的比重有所下降，到2000年则降到谷底（15.5%）。由此看来，卫生政策领域关于对政府卫生筹资负担在20世纪90年代下降的批评，是有充分事实根据的。自2000年以来，政府卫生支出在卫生总费用中的比重开始稳步上升，到2007年已经回升到20.3%的水平，但距离1990年的25.1%还有上升空间。社会卫生支出的变化与政府卫生支出类似。与此相对照，个人卫生支出占卫生总费用的比重从1990年35.7%的水平一路攀升到2001年60.0%的高位，导致民众的医药费用负担日益沉重，"看病贵"成为头号社会问题。自2002年起，个人卫生支出的比重开始下降，且有加快的趋势，到2007年已降至45.2%。由于政府与社会卫生支出的增长，民众个人和家庭的实际医药费用负担有了实质性下降。

二、我国卫生筹资模式改革历程

纵观我国卫生筹资模式的改革历程，大体可划分为4个阶段：

（一）　计划经济时期的卫生筹资阶段 （1949—1978）

在此阶段，政府通过公费医疗、劳保医疗和农村合作医疗等形式，为几乎所有的城市人口和85%的农村人口提供医疗卫生服务。公费医疗对象包括政府机关、事业单位人员及其退休职工，以及伤残军人、教师和大专院校学生（不包括家属）。劳保医疗对象包括所有企业雇员、退休职工及其家属。在农村，多数农民通过保费合作基金、集体福利基金、上级政府补助等渠道筹集卫生资金。简而言之，政府在计划经济时期包揽了所有卫生筹资任务，医疗卫生服务的价格由国家价格部门统一制定，基本建成了大多数人都能支付、覆盖广大城乡的卫生服务网络，卫生服务基本可及，社会公平性得到基本体现，居民健康水平明显提高，让绝大多数中国人享受到了预防和初级卫生保健。但同时存在着政府投入不足、卫生资源配置不合理、卫生机构缺乏活力、行业技术整体发展水平偏低和医疗费用浪费严重等问题。

（二）　经济转型时期的卫生筹资阶段 （1979—2003）

此阶段的最大特征就是经济转型。伴随生产、商业部门的市场化改革，我国医疗服务市场也跃跃欲试。政府在整个卫生筹资中的作用弱化，主要表现为政府财政、企事业单位对所属医疗机构投入减少，公立医疗机构的公益性质逐渐淡化。

一方面，政府出台《关于允许个体开业行医问题的请示报告》（1980）、《关于卫生工作改革若干政策问题的报告》（1985）、《关于扩大医疗服务有关问题的意见》（1989）等政策。这些政策既鼓励公立医疗机构依靠使用者付费来维持其运转，也对从业人员的数量和医疗服务的价格进行控制。同时，鼓励企业等部门向社会开放其医疗机构，鼓励医疗机构之间联合协作，鼓励个体医务人员参与医疗服务，给医疗机构下放一定的自主权，调整医疗收费标准和结构等在很大程度上调动了各级医疗机构联合办医的积极性，实行多种形式的管理责任制，改革内部分配制度。在农村，合作医疗的衰落使乡村医生以收费维持运营，主要依靠卖药、注射及其他无监督的治疗为生。另一方面，政府开始医疗保障制度的构建。1996年12月，我国召开了第一次全国卫生工作大会，把政府建立农村健康保障制度提到首要日程上来，并写入《中共中央、国务院关于卫生改革与发展的决定》中。1998年12月，国务院下发了《关于建立城镇职工基本医疗保险制度的决定》。这一新制度正式取代以往的公费医疗和劳保医疗制度，为所有城镇职工包括政府公职人员、国有和私有企业职工提供基本健康保障。与公费医疗和劳保医疗相比，新制度的享受人员增加了私企和小型国有企业职工，个体户和乡镇企业职工等，但职工家属不包括在内。1999年，在我国城镇开始普遍建立以"社会统筹与个人账户相结合"的医疗保险制度。

由于新旧医疗保障体制的更迭交替，政府财政、企事业单位对所属医疗机构投入的持续减少，公立医疗机构的公益性质逐渐淡化，乱收费、以药养医、医务人员收受红包等现象，使医务人员的医德医风受到质疑、医患纠纷日益频繁。城镇失业、待业、无业人员，儿童、青少年、外来务工人员以及广大农村居民基本无任何形式的医疗保障，"看病难、看病贵"问题受到全社会普遍关注。

（三）　政府卫生筹资责任回归阶段 （2003—2013）

随着我国整体国力的进一步提升，党中央在"十六大"中提出了全面建设小康社会的宏伟目标。特别是在"十六届三中全会"上，提出了科学发展观，走以人为本、全面、协调、可持续发展的道路。政府对"三农问题""医药卫生问题""教育公平性问题"等民生问题越来越给予高度关注，出台了一系列基础性改革措施。2003 年，我国在原有的城镇职工医疗保险制度基础上，推行了新型农村合作医疗制度，先后开展了城镇居民基本医疗保险试点工作，并在 2008 年覆盖全体居民。2009 年，由发改委、卫生部、财政部、民政部等 15 个部委联合组成医改小组，正式启动新一轮医药卫生体制改革，其重点则放在关注居民个人卫生支付比例、卫生筹资公平性、卫生服务可及性等方面。

（四）城乡卫生筹资整合阶段（2014—　　）

2013 年"十八届三中全会"召开，党中央做出整合城乡基本养老保险制度、基本医疗保险制度的决定，这意味着拉开了城乡卫生筹资整合阶段的序幕。

三、我国卫生筹资改革面临的问题

（一）卫生筹资水平相对较低

按照世界卫生组织的标准，要实现"全民覆盖"的发展目标，卫生总费用占 GDP 比值至少要达到 4% ~ 5%。2008 年，我国卫生总费用占 GDP 比重为 4.63%。2009 年达到 5.15%，达到世界卫生组织的低标准水平，低于全球国家的 6.6% 的平均水平，但这种良好的势头不容乐观，有待进一步观察和分析。就人均卫生费用水平而论，我国历年处于较低的水平，低于部分中、低收入国家，如巴西、古巴和泰国。随着医改的推进，近两年的人均费用有所增长，但与我国经济发展相近国家相比仍有差距。

（二）卫生筹资结构有待优化

当前，我国卫生筹资突出的问题是公共筹资不足，过度依赖居民个人筹资。我们可以用个人卫生支出占卫生总费用的比重和居民个人现金卫生支出占可支配收入比这两个指标来解释居民个人筹资比重过高。相关资料显示，我国个人卫生支出占卫生总费用的比重从 2000 年虽然逐渐下降，但到 2007 年仍然占据 45% 左右，2008 年占 52.7%，2009 年占 47.5%，远高于世界卫生组织 30% 的标准。从 2009—2011 年的三年数据来看，除了 2010 年外，2009 年和 2011 年的城乡居民个人现金卫生支出的增幅均高于其收入的增幅，这意味着"个人卫生支出占可支配收入的比重"事实上不降反升，居民直接支付的卫生费用负担并没有减轻。

（三）卫生筹资地区差异较大

当前，我国城乡之间、不同地区之间的卫生筹资水平差距较大。不管是从人均卫生费用，还是政府卫生投入来看，部分发达地区的人均卫生事业投入水平是欠发达地区的 5 ~ 6 倍，甚至更高。从卫生筹资结构看，沿海地区以公共筹资为主，个人现金卫生支出比重远低于落后地区。这种投入的差异最终导致不同地区基本卫生服务和居民筹资的风险保护水平差距加大，与公共卫生服务均等化理念和社会公平目标相悖。

（四）医疗保险筹资仍需完善

目前，我国医疗保险的人群覆盖面水平显著提高，全民覆盖已成事实，但仍然存在一些问题和挑战。概括起来，主要有以下几方面：一是各类医疗保险统筹水平较低，碎片化严重，参保居民医疗费用的实际报销率不高，保险的风险统筹能力受到较大影响；二是城乡医疗保险体系割裂，不同保险之间的筹资和受益水平差距较大；三是部分医疗保险还存在资金沉淀率过高，参保人员的转移接续困难等问题。

（五）　筹资监管和评价机制缺乏

目前，政府除了对部分专项资金有比较详细的考核机制外，对其他常规卫生投入还缺乏考核机制，难以有效监测、考核资金的使用效果。

四、我国卫生筹资改革面临的挑战

（一）　卫生筹资的可持续性问题

进入 21 世纪以来，公共筹资成为我国卫生总费用的主要来源，从 2000 年的 19.2% 提高到 2007 年的 44.1%，超过了中低收入国家的平均水平，并接近一般发展中国家的平均水平。然而，随着公共财政供应状况由高速增长向低速增长的转变，政府筹资的可持续性令人堪忧。此外，随着老龄化进程加速，卫生支出需求将不可避免地进一步膨胀。卫生支出的增长将高于经济增长和财政收入增长，这将对卫生可持续筹资带来很大压力。

（二）　卫生筹资的公平性问题

从社会公平的角度看，卫生筹资模式的公平性按税收筹资模式、社会保险模式、商业化健康保险、医疗储蓄个人账户、个人现金支付等顺序依次减弱。当前我国已基本建立了全民医疗保险体系，总体上促进了卫生筹资公平性的提高，但仍然存在不少突出问题：其一，筹资的累退性，即收入越高参保者的缴费负担（占收入比重）低于收入低的参保者。其二，受益的非公平性，即负担能力越强的参保者对医疗卫生服务的利用越充分，受益越多；反之，负担能力低的参保者无法承担自付费用而形成对卫生服务利用的强制性受限。

（三）　卫生支出绩效改进不明显问题

在大幅增加政府投入中，政府提出了"花钱买机制""花钱换机制""花钱建机制"要求。李克强总理说："钱要花在刀刃上，花在建机制上。我们先把医疗保障的网织起来，网绳可以慢慢加粗。"特别要注重"花钱换机制"，机制建设要尽可能完整，不能"碎片化"，以收到事半功倍之效。但在现实中，与卫生投入的快速增长相比，机制建设、机制改革的步伐进展缓慢。钱是大笔花了，但在供方机制建设方面的进展不大、成效不显，特别是当前公立医院运行机制、激励机制、收入模式并未发生根本性、实质性的变化，药品收入占医院收入的比重还是居高不下，公立医院在履行公益性功能与维持自身运行、承担社会责任与补偿机制之间的关系也未厘清。

五、我国卫生筹资改革的路径选择

（一）　鼓励筹资渠道的多元化

鼓励多种渠道筹集卫生资金，不仅是一种国际趋势，而且也符合国内发展的需要。"十八届三中全会"以后，国家鼓励社会办医，优先支持举办非营利性医疗机构：①调整现有卫生筹资渠道所占比例，减少患者个人就医的经济负担；②开拓新的筹资渠道，引入民营资本，比如鼓励民营资本建立医、养一体化非营利性养老院；③适当适时向国际求助。

（二）　加强政府财政持续投入

加大财政预算投入到卫生领域，是政府卫生筹资责任的回归。其主要表现为三个方面：①把卫生支出预算列为优先位置，增强政府卫生筹资的稳定性；②提高卫生总费用（以筹资来源口径）占 GDP 比例，提高政府卫生支出在卫生总费用中的比重，重点完善基本医疗保障和基本医疗服务体系；③加强财政硬约束，提高财政预算效率（包括财政卫生支出效率），节省更多财政资金来保证财政卫生投入的持续性。

（三）增强卫生筹资的公平性

1. 实现城乡卫生筹资公平　政府通过加大中央及省市财政对农村卫生的支持力度，整合农村新型医疗合作保险、城镇居民医疗保险和城镇职工医疗保险，逐步缩小城乡差距，实现农村、城市居民能够享受公平、可及的卫生医疗服务。

2. 实现区域卫生筹资公平　加强中央对中西部地区的财政转移支付力度，对中西部地区新农合和城镇居民医疗保险给予补助，同时在医改五项重点工作中专门提出"促进基本公共卫生服务逐步均等化"，有效缩小城乡和不同地区间的筹资差距，提高卫生筹资的地区公平性。

3. 实现不同人群之间筹资公平　增强卫生筹资的累进性，提高高收入人群卫生支出所占收入的比例。建立低收入人群的费用减免机制和医疗救助制度：一方面可以加强医疗救助制度，进一步扩大救助范围和救助水平，降低低收入人群的费用负担。另一方面可以与医疗服务提供相结合，对于贫困和低收入人群免费提供基本医疗服务，避免其发生灾难性卫生支出、因病致贫或进一步加剧其贫困程度，提高卫生系统的筹资公平性。

小　结

卫生筹资是指为购买卫生服务而进行的资金筹集活动，卫生筹资系统有资金筹集、风险分担和购买服务的功能。卫生筹资的目标是指为什么而筹资。卫生筹资的影响因素有公平价值观、经济发展水平、市场失灵和政府管制、社会文化等四方面因素。卫生资金的筹集渠道包括政府卫生筹资、社会健康保险、私人健康保险、患者直接支付、社区卫生筹资等。不同经济水平国家的卫生筹资措施存在较大差异。我国卫生总的筹资构成分为政府卫生支出、社会卫生支出、个人卫生支出三类。我国卫生筹资改革面临着许多问题和挑战，我国卫生筹资改革必须选择多种路径。

【思考题】

1. 卫生筹资的定义，卫生筹资有何功能？
2. 卫生筹资的主要目标是什么？
3. 影响卫生筹资的因素有哪些？
4. 国际上常见的有哪些卫生筹资的渠道，不同卫生筹资渠道的优缺点？
5. 我国的卫生筹资改革面临哪些主要问题和挑战？

第九章　卫生费用支付方式

学习目标

通过本章的学习，要求掌握卫生费用支付方式的定义和卫生费用的支付方式；熟悉卫生费用支付方式的基本理论；了解卫生费用支付改革目标、原则、现状和趋势。

【案例】

付费方式改革须与医疗体制改革配套

自全国各地医保推行总额预付制以来，虽然在实现合理控制医疗费用增长、规范医疗服务行为等预期目标上有所进步，但在患者权益的保障上却显现弊端，医院推诿医保患者的事件屡见不鲜。譬如，中国网曾经报道的"河北保定多家公办医院推诿限收职工医保患者"、新华网曾经报道的"医保总额预付致医院推诿患者，完善制度势在必行"及财新网曾经报道的"患者被强令出院后死亡，多地出现医院推诿患者"等。

在我国现行医药卫生体制下，总额预付制导致医院推诿医保患者有其客观必然性。过去十年，城乡居民收入水平快速增长，期间又实现了医保全覆盖且保障水平不断提高，城乡居民就医需求得到快速释放。但是，由于我国未能形成竞争性的分级诊疗体制，患者纷纷涌向大医院，医疗费用和医保资金支出出现十年高速增长态势。2003～2011年间，公立医院业务收入年均增速在20%左右。为遏制医保基金支出过快增长的势头，稳定医保保障水平，包括北京、上海、广州等发达地区在内的各地医保部门几乎一致采取了总额预付这种简单化的医保付费方式。各地公立医院管理者由于缺乏精细化管理的能力和积极性，又普遍采取了把总额指标分解到科室甚至再分解到医生的做法。为了不超过总额指标，医生和医院自然会筛选患者，推诿危重和高费用患者，同时把责任推给医保经办部门，导致医保、医院、医生和患者四方冲突越来越多。

对于以上问题，应尽快实施根本性的改革措施。（资料来源：朱恒鹏. 中国医药报. 2014-06-09）

【思考】

卫生费用的付费方式在控制医疗费用增长有何影响？如何对我国的卫生费用付费方式进行改革？

第一节　卫生费用支付方式的基本理论

卫生费用支付方式是卫生支付制度中一个重要的组成部分，主要包含价格单位和价格水平两个构成要素。价格单位也就是支付单元，它决定了对供方支付的参数，即按照什么标准进行支付，如是按住院日，还是按床日、按人头等。支付单元确立了支付方式中的价格单位以后，还需要确定价格水平，即按照什么样的价格支付，也就是支付水平。价格水平可以采用多种方式确定，如由政府定价、市场定价或者支付方与供方进行谈判等。卫生费用支付制度的一个核心作用就是通过卫生支付方式所产生的直接或者间接激励效应，改变供方和需方行为。因此，选择科学的卫生费用支付方式，将有利于促进卫生机构内部运行机制改革，并通过卫生服务体系的整体运行，推动卫生事业发展。

一、卫生费用支付及支付方式

支付是市场交易过程中的财产从一方（可以是个人或者组织）转移至另一方的过程。卫生费用支付是卫生市场在交易过程中资金从一方转移至另一方的过程。在一般的买卖双方简单交易过程中，买方被称为第一方，卖方被称为第二方。如果在多方参与交易的过程中，除了服务对象（即第一方）和服务供方（即第二方）之外，其他组织或机构统称为第三方，如医保机构就是卫生服务交易过程的第三方。

卫生费用支付包括患者自付和第三方支付两种。例如，在医疗服务过程中，由作为第一方的患者直接向提供医疗服务的医疗机构（第二方）支付医疗费用，称为患者自付；参保对象（第一方）向保险机构（第三方）交纳保费，在其生病并接受医疗机构（第二方）提供的服务后，由保险机构承担全部或部分服务费用，称为第三方支付。广义的第三方支付包括两种方式：一是第三方直接与供方结算；二是在患者与医疗机构结算之后，由第三方对参保对象的部分或者全部费用进行补偿。

卫生费用支付方式是指卫生服务支付方对规定服务的消耗进行补偿的途径和方法，包括对卫生服务提供的补偿，也包括对覆盖人群的补偿。不同卫生服务的覆盖人群不同，如医疗保险的覆盖人群是参保人群，而公共卫生项目覆盖的则是特定的公共卫生目标人群。根据支付对象的不同，可将卫生费用支付方式分为供方支付方式和需方支付方式。本章主要介绍供方支付方式。供方支付方式是指卫生服务支付方对卫生服务提供方提供规定服务中所产生的消耗进行补偿的途径和方法。

二、供方支付方式的核心要素

在供方支付方式中，医疗服务支付方式最为复杂，相关研究也比较深入，本章以医疗服务支付方式为例，重点介绍设计支付方式的三个核心要素：支付单元、支付标准和结算的时间点。

（一）支付单元

支付单元是指将卫生服务划分为边界相对清楚的单元，使之成为一个独立的产品，以确定价格。不同供方方式中的支付单元有所不同，在支付单元最小的单位就是每一个具体的卫生服务支付方对规定服务消耗所进行补偿的途径和方法，包括对卫生服务提供的补偿，也包括对覆盖人群的补偿。将一组或者一系列的卫生服务活动组合起来，我们称之为服务组合，俗称"打包"。

表 9-1　常见支付方式的特点

支付方式	支付标准的确定时间	与供方结算的时间	支付标准的测算依据
分项预算	事前	事前	投入
按项目付费	事后	事后	投入或者产出

续表

支付方式	支付标准的确定时间	与供方结算的时间	支付标准的测算依据
按人头付费	事前	事前	产出
按床日付费	事前	事后	产出
DRGs-PPS	事前	事后	产出
总额预付	事前	事前	投入或者产出
按绩效付费	事前	事后	结果

表9-1列出了常见支付方式的支付单元。按项目付费的服务单元为供方的每一项卫生活动，以诊疗活动为例，每一次检查为一个服务项目。而工资的服务单元就是一定时间内某个卫生人员提供的所有服务。每种支付方式、支付单元的集中度是不同的，相关分组为基础的预付制（DRGs-PPS）按服务单元付费较为集中，而按人头付费的集中度最高。向医疗服务供方支付的测算依据可以根据支付单元的特点分为以下三类：

1. 测算以投入为基础　以第一支付方式分项预算为代表。分项预算的原理是依据以往卫生资源的投入构成和投入水平，预测未来资源投入量。20 世纪 80 年代，澳大利亚在进行医院支付改革之前，公立医院实行的就是分项预算，他们根据历史的经验，测算对医院的投入量，这种分项预算是相对固定的。

2. 测算以产出为基础　因为供方和需方之间存在信息不对称，与具体某项或者某些政策目标相比，服务量、出院人数等中间产出更容易被看到和量化，就出现了第二代支付方式，目前对这些支付方式的评估指标多与产出相关。按床日付费、按人头付费、DRGs-PPS 的支付单元都是以产出（如服务量包括检验、手术或者门诊咨询量，住院人数、平均住院天数等指标）为基础。按项目付费和总额预付，既以投入为基础，也以产出为基础。如果服务没有固定的价格，且未进行打包，按项目付费就是以投入为基础。此时，允许供方对提供的服务逐项计费，被称为"以成本为基础的后付式"的支付。如果服务有固定价钱，且有一定程度的打包，这就是以产出为基础，也就是不管成本如何，针对预设的服务打包成一个固定的价格向供方支付。

3. 不同支付方式的产出可以根据支付单元的集中度区分　即以打包服务组合的大小来区分，随着打包程度的提高，支付的标准也相应提高。越多的服务打包，服务成本变化越大，每项服务价格与实际成本的差别可能越大。

以投入或者产出为基础的支付方式并不鼓励供方提供高质量和安全的诊疗服务，这些支付方式不会为那些减少医疗差错的做法埋单，而患者因诊疗错误受损后需要额外服务时，供方提供的这些额外服务却可以获得补偿。

在一些国家，决策者在设计供方支付制度时，意图通过混合支付方式在矛盾的政策目标之间找到平衡，这就产生第三代混合支付方式。比如对一般初级保健服务采取按人头付费，对优选初级保健服务采用按项目付费，对住院服务采用 DRGs+总额预付。

不同的支付方式也是根据社会经济情况的不断变化、各国或地区政策目标的演变逐渐产生的。如表9-2所示，国际经验表明，支付方式逐渐从投入转向单一产出、复合产出，逐渐向以结果为基础的方式演变。

NOTE

表 9-2 四代支付方式的演变和测算基础

	投入	产出/活动
第一步	分项预算	
第二步	总额预付，无固定价格，打包，以成本为基础	按项目付费（有固定价格，一定程度的打包，以产出为基础），按人头付费，按病种付费（单病种，DRGs），按床日付费，总额预付（以产出为基础）
第三步		多种以产出为基础的支付方式的组合，如：①住院服务 DRGs+总额预付；②在门诊服务、初级保健中使用，按人头付费+按项目付费
第四步		按绩效付费

（二）支付标准

1. 支付标准的确定时间 根据支付标准确定时间，可将医疗服务的支付标准分为事前确定、事后确定两种，指的是对服务供方某项服务或服务包所支付的费用额度是预先设定还是事后设定的。

事前确定：根据某种支付方式，将一些特定服务打包，并预先设定预付金额，没有满足某些服务标准而对供方采取的处理方式。经济风险将从支付方转给供方。

事后确定：根据供方的服务费用事后确定支付金额，支付方将承担所有风险。以投入为基础的支付标准可以提前确定，也可以事后确定。

2. 确定支付标准的方法 支付额可以由支付方单方面规定固定额度，也可通过支付方与供方之间协商决定。确定支付标准的方法有多种，包括从上而下的成本分摊法、从下而上的成本推算法或者两者的混合方法来测算；也可以采用历史成本（或费用）、标准成本推演法，平均费用或者在平均费用的基础上进行风险校正来测算。对于支付方来说，最大的挑战是如何制定一个适宜的标准，以鼓励供方提供适宜的、具有成本效果的诊疗服务，这一标准既不能过高导致过度服务，也不能过低导致服务提供不足。

3. 对支付标准的调整 为满足现实需要，支付标准需要每年更新。那些根据收费或者事后根据成本测算的支付方式，需要随着收费价格或成本的变更而进行更新。而那些前瞻性确定支付标准的支付方式就面临着一定的挑战，支付方和供方之间的利益冲突也会日益激烈。支付方式和自费患者希望支付标准尽可能低，而供方则希望支付标准越高越好。为了使这类冲突减至最小，支付标准一般根据物价总指数或者工资水平进行调整。有的国家将支付标准的增长率定得低于物价总指数的增长水平，这样可以促使提供者提高运营效率。

（三）结算的时间点

结算的时间点可以分为是在服务提供前还是在服务提供发生时两种，即预付和后付。

1. 事前结算 指实际支付结算时间点在服务提供之前。对于预先设定的支付标准，实际支付可能会发生在服务之前或者之后，实际支付发生在服务之前者为预付。比如按人头付费，给每个人提供的全套服务的价格事前订好，实际支付也在服务提供之前。

2. 事后结算 指实际支付结算时间点在服务提供后。以病例为基础的医院支付制度下，每种病例的支付标准提前确定，但实际结算是在提供服务之后。

在以产出为基础的支付体系中，支付标准是提前确定的，但实际支付可以是事前或者事后跟供方结算。

三、支付方式与激励机制

激励是指激发人动机的一个心理过程。经济学假设任何机构和个人的行为总是以自身利益最大化为导向的。不同支付方式会产生不同的经济信号，供方对这些信号的反应表现为追求自身利益最优化的医疗行为。

医务人员决定治疗方法、服务量和用药量，因而支付方式的激励可以使医务人员改变工作时间的长短、单位时间就诊量、工作地点甚至治疗方案。支付方式的激励也影响卫生机构改变服务对象类型、调整机构内部资源配置、通过改变中间产出（比如改变门诊量、住院时间、住院率）而影响卫生服务的成本、效率和质量。由于支付方式可以造成治疗成本的经济风险在支付方和供方之间转移，因此它可以从多个方面影响供方行为。比如按人头付费，就将经济风险转移到提供方，激励供方将服务量减至最小。

每种支付方式有各自不同的特点和相应的激励机制，表9-3列出了不同支付方式对供方的激励机制及其影响。可以将几种支付方式进行组合，以增强或者抵消单个支付方式的某些激励机制。

表9-3　不同支付方式对供方的激励机制

支付方式	对供方的激励机制
分项预算	减少服务提供量；向其他供方转诊；要求增加投入；没有激励机制去提高投入组合的效率；在财政年度的末期会花光所有的资金
按项目付费（有固定的收费价格或者打包收费价格）	提高服务量，提高投入
按项目付费（无固定的收费价格）	提高服务量，提高投入
按人头付费	提高投入组合的效率：吸引更多的患者，降低投入，减少服务量，向其他供方转诊；关注便宜的健康促进和预算的项目；筛选健康服务对象
按床日付费	增加床日数（增加入院人数和住院时间）；减少每一住院天数的投入；增加床位数
按病种付费（包括DRG）	增加患者数，包括不需要住院的人数，减少每个患者的投入；改善投入组合；减少住院时间，将需要康复类服务转到门诊或其他部门
总额预算	资源利用具有灵活性；如果预算少，会减少服务提供量，向其他供方转诊；改善投入组合的效率
按绩效付费	更关注质量、安全等结果，但仅关注指标考核中要求的结果

四、支付方式的选择与调整

不同的支付方式会影响到提供者所提供服务的质量和数量，对供需双方产生不同的作用，从而对卫生系统的各个目标产生影响。选择何种支付方式取决于筹资和服务提供的组织形式。例如，当政府或医疗保险机构直接拥有并管理医院时，此时的卫生筹资方和提供方就是一体的。在这种组织安排下，工资、分项预算或总额预算等支付方式比较可行。当医保机构和医院相互独立时，按项目付费、DRGs-PPS及按床日付费方式就比较合适。

支付制度的选择，尤其是支付方式的选择，是在费用控制、服务效率、医疗质量等诸多目标之间寻求一个平衡点。政府或医疗保险机构在开发一种支付制度时，通常很少有足够的时间、技术资源去设计一个最佳体系，有时也可能缺乏技术能力、正确的成本和所需服务量的基本信息。因此，考虑到实际的管理能力和实施条件，对于激励机制的确定通常都会建立在现有信息、技术能力和设计、建立、运行和监测支付系统所需要时间的基础上。

当政府确定了在某类医疗机构的某些卫生服务中实施某些支付方式，并确定其支付标准后，所有的利益相关者之间将会展开博弈，因为它决定了卫生机构和卫生人员的收入水平和患者就诊时必须支付的费用水平，进而决定了为维持医疗保障制度所需上缴的税款或保费金额。支付方想将其财务负担最小化，而供方则想要自己的收入最大化。最终的决策，应该是多方可以接受的折中方案。

第二节　卫生费用的主要支付方式

支付方式是支付制度的重要组成部分，每种支付方式对卫生机构和卫生人员所带来的经济回报是不同的，并可以使经济风险在该系统内向其他对象转移，因此它可以从多个方面影响供方行为。比如按人头付费将经济风险转移到供方，激励供方将服务量减至最小。由于医生决定治疗方案、服务量和用药量，因此，相应的激励机制就会影响卫生服务的成本、效率和质量。

一、医疗服务主要支付方式

（一）对医务人员的支付方式

卫生机构中的卫生人员一般通过工资、按项目付费、按人头付费或按绩效付费等多种渠道获得经济补偿。在某些情况下，医生的收入可以是这几种方式的某种组合，比如我国医生每月拿固定工资，外加与服务量挂钩的奖金。在美国，诊所医生按项目付费，根据工作绩效得到相应的奖金。

1. 按项目付费

定义：属后付制的传统形式。其特点是医院收入与提供的服务项目数量有直接相关，即总费用＝服务项目数×项目价格。在已设定标准价格的前提下，医院往往以过度医疗服务和诱导需求增加收入。

优点：该方式为医疗服务供方提供了较多的经济刺激和机会，医疗费用控制力度很弱。医疗质量一般能有较好保证，但存在服务过度和资源浪费的问题。

缺点：审核时需要查看大量的服务项目和收费账单，操作难度虽不大，但工作量较大，管理成本也高。

按服务项目支付多用于初级卫生保健服务提供者、全科医生等，是一种应用历史较久、较为广泛的支付方式。目前，很多国家包括我国在内，仍以此为主。

2. 按人头付费

定义：属于预付制。该支付方式以注册的个人为支付单元，固定支付一定时间内（比如一年内）的所有服务费用。支付方根据卫生机构的规模、技术、服务对象的特点等情况，按事先确定针对每个服务对象（即人头）的支付标准及所服务的人数，向卫生机构预先支付一笔固定费用，供方则根据合同规定的目标人群和服务包向服务对象提供服务。

优点：对医疗机构的服务和费用都有高度的控制。在这一支付方式下，医疗服务提供的成本风险转移给了医疗服务的提供者，因此，促使医疗服务提供者从自身经济利益的角度尽可能控制医疗服务成本和费用。比如通过开展预防工作，以减轻将来的工作量，降低医疗费用支出；或尽可能以较低的医疗费用为更多人提供服务。

缺点：供方可能为了控制成本、节约费用而减少一些必要的服务；医生筛选相对健康的患者，拒绝重患者；在某种程度上限制了患者对供方的选择，通常一个人一年内只能选择一个卫生机构。如果患者没有选择余地，则供方缺乏竞争，医务人员的积极性如果没有得到激励，则服务量可能减少。

目前，英国对于全科医生的支付采用按人头支付的方式进行，丹麦、荷兰、美国等国家的管理保健也采用此种支付方式。在我国新农合支付方式改革中，许多地区实行的是按人头支付的方式。

3. 按绩效付费

定义：按绩效付费是依据卫生服务供方的工作绩效对其进行支付的方式，是有效利用有限的卫生资源以最大限度地促进健康产出的重要政策工具，有利于激励供方提供更多的公共卫生服务。

优点：对制裁量更加关注。将产出的结果与医院员工的工资挂钩，直接激励员工更关注质量。

缺点：指标体系设计的合理性影响员工的行为，如果过于偏重某一方面，则使员工只关注考核指标，而忽略其他重要问题。

4. 按工资付费

定义：这种方法的支付单元，与患者的数量、服务量或服务成本多少无关，只根据卫生人员工作的时间支付工资。

优点：在发展中国家，由卫生人员的雇主（主要是政府）承担经济风险，因此，雇主受成本最小化、效率最大化的激励，可能会要求每个医生在单位时间内尽量多地看病。

缺点：在这种支付制度下，卫生人员承担的经济风险很小，他们只关心工作时间的长短，因而缺乏对医生工作的激励机制。在发达国家，雇主（如预付制的保险计划）常常采用一些激励机制引导医生增强成本控制意识。

工资制是计划卫生保健体制下应用比较普遍的支付方式，英国公立医院的医务人员即采用此种支付方式。

5. 按工资加奖金付费

定义：工资加奖金支付，即以工资支付为主，辅以各种奖金。

优点：有利于调动医生工作积极性，提高工作效率。

缺点：增加了管理成本。奖金一般是以服务数量或患者满意度等为基础实现，医生没有主动控制成本的动机，不利于医疗费用的控制。

目前，我国很多公立医院对医务人员多采用此支付方式。

（二）对卫生机构的支付方式

对卫生机构的支付方式主要包括分项预算、按项目付费、按服务单元付费、总额预付、按人头付费、按床日付费、按病种付费、按以疾病诊断相关分组为基础的预付制（DRGs-PPS）、按绩效付费等。

1. 分项预算

定义：也称条目预算，是在某一特定时间范围内，将固定资金分配给供方，以覆盖某些特定的明细项目（或者投入成本），比如人力、药品和供给。因此，分项预算是以投入为基础的支付，其支付标准的确定和拨付都是提前确定的。

优点：这样会对管理有严格的控制，通常是政府系统内评价。在理论上，随着时间的推移可通过调整预算来增加具有成本效果的卫生干预项目，减少不具有成本效果的项目，达到卫生干预的技术效率和配置效率。

缺点：支付方的一些规定通常会限制供方在明细项目间资金转移的能力，因此不会对供方产生激励作用。因为供方并不对资源配置的决策负责，他们甚至没有动力去决定哪些项目组合是最有效的。一旦预算拨给了供方，支付方对供方的约束力就会大大降低。

2. 按服务单元付费

定义：也称"按定额付费制"。服务单元是指将医疗服务的过程按照一个特定的参数划分不同的部分，每一个部分成为一个服务单元。例如一个门诊人次、一个住院人次和一个住院床日。医疗保险机构根据历史资料以及其他因素制定出平均服务单元费用标准，然后根据医疗机构的服务单元量进行偿付，其总费用公式为：总费用 = 平均服务单元费用×服务单元量。根据这个公式，医院可以通过下述两条途径获取较多的偿付：一是降低其本身的服务单元费用，使之低于平均标准，既可通过加强管理、提高技术水平来实现，也可通过推诿重患者、多收轻患者以及减少服务来实现；二是增加服务次数，既可通过改善服务吸引患者来实现，也可通过分解服务次数来实现。该方式的费用控制力度不大，对医疗质量的影响也不大。

优点：该方式的突出优点是操作简便，管理成本低。

缺点：由于支付总额与医疗机构提供的服务人次或住院床日成正比，容易诱使医疗机构通过诱导需求和分解服务人次以及延长住院时间的办法来增加收入。此外，医疗机构还可能出现拒收危重患者，降低服务水平的现象。

3. 总额预付

定义：属于预付制。由政府或医疗保险机构与医疗服务供方协商，确定供方一年的年度总预算额，医疗保险机构在支付供方费用时，依此作为最高限额，相当于对供方设立了一个封顶线。由于封顶线的设立，总额预付制对费用的控制是最可靠和最有效的。

在总额预算制下，医院预算额度一旦确定医院必须对保险范围中的所有参保人员提供规定的医疗服务；保险机构以预算额度作为支付的最高限度来强制性地控制支付。医院的服务量增加，保险机构不追加支付；一旦医院出现亏损，亏损部分由医院自负。

优点：总额预付制将医疗消费和费用的控制权交给了供方，医疗保险机构的工作主要在于对预算额度的制定和预算执行的审核，简化医疗保险的管理流程，降低管理成本。

缺点：总额预付制对医疗质量的影响取决于预算是否适宜，有无相关的监督措施。如果预算额偏高，医疗服务会不合理增长，出现服务过度的现象；如果预算额偏低，医疗服务质量会下降；如果预算额定得适宜，可以促进卫生资源的合理使用，提高医疗服务的成本效益，但也会出现不合理的减少服务及服务积极性下降现象。在总额控制的情况下，如果医院不能合理计划并有效提供服务，则出现阶段性的服务过度和服务不足的现象。

4. 按床日付费

定义：属于预付制。支付单元以天为基础，对每位患者每一天的门诊或住院服务按固定费用支付给供方。这种支付方式将服务与每个住院日或者每个门诊日捆绑在一起，而不管实际的服务和成本有多少。该方式适用于对医院住院服务的支付。

优点：这种按天支付固定费率的方式激励医院提高效率，减少检验、检查和手术。

缺点：由于卫生机构承担了大部分的经济风险，它们会限制每天的服务量并延长住院时间。其结果是提高了卫生机构的床位使用率，并促进了卫生机构床位规模的扩大。

5. 按病种付费

定义：又称"按疾病诊断分类定额预付制"。根据国际疾病分类法将在住院患者的疾病按诊断分为若干组，每组又根据疾病的轻重程度及有无并发症分为若干组，分别对每一组的不同级别制定相应的支付价格。医疗保险机构根据这种统一的支付价格，针对患者的疾病诊断，向医疗服务机构提供一次性支付。

优点：按病种支付方式的费用制约力度强于按服务单元支付，在一定程度上促进了管理和成本核算。对于医院质量的影响，依医院抓的不同而不同，但从整体而言，能够促进医疗质量的提高。

缺点：当诊断界限不确定时，医疗服务的提供者往往使诊断升级，以获取更多的补偿；医疗服务的提供者为缩短患者实际住院日，往往会增加门诊服务，导致门诊费用上涨；医疗服务的提供者为了降低成本，可能会减少使用高新技术的机会，减少必要的医疗服务或缩短患者住院日，对医疗服务的质量产生不利影响；疾病分组方案未充分考虑到疾病严重程度，常使收治严重病例的医疗机构补偿不足，导致医疗机构不愿接收重症患者。测算出各种疾病的费用是一个庞大的工程，要求有完善的信息，管理成本较高，全面实施起来较为困难。

6. 以疾病诊断相关分组为基础的预付制

定义：以疾病诊断相关分组为基础的预付制（diagnosis related groups-prospective payment system，DRGs-PPS），是指将住院患者按疾病、诊断、年龄、性别等分为若干组，每组又根据疾病的轻重程度及有无合并症、并发症分为几级，对每一组不同级别制定相应的付费标准，按这种费用标准对该组某级疾病的治疗全过程一次性向医院付清。

优点：DRGs-PPS 的实施能够提高医院行为活动的透明度，增强信息标准化程度。

缺点：费用标准制定，需要大量的信息资料和较高的技术要求，操作难度大，程度复杂，管理费用高，推广使用受到一定限制。

相关链接 国内较典型的医保费用支付方式

1. 云南省禄丰县按床日付费模式：2007 年 8 月，禄丰县开始在县内定点医疗机构实行非单病种疾病的住院费用按床日付费，2008 年扩大到所有病种。按床日付费的付费单元是住院床日，根据不同疾病类型的严重程度，限定每床日费用的标准。这种付费模式能够鼓励医院或医生降低每住院床日和每门诊人次成本，提高工作效率，费用结算简单；但容易刺激医疗机构分解处方，延长患者住院床日，甚至容易诱使医疗机构减少提供必要服务，推诿重症患者，也可能阻碍医疗技术的进步。

2. 病种定额付费及病种限额付费模式：根据付费金额计算方法的不同，可以将单病种付费分为单病种定额付费和单病种限额付费两种模式。①在单病种定额付费制度下，按照定点医疗机构的评审级别和不同病种制定不同定额标准，实行病种费用定额包干，低于定额包干基数的留归定点医疗机构，超过定额包干基数的由定点医疗机构承担。目前，国内实施单病种定额付费的地区有北京、上海、贵阳等。②在单病种限额付费制度下，超过病种定额标准的按定额标准结算，超过部分由定点医疗机构承担，低于定额标准的经医保机构审核合格后按照实际发生的医疗费用结算。目前，国内实施单病种限额付费制度的地区有重庆黔江、湖北天门等。

3. 浙江省桐乡市总额预付模式：总额预付即总额预算制，是医保机构根据医疗机构所在地的人口密度、医疗机构规模、服务数量及服务质量等因素确定预付总额，无论机构实际发生的医疗费用是多少，都以预付总额为最高限额。浙江桐乡出台了《合作医疗基金总额预付包干制试点方案》，以镇（街道）为单位试行合作医疗基金总额预付包干制。

4. 江苏省镇江市"总额预算、弹性结算和部分疾病按病种付费"模式：镇江模式的主要特点是：①根据统筹地区在一个结算期内可筹集基金总量，对统筹区域内的所有医疗费用实施"总额控制"，确保基金总量的收支平衡，略有结余；②医保机构测算出各医疗机构工作量等预算指标，以及门诊、出院就诊人次及人均费用等一系列指标，作为对各定点医院季度考核及年度结算的标准、依据；③弹性结算，根据有效工作量进行年度结算，医院所得费用可能大于、小于或等于医院预算总费用指标。

5. 江西省九江市"总量控制、定额包干'板块式'"模式：九江模式的主要特点是：①对医疗保险基金实行门诊费用由个人账户基金支付，住院费用由社会统筹基金支付（即"板块式"）；②社会统筹基金实行总量控制、定额包干，即门诊费用由个人账户基金支付，六种慢性病超出个人账户部分及住院费用由社会统筹基金支付；③实行定点医疗（一家医院）；④按定点医院实际定点人数乘以社会统筹基金的一定比例对定点医院实行包干，节余留用，超支不补。［资料来源：郭文博，张岚，张春艳. 医疗保险费用支付方式研究评述. 卫生经济研究，2011，（10）］：23-25

（三）　对不同医疗服务支付方式的评价

相关链接　我国在医院层面实施的总额预付制的弊端

首先，在医院层面实施总额预付制。违背总额预付制的前提，是医疗机构的患者来源构成不稳定。总额预付一般基于历史信息、一定年度增长率来确定医疗机构的预付总额度。在患者来源构成稳定的情况下确定的费用额度，一般与医疗机构实际发生费用相差不大。但当患者来源构成不稳定时，患者数量、疾病谱和疾病严重程度波动大，以致医疗机构实际发生费用波动也大，与预先确定的总额度出现明显差距，从而加重了医保部门和医疗机构间的冲突。显而易见，我国大量跨地域就医的事实，决定医院的患者来源构成波动性很大，总额预付制的前提也就不存在。

其次，在医院层面实行总额预付制，易导致医院层层分解指标，违背保险发挥作用的基本原理——大数法则。医疗保险制度的基本原理是利用大数法则分散风险，参保人数越多（按保险业术语说，就是风险池越大），风险分散程度就越大，医保基金风险就越小。在医院层面实施总额预付制，等于把一个大的风险池分级为一个个小风险池，每个小风险池对应着一个医院，每个池子分散风险的能力就弱了。因此，推诿危重和高费用患者就成为总额预付制的一个自然特征。我国公立医院的垄断地位、体制和管理水平易促使医院将医保资金定额分解到科室，甚至分解到医生，这导致风险池更小，医保的风险分散功能更弱。事实上，等于把风险转嫁给医生承担。在这种情况下，推诿危重和高费用患者自然也成为医生的无奈选择。

再次，在医院层面实施总额预付制，不利于兴办新医疗机构。因为总额预付制很容易固化现有医疗机构的既得利益，固化垄断格局，不利于引入和扩大竞争。

最后，总额预付制抑制医院采用新技术、新药品、新设备，在一定程度上妨碍了医疗技术的进步。（资料来源：朱恒鹏．中国医药报，2014-06-09）

上述卫生费用供方支付方式可分为后付制和预付制两大类。其中，按项目付费、按床日付费、按绩效付费、工资、工资加奖金等是后付制，分项预算、总额预算制、按病种支付、按人头支付、按服务单元支付、以疾病诊断相关分组为基础的预付制等方式都属于预付制。

1. 后付制的优缺点　卫生费用是根据医疗服务提供者提供医疗服务的项目、数量和费用标准，在提供医疗服务后确定并支付或补偿相应的医疗费用。后付制的优点主要有：操作简单、方便，易于被医、患、保三方所接受；被保险者对医疗服务的选择性大，对服务的各种要求容易得到满足，比较容易得到数量较多和方便、及时的医疗服务；有利于调动医疗服务提供者的积极性，有利于促使医疗服务提供者不断改善服务条件，增加新设备、开展新的服务项目以满足患者需要。后付制的缺点主要有：可能会对医疗服务提供者的诱导需求提供正向的激励，容易产生过度医疗服务现象以及高新技术设备的过度配置问题，难以有效控制医疗费用。

2. 预付制的优缺点　卫生费用支付机构事先确定支付标准，并在医疗服务提供前，向医疗服务提供方预先支付一定费用。在预付制下，医疗服务提供在未发生医疗费用前，已经了解了从卫生费用支付机构获得的补偿额。在实施提供医疗服务后，若实际费用超过这个补偿额，医疗保险机构则不再追加补偿。

与后付制相比，预付制改变了卫生费用支付机构作为第三方局外人的被动身份，通过预付的约束，使医疗服务提供者（医疗机构和医生）承担全部或部分经济风险，促使其能够从自身最经济利益的角度合理利用医疗资源，尽可能用比较低的医疗费用提供服务，进而达到既控制医疗费用，又保证医疗质量的目的。

因为各种预付制支付方式都有着一定的负面效应和实施的条件限制，比如：按人头支付方式下可能出现医疗服务提供者出于自身经济利益的考虑，为节省费用而减少服务提供或降低服务质量的现象；总额预付制容易降低医疗服务提供者提供服务的积极性和主动性，导致医疗服务数量减少，服务强度和质量下降的现象；DRGs-PPS方式的实施要求条件较高，技术性要求强，花费大，全面实施较为困难。因此，很多国家采取了多种支付方式同时运用的混合支付制度，其目的就是利用各种支付方式的有利影响，克服其负面效应。

（四）　支付方式对医疗服务供方的影响

1. 对供方行医行为的影响　支付方式作为支付制度影响卫生服务供给的主要途径，它的改变会促使供方医疗服务运行及组织行为发生变化，不同的支付方式会对供方产生不同的激励。当支付方式是以所提服务计量的，将会刺激供方尽可能多地提供服务，例如按服务项目付费等。此外，支付方还会通过合同约束供方行为，对供方进行监督考核。支付方通过与供方签订合同等方式，对供方提供的服务内容、服务类型等进行规定，并对支付水平进行设定，通过合同约束供方所提供服务的数量和质量。同时，支付方还可以对供方所提供的服务进行监管和考核，以支付水平作为奖惩措施，对供方行医行为进行约束。

2. 对供方提供服务绩效的影响

（1）对效率的影响：当支付方式具备以下条件时，将会提高卫生服务的效率：支付方式使卫生服务提供者承担的财政风险增加；支付方依据服务结果与绩效评价情况进行支付；给予卫生服务提供者弹性使用资源的权利；供方提供的服务如果能够覆盖相对综合的服务，可以促使供方减少向其他服务提供者推诿患者，转嫁成本；患者有选择服务提供者的自由，这样能促进提供者之间的竞争，保证服务质量和效率。因此，在选择支付方式时，应充分考虑以上因素，提高服务效率。

（2）对质量的影响：当支付方式鼓励医生、患者和保险机构选择那些成本效益更好和技术质量更高并能被正确实施的治疗措施时，将会增加对质量的激励作用。但也应该注意，支付方式对成本控制和效率的激励，可能与对质量的激励并不相容。也就是说，有的支付方式可能会对供方产生控制成本、提高效率的作用，但对服务质量的激励会减弱，如按人头支付、总额预算等。

（3）对公平的影响：公平是卫生系统绩效关注的重要方面，是指所有人都具有对卫生服务的经济可得性和地理可及性，而我们这里所说的公平主要是指服务利用公平。当支付是由患者直接付费时，会影响患者对卫生服务的经济可得性，特别是对贫困人口而言，将影响到他们对卫生服务的利用。但当经济可得性解决时，也并不代表人们会利用卫生服务，如地理位置、服务时间等也会限制人们对服务的利用。因此，为保证服务利用的公平性，应选择合适支付方式或支付水平。如可以通过设置不同的支付水平，对于偏远地区或者穷人聚居区的服务提供方给予较高的支付指数，以保证服务的供给。同样，为确保患者不会因为疾病和治疗的复杂性而被追求经济利益的服务提供者推诿，可以在支付方式中使用调整因子。

（4）对满意度的影响：不同支付方式对供方行为的作用，会使患者产生不同的满意度。如按服务项目付费，供方可能会提供较多服务，患者会产生较高的满意度，但同时也会使服务利用过度。因此，为提高患者满意度，应将患者对服务提供者的选择和对服务提供者的支付相关联。

3. 对供方服务运营和组织方式的影响　当支付方式发生改变时，医疗服务的组织运营也会发生改变。应建立健全相应的支付制度，为支付方式改变提供条件和保障。

如当采用"按服务项目付费"时，医疗机构内部的各个部门可以分别计算和获得费用支付，部门之间无须由此进行任何协调。而如果采用"按病种收费"方式时，对患者一次住院只支付一笔费用，医院内部的各个部门之间只有互相协调，才能保证患者得到妥善治疗。当采用"按人头付费"方式时，与患者治疗有关的各个医疗机构，在治疗上更需要建立相互协调的机制，同时还需要建立如何将一笔医疗费用于不同医疗机构分配的机制。也就是说，医疗服务的提供方式需要改革，要建立有效的转诊体系，通过分工合作，在理赔过程中和收入分配上进行组织协调，由原来各自独立分割的医疗组织机构，逐步发展成为相互联系密切的医疗组织体系，如建立上下组织关系密切的转诊机制等。

二、公共卫生服务主要支付方式

（一）城市公共卫生服务支付方式

1. 政府直接对机构支付

（1）总额预付。总额预付可分为按历史消耗确定的总额预付、按工作内容确定的总额预付、按工作人员数确定的总额预付、按服务数量确定的总额预付和按服务提供者绩效确定的总额预付。疾病预防控制机构的公用经费往往是按工作人员数确定的总额预付。如银川市 CDC 的办公用品及水电暖、印刷、邮费等公用经费，按照每人每年 4000 元的标准支付；天津市 CDC 公用经费按照每人每年 6000 元的标准支付。

（2）各级政府财政通过专项投入为社区卫生服务中心（站）提供启动资金。如深圳市政府投入 2000 万元，支持全市建起 102 个社区健康服务中心；成都市 2003 年给每个新成立的社区卫生服务中心配置 2 万元的启动经费。

（3）向基层卫生服务机构支付设备经费和运转经费。如银川市在年底按以奖代补的形式支付设备硬件，建设合格的社区卫生服务站。

（4）对社区卫生服务中心（站）工作人员经费进行投入，包括培训费用及工资。如天津市政府每年拿出 100 万元资助全市基层全科医师的培训，宁夏回族自治区按社区卫生服务站的人头数额支付工资。

2. 政府购买服务

（1）按辖区"人头"进行补偿的"定额补助"方式：该模式在根据政府财力确定辖区人口人均防保经费的情况下，卫生主管部门按照服务人口数量给承接卫生服务的机构拨付公共卫生经费。如上海市自 2000 年开始，政府根据财力按照每服务人口 8 元的标准拨付公共卫生经费，经费的拨付标准逐年上升，目前一些区已达每服务人口 50 元的标准。广州、天津、杭州和银川等省市也是以人头定额补助的方式进行公共卫生经费拨付管理。其中广州市要求各区财政按社区卫生服务人口每人每年不低于 10 元的标准安排社区预防保健的补助经费，并随着经济的发展逐年提高补助标准。尽管都是以"人头"进行定额补贴，但各地在具体的拨付方式上仍在很大差别，主要区别在于有些地区在设定人头费拨付标准的同时建立了基本卫生服务包。如上海市首先为社区卫生服务中心所提供的公共卫生服务项目，设立了 15 大类的基本服务包，对完成全部项目任务者，按人头数额拨付政府规定的预防保健补助经费；而银川市社区卫生服务中心没有明确建立公共卫生服务包。

（2）以合同承包或合同出租的形式购买公共卫生服务：该模式是通过订立契约或以合同的方式把公共卫生服务的提供委托给民间营利或非营利机构来承担（即政府购买公共卫生服务）。政府将某些公共卫生服务的数量和质量标准确定后，将公共卫生产品的生产权向公立组织、非公立组织和个人转让，采取招标承包的方式。

（3）按服务项目支付：按照提供的服务项目和服务数量支付，常用于计划免疫。天津市一类疫苗接种按一针 4 元的标准补助接种机构，宁夏回族自治区一类疫苗接种则是按一针 2 元支付。按服务项目支付有利于激励疾病预防控制机构多提供公共卫生服务，适用于提供不足的公共卫生服务，如提高了免疫接种率。

（二）农村公共卫生服务支付方式

1. 政府直接支付机构　这种支付方式包括政府财政对乡镇卫生院按工作人员数量支付工

资，如宁夏回族自治区永宁县对乡镇卫生院拨付全额工资、以各种性质为基层卫生服务机构支付设备经费和运转经费。

2. 政府购买基层公共卫生服务　这种方式主要是根据地区服务人口，或者根据公共卫生服务提供数量进行投入，有些地区建立了基本公共卫生服务包，也有地区尚未建立服务包。

3. 签订服务合同，按合同支付　如深圳市福田区社区卫生服务中心与所在街道（居委会）签订合同，对辖区居民提供一定医疗和公共卫生服务；山西省和顺县针对三种妇女疾病，政府制定任务书，确定服务内容、健康教育、治疗效果等，同时测算费用，进行招标，确定服务机构，签订合同，购买服务。

4. 发放"公共卫生服务券"　如浙江淳安县对部分公共卫生服务（0～3岁儿童保健、0～7岁儿童计划免疫，孕妇的产前、产后服务，农民健康档案建立等）以发放服务券的形式，对服务机构进行支付。

5. 按绩效支付　如河南省武陟县实施政府购买农村基本公共卫生服务试点工作，在乡级总承包的服务模式下，根据服务包成本测算结构和绩效合同管理有关要求，拟定按绩效支付方案。

6. 农村公共卫生服务混合支付模式　各地在支付的操作中，大多数都是以上几种支付方式的结合使用。例如浙江省淳安县对乡镇卫生院，既按工作人员数支付部门人员经费，也确定公共卫生服务包，按照每服务人口15元标准支付；同时对重点集中的公共卫生服务以发放"公共卫生服务券"的形式进行支付。

第三节　我国卫生费用支付方式改革

一、卫生费用支付方式改革的目标

卫生费用支付方式改革的目标是：控制费用、强化管理、确保质量、转换机制、实现多赢。

（一）控制费用

控制费用是指控制医药费用的不合理增长趋势和增长幅度，控制以往医药费用中过度使用药品、卫生耗材和过多不必要的检查所致的医药费用结构不合理。要清楚地认识到，随着经济社会的发展和人民生活水平的提高，居民对医疗卫生服务的需求不断增长，因此，医药费用的增长是刚性增长，对全局而言，控制医药费绝对值不增长或负增长是不可能的。但把医药费用控制在一个合理的增长幅度范围内，并且改善目前这种不合理的费用结构是控制费用的目的。

（二）强化管理

强化管理是指不能简单地推行一种新的支付方式，而是在深刻认识到任何支付方式都有缺点的前提下，在制度设计上尽量发挥其优点，同时针对其缺点制定严格而又切实可行的配套管理措施和赏罚分明的奖惩措施。

（三）确保质量

确保质量是指在推行以各种打包付费为特点的支付制度改革时，把监管的重心后移，放到对医疗服务的安全性和医疗质量的严格考核上。当把打包付费的费用标准确定以后，要严格把住打包付费的变异退出关；要制定有效措施，严防医院在打包付费制度下减少必要的医疗服务提供和必要的药品耗材的正常使用；要制定具体的医疗质量要求和考核标准，集中精力对输出端的安全性和医疗质量指标进行及时、认真和严格的考核，并针对考核结果给予公正、及时地兑现奖惩措施。医院要在国家颁布的临床路径指导下，针对当地和医院的实际情况制定并认真推行切实可行的、能够确保医疗安全、提高医疗质量、合理控制成本的医师版临床路径、护理版临床路径，以及动员患者及其家属密切配合治疗、护理患者版的临床路径。简而言之，要充分调动医院和医务人员的积极性，将主要精力放在确保医疗服务的安全性和医疗质量上。

（四）转换机制

转化机制是在新的支付制度设计中，把支付制度的改革与推动医院摆脱以药养医的补偿机制结合起来。具体的做法是在打包收费的定价过程中，将确保医药费用增长幅度有所控制的前提下，给医院定价留有一定的节余空间，固定价格、盈亏自负。也就是说，在规定的打包价格内，由于医院自己主动降低不合理用药、耗材以及不必要的检查所节余的款项应当留给医院，作为对医院提供低于成本价格的医疗服务的补贴。在这种情况下，医院就会主动将药品和耗材以及各种检查纳入医院的成本中加以控制和管理。于是，一种医院积极主动降低不合理用药，减少不必要耗材的使用和不必要检查的机制必将逐步形成。为了确保医院经营管理从"以销售药品、耗材创收"转向"加强管理、提高医疗质量、控制内部运行成本"，从而扩大节余。还要将支付制度改革与医院的分配制度改革结合起来，以分配制度为杠杆，调动全体职工参与到医院的经营管理过程中，通过全体职工的参与和努力，将患者安全保障、医疗质量控制、内部运行成本控制的思想贯彻到医院运营的各个环节中。医院要从支付制度改革所获节余中，拿出一部分资金用于分配。新的分配机制一定要服从、服务于支付制度改革目标，要将职工的酬劳与以"实现医疗安全、提高医疗质量和控制成本"为目标的新的绩效考核评价相结合，真正做到按绩效取酬。

（五）实现多赢

实现多赢是指在支付制度改革的方案设计以及实施中，应充分考虑与支付制度改革相关的各方利益和诉求，始终把保障各方均能获得相应合理利益作为重要目标之一。具体说来，所谓"多赢"是指医药费用不合理的增长得到控制，医保基金的安全得到保障；医保基金应将支付制度改革、控制不合理医药费用增长后节余的资金通过提高医保补偿比的方式回馈给参保人群，使群众能够得到实惠；医院打包收费价格的确定，要以目前的收费水平为基础进行定价，让医院有较为充裕的节余空间，并以此补偿医疗服务项目成本；医院要将支付制度改革与医院内分配机制改革紧密地联系在一起。要充分体现"多劳多得"的原则，使医务人员在努力提高医疗质量、保障患者安全、降低成本的同时提高个人实际薪酬水平。因此，只有确保了各方的利益共赢，才能使公立医院的支付制度改革取得真正的成功。

二、我国卫生费用支付方式改革的实践

我国各地的情况差异较大，不能强求用一种或者某几种支付方式，而应做出不同的规范以供各地自行选择。

（一）住院按床日付费

其特点是简单易行，便于操作和管理。适合在区域内疾病谱相对简单、疾病严重程度变化不大的地区推广，适合在中西部不发达地区，作为医改的启蒙阶段予以推广。推广中需注意逐

步引入病种分组和质量控制措施，综合考虑医院管理人员、医保管理人员的能力。

（二） 按病种付费

将患者根据疾病种类或者资源消耗程度进行简单分组，适合在条件比较好的县级医院和县以上部分三级医院中逐步试验推行。目前推出的 104 个单病种相对比较简单，未对疾病严重程度分级，适合二级医院、部分三级医院及条件较好的农村医院使用。

（三） DRGs

目前适合在部分三甲医院进行探索。探索的内容主要包括诊断分组、质量控制和支付标准等。目前，我国信息系统、诊断和操作编码不健全，医务人员不适应，在这种情况下，DRGs-PPS 的推广要先行探索，成熟后再逐步推广。未来推行的 DRGs，应由中央政府出台标准和规范，地方政府确定相对权重和支付标准，不仅是控制费用的手段，而且也是资源调控、提高医院质量管理和医务人员能力的一种工具。

（四） 按人头付费

主要用于公共卫生领域，也可用于部分门诊服务，如对慢性病患者服务的预算。

小　结

卫生费用支付方式改革是提升人们健康水平、有效控制费用增长的关键措施之一。所谓卫生费用支付方式，即是指卫生服务支付方对规定服务的消耗所进行补偿的途径和方法，既包括对卫生服务提供的补偿，也包括对覆盖人群的补偿。支付单元、支付标准和结算的时间点是其供方支付方式的三个核心要素。卫生费用主要包括医疗服务、公共卫生服务、突发公共卫生事件应急体系和重大疾病防治等四大项目。医疗服务支付方式主要包括对医务人员的支付方式（按项目付费、按人头付费、按绩效付费、按工资付费、按工资加奖金付费）和对卫生机构的支付方式（分项预算、按服务单元付费、总额预付、按床日付费、按病种付费、以疾病诊断相关分组为基础的预付制）两种，每种方式都有其优缺点。公共卫生服务支付方式主要有城市公共卫生服务支付方式（政府直接对机构支付、政府购买服务）和农村公共卫生服务支付方式（政府直接支付机构、政府购买基层公共卫生服务、按服务合同支付、发放"公共卫生服务券"、按绩效支付）两种。卫生费用支付方式改革的目标是：控制费用、强化管理、确保质量、转换机制、实现多赢。国内卫生费用支付常见的方式有住院按床日付费、按病种付费、DRGs、按人头付费等。

【思考题】

1. 供方支付方式的核心要素是什么？

2. 简要论述卫生费用支付方式的种类及优缺点。

3. 何为预付制？其优缺点有哪些？

4. 简述我国卫生费用支付方式改革的目标。

第十章 药品流通体制及
价格管理机制

学习目标

通过本章学习，要求掌握药品流通体制和价格管理机制的基本原理和我国管理机制的现状及改革方向；了解国外典型的药品流通模式和价格管理方式。

【案例】

在综合改革中探寻药品定价机制

药品价格分为市场调节价、政府定价或者政府指导价。政府制订一个药品价格，体现药品质量差别，鼓励企业提升产品质量，这是定价的初衷。但实际情况是，政府指导价变成了药品销售价格的上限，中标价才决定了医院和患者最终拿到的药品价格。

我国的药品价格形成机制相当复杂，药品出厂价格是指生产环节的定价成本以及合理的利润和税金组成的价格。药品零售价格由经营管理定价成本以及利润和税金构成，可以根据生产企业出厂价或者经营单位购进价格加上流通差率核算出来的。药品的定价成本主要是由企业生产或者经营同一种药品的社会平均成本费用核算出来的，药品生产环节的定价主要由生产企业的制造成本和期间费用构成，进口药品的成本是根据进口到我国口岸成本加上口岸费用核算出来的，药品经营管理的定价成本是由经营单位的成本和经营费用构成的。这是目前我国的药品价格体系。

区别质量层次以制定合理价格是物价部门一直想做的工作，也做过一些研究。区别定价包括五大类：中国专利保护药品、中国行政保护药品、中国国家保密处方药品，以及连续三年能够出口先进国家且每年出口量不能太少的药品及首仿药品。这些产品在价格上应该给予区别对待。从实践来看，招标已经取代了药品定价功能，发改委制定的最高限价已经没有太大意义，转而推动医保支付加基准价。（资料来源：史录文. 在综合改革中探寻药品定价机制. 健康报，2014-07-15）

【思考】

如何构建一个科学的药品价格定价机制？

药品是一种特殊的消费品，它的价格高低直接关系到整个社会医疗卫生资源分配的公平性。目前，世界各国都面临药品费用不断上涨的问题。如果剔除生产成本增加和通货膨胀等合理的价格上涨因素，那真正反映药品费用上涨的就是一些不合理因素，如药品流通体制和药品价格管理方式等。因此，探寻和建立科学的药品流通体制，加强药品价格管理，有助于各国政府控制药品价格过快上涨，有助于医药企业实现规范化的经营管理。

第一节　药品流通体制

一、药品流通体制的内涵

流通是指商品从生产向消费转移过程中商流、物流、信息流和资金流等关系的总和。所谓药品流通体制，是指与药品流通产业相关制度的具体表现和实施形式，是药品流通领域的机构设置、权限划分以及相关规则。也就是说，药品流通体制主要是指药品从生产者到消费者的流通组织系统和制度安排。

药品流通体制可分为微观和宏观两个层面。微观层面包括药品流通组织结构、药品流通渠道体系、交易惯例等，它的主体是药品流通机构，通常包括厂商、批发商、零售商等机构；宏观层面主要是药品流通管理体制，包括药品流通管理机构体系和药品流通管理制度。其中最主要的是药品流通管理制度，它的主体是政府流通管理机构。

二、国外典型的药品流通体制

世界各国的经济运行方式可归纳为计划经济和市场经济两种，一国药品流通体制往往与其经济运行方式有直接的关系，计划经济下的药品流通是由政府作为主体来运行的，然而当前世界上多数国家是采用市场经济的运行模式。

（一）美国

从 20 世纪 70 年代开始，历经 30 多年，美国药品市场已经形成高度集约化的流通格局。

1. 药品流通渠道　美国的经济体系是以市场机制为基础的混合经济体系，政府只通过立法以保证经济的正常运行。在特有的经济体制影响下，美国产生了独特的药品流通模式，如图 10-1 所示。

（1）零售是主渠道，药店拥有高度自动化的交易系统。在美国，多种消费形式的零售成为整个药品流通模式中的主体。连锁药店、独立药店、食品店等占了 59% 的市场份额，而公立医院、非公立医院、诊所、长期监护病房、健康维护组织（health maintenance organizations，HMOs）和家庭病房等医疗单位占据了 27% 的市场份额，其他 14% 的市场份额被邮购占有。

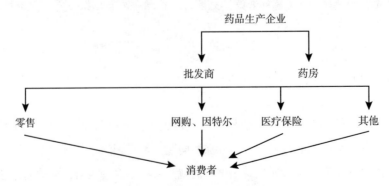

[资料来源：边博洋，邵蓉. 美国当代药品流通体系研究. 上海医药，2007，(5)：205]

图 10-1　美国医药产品流通渠道

药店是药品供应链中最后一个环节，药店主要从批发商进货。美国药店的突出特点是高度自动化的供应体系，所有的交易都已电子化。药店不仅可以提供处方用药信息，也提供与药品质量、药品合理使用相关的信息，保证药品福利管理机构（pharmacy benefit management，PBM）对处方的实时监督。

（2）大型药品批发企业整合发展为分销商，小型药品批发企业日趋专业化。大型药品批发商直接负责向生产企业下达订单和付款，承担药品从供应链初始端至终端零售企业的运输服务，并将货物直接送到大型零售客户手中。在美国，药品批发商一般同时经营其他卫生保健产品，也是卫生保健产品批发分销商。此外，在美国各地还存在着数量众多的小型药品批发企业，这些批发企业一般被划分为两种类型：一种是经营品种相对齐全的地区性批发企业，它们主要为那些不能直接向大型批发商采购的小型药房或诊所服务；另一类企业只经营部分需要特别处理的药品种类，如疫苗、血清、注射剂等，这类企业通常被称为专项批发公司。据统计，在美国这样的小型企业占到所有药品批发企业的 80% 以上，数量超过 5000 家，虽然规模有限，但作用却不容忽视。

（3）政府通过综合管理措施，实现在药品市场中维持和促进竞争。美国对药品流通没有制定单独的法律法规，而是通过制定和执行反垄断的法律、反不正当竞争的法律以及消费者权益保护法律等直接管理药品流通活动。为了规定医药代表的职能和行为方式，美国的医药行业协会制定了医药代表行为规范。同时，联邦和地方政府通过少量的行政手段干预药品流通，有些州利用商业特许权对药品流通企业进入市场进行限制。

（4）第三方机构的参与，有利于调和供求矛盾，达到多方受益的目的。美国特色的 PBM 和 HMOs 是独立于药品买卖双方的第三方企业。PBM 起着药品福利管理者的作用，与保险机构共同决定药品报销范围和报销比例。PBM 提供药品报销目录，在药品目录中明确报销药物品种及成本效果最佳和临床效率最高的药品以供参考。而 HMOs 则是把提供保险和医疗服务结合在一起，专门针对医师制定了《指定药物目录》，要求制药企业降低药价，并督促医师谨慎选用价格昂贵的药品。

2. 药品流通资金链 药品的流通产生了一系列资金流，如图 10-2 所示。当资金由消费者通过药店直接到生产企业，或是经过批发商再到生产企业这一过程时，还发生着一些第三方参与的资金结算，如消费者参保的保险组织及其代理 PBM 向药店支付依据协议应负担的药费、制药企业依据协议与健康管理组织和 PBM 之间的折扣结算、PBM 与健康管理组织和保险支付方之间的折扣结算等。参与流通的各个机构通过谈判和竞争，最终使药品流通环节的费用大大降低。

在美国，药品的使用不是由医师决定，而是由 PBM 和支付方共同决定药品能否列入报销范围及其报销比例，同时 PBM 与制药企业协商药品价格以及折扣率，并监督医师的处方行为，达到决定药品使用的目的。PBM 和 HMOs 作为药品费用支付方（包括雇主、保险机构、政府提供的医疗保险）的代理，虽然不直接参与产品流通过程，但在资金流和折扣率中对药品使用的影响却十分强大。

3. 实行医药分业管理 美国的医药分业管理比较成熟。医院住院部均设有药房，但是否设立门诊药房则要根据门诊患者的需要而定，诊所均不允许设药房。美国药房所采取的购药形式是药房与某一固定的药品批发企业签订购销合同，不直接与制药公司联系。各药房根据药品

NOTE

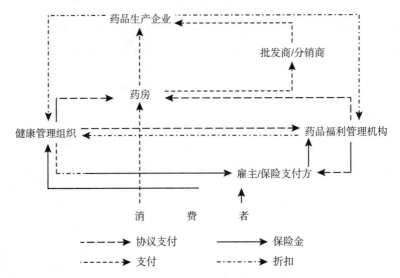

[资料来源：边博洋，邵蓉. 美国当代药品流通体系研究. 上海医药，2007，(5)：205]

图10-2　美国医药产品流通中的资金链

的库存和实际需求，每天在一个固定时间段内向批发企业的微机系统发出进货要求，然后由批发企业直接将药品送至药房，实行上门跟踪服务。医院只能按规定赚取药品差价，药房的收入仅占医院总收入的5%左右，而医院主要靠收取诊疗费以维持基本运转。这样能就很好地控制药品价格。

（二）日本

1. 医药市场集中度相当高　日本药品市场的专业化分工比较发达，药品生产企业有150多家，药品商业公司有142家，前10位商业公司在2005年的销售量超过了市场总销售份额的50%，医药市场集中度相对较高。药品分销渠道以医疗机构为主，处方药的60%左右在医院药房销售（日本处方药占药品市场总销量的90%以上）。

2. 高效率的物流配送系统提高了药品流通的安全性　日本的药品流通以社会共用物流配送中心为平台，使生产、流通和医院等环节的药品库存量大为减少，降低了药品的流通费用，加快了资金流通速度。药品如果不进入物流配送体系就不能进入市场，如果不实行标准化生产和包装也不能进入这个体系。在药品流通的所有环节中都设执业药师，以保证药品在流通过程中的安全。

3. 建立完善的药品电子网　日本医疗机构的药品采购没有统一的模式，医疗机构为取得更好的折扣，有的采用医院联合体的集团化采购模式，有的采用医疗机构单独采购的模式。医疗机构根据自身需要定期向批发商采购药品，没有采购目录的限制，结算一般为现款现货。日本的药品物流配送体系比较发达，可以及时满足医疗机构的用药需要。日本制药协会发起建立的日本药品电子网（Japan Drug Net）为所有医药企业提供互联网药品数据交换服务，会员企业在缴纳会员费后，就可以与所有批发商进行数据交换。

4. 实行动态政府定价政策，促使药价逐年走低　医疗机构和零售商销售药品以及医疗保险支付药品费用均按照政府确定的零售价执行，并不考虑其实际的采购价格。即如果医疗机构采购的药品价格低于政府定价，医疗机构就会赚取两者之间的差价；但如果采购价格高于政府定价，则医疗机构就会亏本，这样医疗机构采购药品时就会有动力压低价格，在客观上也为政府的价格调整摸了底。据了解，目前日本出厂价与批发价之间以及批发价与零售价之间的实际差价均为8%左右（以政府定价为100元为例，批发价和出厂价分别为92元和84元）。由于政府经常进行药品价格的市场调查，药品的政府定价和市场销售价格基本持平，一旦发现两者之间存在比较大的差别时，就会在下次政府定价时加以调整。

5. 拥有成熟的药品流通中介服务市场　药品的集中招标采购、医生处方审核、加盟药店联合采购、药品分类编码、组织机构代码、数据通信服务、市场信息服务、企业信用服务等，都由专业化的中介服务机构提供服务。

6. 实行医药分业管理制度　日本从20世纪80年代开始就大力推行医药分业管理制度，到2002年4月，医药分业率已达48.3%。推行医药分业管理是为了充分发挥药剂师的作用，促进医药之间的专业化协作。药剂师对医师处方进行药学审核，可以保证临床医师安全、合理用药。

（三）英国

英国是世界上最早实行市场经济的国家，也是第一个实行全民医疗的国家。1945年，由英国工党提出并于1948年正式建立的国民健康保险制度（national health service，NHS）是典型的全民福利型医疗体制模式。它突出强调了中央政府的集权管理，是政府集权管理模式的代表。

1. NHS制度下的药品流通渠道　英国的药品生产商通过传统批发和直销药店两种模式，将药品销售到医院药房和社区药店，如图10-3所示。在传统批发模式下，药品生产商先将药品以一定的折扣率（通常为12.5%）卖给批发商，然后再由批发商按一定的折扣率（一般在10%～10.5%之间）将药品销售给社区药店和医院药房。采用这种批发模式的是大多数制药公司，如纳普（NAPP）和赛诺菲（Sanofi Aventis）等。

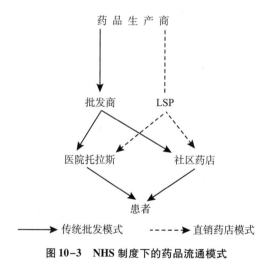

图10-3　NHS制度下的药品流通模式

在直销药店模式（directto pharmacy model，DTP）下，药品生产商通过物流服务供应商（logistics serviee provider，LSP）直接将药品以商议的折扣率出售给社区药店和医院药房，药品的所有权由生产商直接转移给药店。LSP一般是指大的药品批发商，只负责配送药品，并收取药品交付费。与传统批发模式相比，DTP更有助于生产企业维护品牌形象，遏制假冒药品和加强制药企业与零售环节的关系。但也会带来一些问题，如降低市场的竞争性、提高进入市场的门槛等。

目前，采用 DTP 的制药商主要有辉瑞制药（Pfizer）、葛兰素史克（Glaxo Smith Kline）和阿斯利康（Astra Zeneca）公司。

英国药品批发市场集中度高。据英国公平贸易局的调查显示，2006 年和 2007 年排名前三位的一线药品批发商 Unichem、AAH 和 Phoenix 的销售数量约占市场的 90% 左右，其他的批发商较小，都是以区域性经营为主。英国药品的零售市场主要集中在初级保健体系，即社区卫生服务，每年 NHS 中的资金中的 75% 用于此部分，而余下的 25% 资金才用于医院。

2. NHS 制度下的药品流通资金链   患者虽是药品的消费者，但不支付费用，而是由中央政府支付至少 95% 的药品费用，图 10-4 说明英国 NHS 制度下药品销售的资金流动与约束。支持 NHS 的资金 82% 由政府财政拨款，12.2% 出自国民保险税，其余部分来自社会及慈善机构的捐款和少量的非免费医疗收入。

英国卫生部为了控制 NHS 费用支出，采取了一系列措施。药品价格管制方案（the pharmaceutical price regulation scheme，PPRs）就是其中之一，其作用主要在三个方面：①利润控制：对制药企业供应药品设置一个最高和最低的利润水平，对商标药品进行利润管制，药价高于最高利润的部分要上缴卫生部，但低于最低利润时，企业可以提高药品价格；②价格管制：允许制造商制订新药的最初价格，但限制其随后的价格上涨；③修订药品价格。

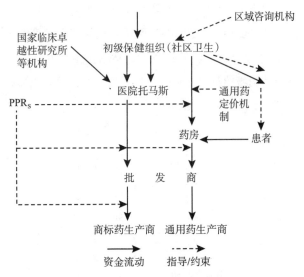

（资料来源：OFT，Medicines distribution. The Office of Fair Trading. London UK. December, 2007）

图 10-4   NHS 制度下药品流通的资金链与约束

此外，英国成立国家临床质量管理研究所（national institute for clinical excellence. NICE）等新独立机构来加强对 NHS 系统的管理、服务质量和药物的成本效益评估等。同时，通过一些地区卫生机构，如战略卫生局（strategic health authority，SHA）和威尔士国家公共卫生服务机构（the national public health service for wales，NPHSW），对初级保健服务进行指导和约束。通用药品的价格以市场调节为主，社区全科医生可通过开处方以影响患者的处方药使用。

3. 实行医药分业管理   英国实行医药分业管理，医生开了药方，患者要到独立于医院的药店购药，药费由个人少量负担，但低收入者、未成年人和老人的药费全由 NHS 支付。除牙科收取少量治疗费外，NHS 医院门诊基本上不收费，约 85% 的处方药免费。儿童、孕妇、一年期的哺乳期妇女、60 岁以上的老人、低收入者和欠发达农村地区人群一律享受免费医疗。英国药品零售主要集中在药店，经过医院药房出售的药品比例较小。一般患者在初级保健组织就诊和买药都免费，只是在药房取药时需要收取处方费。

三、我国药品流通体制

（一） 我国药品流通体制的演变

1. 完全的计划经济时代（中华人民共和国成立至 1984 年）　中华人民共和国成立后至 1984 年，全国药品流通只有国营主渠道。当时全国只有北京、上海、沈阳、天津、广州五家为一级批发站，地市级为二级批发站（全国约有 1000 余家），县级为三级批发站（约 3000 余家）。药品生产企业只能将药品按计划销向一级批发站及部分二级批发站，再由一级（或二级）批发站拨向下一级批发站，最后由三级批发站销向医院和药店。

2. 计划经济向市场经济的过渡时期（1985—1989）　1985 年左右，药品流通的计划体制被打破。一方面，原有医药站人员大量下海，成立自己的医药公司；另一方面，各大企业也纷纷成立医药公司，以加强成本控制。同时随着药品流通领域政策的放开，大量行业外资源进入药品流通领域，药品批发的中间商大量增加，药品生产企业不再按原有的一、二、三级批发站进行销售，而是直接将药品销往下一级批发站或医院和药店。此时，药品生产企业面对的中间商不再是有限的一、二级批发站，而是由原来的 1000 多个，一下扩大为 6000～7000 个，医院和药店的大门也向药厂打开。

3. 集约化阶段（1990—1999）　经过五年左右的过渡期，企业认识到完全靠自身力量难以实现流通渠道的顺畅和清晰。20 世纪 80 年代末，合资企业开始进入市场，他们所带来的药品流通管理方式促进了国内企业流通方式的改变，重市场、轻渠道的观点开始形成。企业不再满足于将产品推向中间商或医院，而将重点转移到了使用者。企业聘用大量的医药代表向医生宣传和介绍药品，负责向医生推荐药品，然后将需求信息反馈给中间商，由中间商向医院供货。大部分企业自身的医药公司并不能满足企业需要，开始由密集型分销向选择性分销转变。

4. 招标采购阶段（2000 年至今）　为了规范药品流通秩序、降低药价，2000 年 9 月 27 日，卫生部会同有关部门发布《医疗机构药品集中招投标采购试点工作若干规定》，在河南、海南、辽宁和厦门等省市开展药品集中招标采购工作试点。2001 年，药品集中招标采购制度逐渐在全国各地推广，如图 10-5 描绘了药品集中招标采购的基本流程。

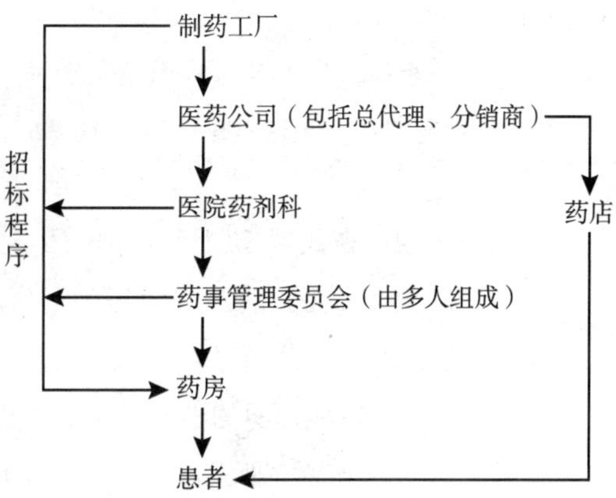

图 10-5　药品集中招标采购的流程

药品集中招标采购制度的实施，在规范药品流通渠道和抑制药价、降低药费方面取得了一定成效，但同时也出现了一些问题，如药品采购行为不规范、中间环节过多、流通企业利润丰厚、监督缺位等。因此，各地不断探索适宜的招标模式，全国先后出现了十多种药品招标模式。例如，四川挂网限价模式、云南宣威模式、上海闵行模式和南京药房托管模式等。但要使药品招标驶入健康发展的轨道，必须进一步改进和完善药品招标采购制度，建立完整的药品招标采购管理体系。

（二）我国药品流通体制存在的突出问题

相关链接   药品"统一招标"惹争议

目前，由政府主导的药品统一招标制度，实行了十几年一直争议不断，在今年的两会上，更有几十位医药界的代表提出取消药品统一招标制度，再次引起了行业热议。

目前招标主体存在争议：在"取消派"看来，我国目前由地方政府主导的省级药品集中招标采购，名为"招标"或"采购"，实则招标机构并不采购药品，也不付款，仅仅通过行政权力审批来确定进入医疗机构的药品品种、价格、配送和还款，违背了"医疗机构是招标采购的主体原则"，把买卖双方正常市场行为变成了行政审批，而且制定了空前繁杂的非必要的资料提供和审查程序，无端浪费了企业大量人力、物力、财力，剥夺了医疗机构招标采购的权力，并带来一系列腐败，严重影响政府的公信力。

药品"低价死"问题：在目前药品统一招标制度下，最显著的特点就是注重低价，从而最突出的现象就是很多药面临"低价死"，也就是很多药招标通过，但是定的是低价，结果医院药房断货。

地方保护主义：在各省的药品招标中，有些地方的地方保护主义比较严重，中国医药企业管理协会会长于明德透露："一些地方政府在药品招标采购中加入的限制条款，比如要求专利药占比不超过一定限额、国外药占比不超过一定限额、廉价药占比必须达到的限额等设置这些比例都是讲不通的。"

制度替代难寻：也有企业界人士认为，目前的药品招标制度并没有很好的替代，亚宝药业董事长任武贤对南都记者表示："当前还没有一个专家或政府方面提出更好的办法，所以这个办法还会执行下去，大方向是对的，只是解决存在问题以质量为前提。"

（资料来源：侯睿之，谭雨倩.药品"统一招标"惹争议，数十企业上书求取消.南方都市报，2014-03-20）

---

1. 医药不分业   在我国长期形成的医药不分的卫生体制下，药品零售的主渠道是医院的药房，大约80%的药品是医院药房销售的，药品收入是医院收入的主要来源。在国家财政对医院投入不足的情况下，医院过分依赖"以药养医"机制来维持自身的正常运营，导致药品的过度使用。这不仅造成资源的浪费，也为上游的医药工业、流通业提供了虚假的需求信息，造成大量重复建设，加剧了医药产业结构的不合理，为药品高回扣、虚高定价提供了制度基础。

2. 市场集中度不高   据中国医药商业协会统计，目前我国医药商业企业几乎90%为小型企业，排在前三位的国药控股、九州通集团和上海医药股份三家企业在2007年的市场份额为19.21%。流通企业的市场集中度不高，必然导致其与处于垄断地位的医疗服务机构的谈判能力下降，从而进一步强化了医疗服务机构的垄断地位，造成药品零售环节的竞争是极不充分、极不公平的。同时由于流通企业分散，也增加了监管部门的监管成本。

相关链接　2013 年药品零售企业销售额情况

《2013 年药品流通行业运行统计分析报告》显示：2013 年的药品流通行业销售总额 13036 亿元，同比增长 16.7%，增速较上年同期下降 1.8 个百分点。从数据上看，2013 年药品流通市场规模稳步提高，但零售市场规模的表现依旧差强人意。

据《报告》统计：2013 年前 100 位药品零售企业销售额占零售市场总额的 28.3%。其中前 5 位企业占 9.0%，前 10 位企业占 14.4%，前 20 位企业占 18.5%，但这前 5 位企业、前 10 位企业、前 20 位企业以至前 100 位企业占零售市场总额比重较上年均有不同程度下降。前 100 位药品零售企业的销售额底线为 1.32 亿元，销售额超过 10 亿元的企业有 16 家，其中销售额超过 50 亿元的有 3 家、30 亿 ~ 40 亿元的有 4 家、20 亿 ~ 30 亿元的有 3 家、10 亿 ~ 20 亿元的有 6 家。（资料来源：伊佳. 医药流通业洗牌山雨欲来. 国际商报，2014-07-07）

---

3. 信息化程度参差不齐，信息资源不能共享，各物流中心低效运行　我国医药流通主体的信息化水平较低，计算机的应用还不十分普及，尤其是在县级及其以下的医药流通企业中，计算机应用与开发人才匮乏，许多企业不熟悉电子商务、网上销售、物流配送等现代流通方式，经营管理者难以借助计算机自动分析系统来掌握客户、品种的经营动态，很难实现商品流、信息流、资金流的动态高效管理。我国的制药企业、医药批发企业以及医药零售企业各自为政，纷纷投资建设自己的物流中心，各物流中心分别由厂商、批发商或零售商管理，物流资源不能充分利用，物流环节割裂，供应链条彼此脱节，不能形成核心竞争力，建设及经营成本较高，造成医药物流资源浪费严重。

4. 市场中介组织发育不良　药品招标采购催生了一批招标代理机构。招标代理机构与政府、医院、企业间无隶属关系，能有效切断三者间的私下交易，体现招标中的公正、公平、公开。但由于审批不严，大量操作不规范的中介机构充斥市场，出现药品招标代理服务费"百花齐放"的现象，加重了药品生产企业的负担。一些非专业代理机构在一次性收取服务费后，就对招标双方不管不问，其合同履行状况、中标药品是否得到落实不得而知，致使一些竞标企业对药品招标采购产生疑问，失去信心。

5. 管理与法制不健全　监管部门对于一些制售假药、进行夸张宣传的医药广告没有严格的限制和处罚条例，监管不力。医药代表既没有建立相应的资格认证制度，也没有制定行为规范，致使医药代表的作用扭曲，没能朝着更加良性的方向发展。

（三）我国药品流通体制改革

2014 年 5 月 28 日，国务院印发《国务院办公厅关于印发深化医药卫生体制改革 2014 年重点工作任务的通知》，重点解决药品流通领域经营不规范、竞争失序、服务效率不高等问题，充分发挥市场机制作用，建立药品流通新秩序。

1. 改革的重点任务

（1）规范药品流通经营行为：针对药品购销领域中的突出问题，开展专项整治，严厉打击药品生产经营企业挂靠经营、租借证照、销售假劣药品、商业贿赂以及伪造、虚开发票等违法违规行为，严厉打击"医药代表"非法销售药品行为，有效遏制药品流通领域的腐败行为和不正之风。实施医药购销领域商业贿赂不良记录的规定。

（2）提升药品流通服务水平和效率：加快清理和废止阻碍药品流通行业公平竞争的政策规定，构建全国统一市场。采取多种形式推进医药分开，鼓励零售药店发展连锁经营，增强基层和边远地区的药品供应保障能力。

（3）改革完善药品价格形成机制：健全药品价格信息监测制度，推动建立药品零售价格、采购价格、医保支付标准信息共享机制；加强药品价格信息采集、分析和披露，引导形成药品合理价格；改进药品定价方法，完善进口药品、高值医用耗材的价格管理。

2. 改革的难点

（1）相关利益集团的复杂性：除了药品生产企业、经营企业、医疗机构等利益集团以外，招标采购机构、保险机构、政府、医师、药师、护士群体都代表各自的利益。要进行某项改革，政府必须平衡复杂利益集团的关系。

（2）建立医疗机构补偿机制是改革的瓶颈：在我国，如果实行医药分业等割断药品利益链的手段，医院药品收入将减少，这将导致医院诊疗价格的提高或医疗服务质量的下降，从而以牺牲广大患者的利益作为最终代价。为避免这种现象发生，必须建立合理的医疗机构补偿机制。

（3）药品流通企业整合比较困难：美国用了25年时间，依靠市场竞争，实现了药品流通企业兼并重组。而我国现有药品批发企业超过10000家，如此众多的流通企业，在非完全竞争市场情况下，其整合的速度将更加缓慢，并可能因此而影响我国药品流通领域的改革步伐。

3. 改革的实践 2012年3月14日，国务院印发《"十二五"期间深化医药卫生体制改革规划暨实施方案》。其中明确提出：

（1）规范基本药物采购机制：坚持基本药物以省为单位网上集中采购，落实招采合一、量价挂钩、双信封制、集中支付、全程监控等采购政策。坚持质量优先、价格合理，进一步完善基本药物质量评价标准和评标办法，既要降低虚高的药价，也要避免低价的恶性竞争，确保基本药物安全有效、供应及时。建立以省为单位的基本药物集中采购和使用管理系统，明显提高基本药物使用监管能力。对独家品种和经多次集中采购价格已基本稳定且市场供应充足的基本药物试行国家统一定价。对用量小、临床必需的基本药物可通过招标，采取定点生产方式确保供应。对已达到国际水平的仿制药，在定价、招标采购方面给予支持，激励企业提高基本药物质量。提高基本药物生产技术水平和供应保障能力，完善基本药物储备制度。强化基本药物质量监管，所有基本药物生产、经营企业必须纳入电子监管。

（2）推进补偿机制改革：以破除"以药补医"机制为关键环节，推进医药分开，逐步取消药品加成政策，将公立医院补偿由服务收费、药品加成收入和财政补助三个渠道改为服务收费和财政补助两个渠道。医院的药品和高值医用耗材实行集中采购。政府投资购置的公立医院大型设备按扣除折旧后的成本制定检查价格，贷款或集资购买的大型设备原则上由政府回购，回购有困难的限期降低检查价格。医疗机构检验对社会开放，检查设备和技术人员应当符合法定要求或具备法定资格，实现检查结果互认。由于上述改革减少的合理收入或形成的亏损，可通过调整医疗技术服务价格、增加政府投入等途径补偿。提高诊疗费、手术费、护理费等收费标准，体现医疗服务合理成本和医务人员技术劳务价值。医疗技术服务收费按规定纳入医保支付范围。增加的政府投入由中央财政给予一定补助，地方财政要按实际情况调整支出结构，切实加大投入。

（3）推进药品生产流通领域改革：改革药品价格形成机制，选取临床使用量较大的药品，依据主导企业成本，参考药品集中采购价格和零售药店销售价等市场交易价格制定最高零售指导价格，并根据市场交易价格变化等因素适时调整。完善进口药品、高值医用耗材的价格管理，加强药品价格信息采集、分析和披露。

完善医药产业发展政策，规范生产流通秩序，推动医药企业提高自主创新能力和医药产业结构优化升级，发展药品现代物流和连锁经营，提高农村和边远地区药品配送能力，促进药品生产、流通企业跨地区、跨所有制的收购、兼并和联合重组。到 2015 年，力争全国百强制药企业和药品批发企业销售额分别占行业总额的 50% 和 85% 以上；鼓励零售药店发展；完善执业药师制度，加大执业药师配备使用力度，到"十二五"末，所有零售药店法人或主要管理者必须具备执业药师资格，所有零售药店和医院在药房营业时均有执业药师指导合理用药；严厉打击挂靠经营、过票经营、买卖税票、行贿受贿、生产经营假劣药品、发布虚假药品广告等违法违规行为。

落实《国家药品安全"十二五"规划》，提高药品质量水平，药品标准和药品生产质量管理规范与国际接轨。全面提高仿制药质量，到"十二五"末，实现仿制药中基本药物和临床常用药品质量达到国际先进水平。实施"重大新药创制"等国家科技重大专项和国家科技计划，积极推广科技成果，提高药品创新能力和水平。加强药品质量安全监管，全面实施新修订的药品生产质量管理规范，修订并发布实施药品经营质量管理规范，实行药品全品种电子监管，对基本药物和高风险品种实施全品种覆盖抽验，定期发布药品质量公告。

第二节　药品价格管理机制

一、药品价格管理机制的原理

由于药品使用的特殊性，尤其是医生所承担的双重角色，依据其所承受的外部约束与经济激励，医生可相应地通过诱导需求推动需求曲线向外移动，形成新的需求曲线，如图 10-6 中原需求曲线 D 被诱导为新的需求曲线 D'。假定新的市场均衡不改变市场均衡的产量，则该药品的市场价格将由 Pe 上升到 Pe'。

政府纠正这种市场失灵，通常采用的干预措施是由政府或保险支付方控制药品价格到某一合理水平（如

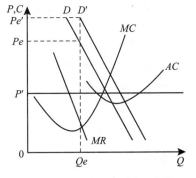

图 10-6　药品市场价格及其政府管制

P'），以求最大限度地接近厂商生产药品的平均成本，提高垄断竞争市场的运行效率，提升社会福利。问题是政府如何准确地描绘出图中所示需求曲线与厂商平均成本的现实水平，以及在医生诱导需求情况下新的需求状况及其相对背离程度，这就产生了政府与厂商对相关市场信息的控制与反控制的博弈过程，从而增加了社会成本，最终干预的成效应取决于价格管理所能带

来的社会效益（消费者剩余增加）与干预的社会成本之间的权衡。

二、药品价格的确定

依据药品生产是否在专利法保护期限内，我们将制药厂商分为专利药品生产商和非专利药品生产商。结合西方经济学的市场理论，运用均衡分析方法，将从药品市场相应分为垄断和垄断竞争市场的角度进行理论分析。

（一）专利药品的价格确定

由于专利药品的生产受专利法的保护，厂商在专利保护期内生产的药品几乎不存在替代品，制药商处于绝对垄断地位，专利药品的价格主要取决于制药厂商的产量，如图 10-7 所示。

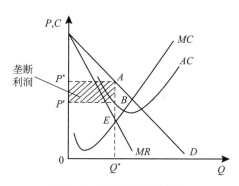

图 10-7　专利药的价格确定

专利药厂商按照利润最大化原则决定生产的产量，即在 $MR=MC$ 时确定其生产的产量为 Q^*，将这些产量提供到市场上，消费者愿意出的价格是 P^*，这样厂商就可以获得图中阴影所显示的垄断利润。但实际上，专利药厂的利润可能超出图中阴影部分，最重要的特征就是三级价格歧视，即对不同的买主制定不同的价格。例如在新闻报道中提到美国的老年人总是去墨西哥购买药品，因为那儿的药品便宜很多。

如果专利药厂能够辨明不同市场的需求特征，限制套利交易，那就可以通过制定不同的销售价格来提高利润。假设某专利药厂商只在 A 和 B 两市场销售药品，A 市场消费者收入较高，医疗保险较完善，因而需求弹性较小；再假设该药品生产和销售的边际成本在两个国家相同，并恒定不变，两个市场都不存在价格管制，模型如图 10-8 所示。

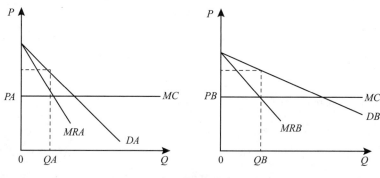

图 10-8　专利药厂商的价格歧视

在每个市场中，当边际收益等于边际成本时，利润达到最大化，所以两个市场的产品需求分别为 QA 和 QB。尽管此时在 A 和 B 两市场的边际收益是一样的，但在需求弹性小的 A 市场上的价格较高，得到的总利润要高于制定统一价格时的总利润。因此，政府可以通过限制利润等方法控制专利药品的价格，以使低收入消费者同样能够消费，同时保证厂商拥有开发新药的资金来源，促进新药研发。

（二）非专利药的价格确定

非专利药品的生产厂商较多，而各自生产的药品在功效上差异不大，同类药品之间是可以替代的，这类药品市场属于垄断竞争市场。在这种市场结构下，每个厂商对于药品的价格只有一定的影响力，但都无法通过控制产量来确定价格。当单个厂商获得超额利润时，就会有新的厂商生产同类药品，进而使得原有厂商的利润缩减，直至降低为零，整个市场达到均衡状态，得到该药品的均衡价格，如图10-9所示。

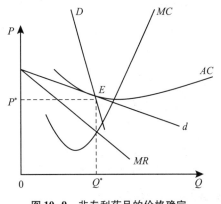

图10-9　非专利药品的价格确定

每个非专利药品生产厂商都面临一条主观需求曲线 d 和客观需求曲线 D，他们按照利润最大化的原则进行生产，最终会在满足 $MR=MC$ 和两条需求曲线交点的位置达到均衡，此时的产量为 Q^*，市场价格为 P^*，非专利药生产商获得正常利润。

针对非专利药品，政府应出台政策引导厂商进行以提高质量为主的非价格竞争，并加强对各种广告宣传的监管，及时向消费者公布药品的相关信息，适度控制药品的价格。

三、国外药品价格管理机制

相关链接　世界各国如何调控药价

对药价的管制并非中国独有，然而管制方式却千差有别。

各国政府控制药品价格的方法大体可以分为三大类：直接价格控制、利润控制和参考定价，后两者属于间接的价格控制。许多国家使用了上述方法的组合，而且随着时间的变化，组合也在变化。

在欧盟，除德国和英国在新专利药品上市时可以自由定价外，几乎所有的欧盟国家都对专利药品实施直接的价格控制。但直接的价格控制可能仅仅对降低药品价格是有效的，而对药品总费用上升的抑制作用非常有限，这和中国最高零售限价政策的失败极为相似。

间接利润控制方式以英国为代表。事实上，其采取的也是多种管制方式的集合。

参考定价，指第三方付费或价格管制者使用的一种报销准则。在这种准则下，药品最高报销价格是参考同一市场上其他可比较的药品价格而设定的参考价格体系。参考定价于1989年在德国正式出现，后来被许多国家采用，这正是目前在中国被广泛讨论的基准定价（或称医保支付价）改革的经验来源（资料来源：刘薇.世界各国如何调控药价. 南方周末，2014-01-24）。

（一）国外药品价格管理概况

实际上，各国政府对药品价格的管理均是以一种或多种手段为主导，辅之以其他措施为补充，不断调整应对新出现的问题，保障国民用药的公平和效率。如何从政策角度引导医院用药的规范性与选择合理的用药仍然是控制药品消费增长的难点。欧盟其他国家除利润控制、参考定价与严格价格管理外，瑞典、意大利、芬兰等国家在制定药品价格时还考虑药物经济学评价证据，西班牙、葡萄牙、荷兰、意大利、比利时、希腊、爱尔兰等国家在制定药品价格时还会参考周边其他欧盟国家同一品种的价格。

从价格管制政策的结果看，采取直接控制国家的药品价格比采取间接控制国家的药品价格水平为低，如法国、葡萄牙、西班牙和意大利的药品价格水平低于欧盟的平均水平，而荷兰、英国、爱尔兰和德国的药品价格水平相对较高。总体上看，欧盟国家药品价格水平比采取市场定价的美国为低。从价格变动的趋势上看，实施显著价格控制的所有国家，其药品价格年增长率低于该国的通货膨胀率。

（二）国外药品价格管理的形式

世界各国针对本国药品的价格管理主要采取市场定价为主和政府管制为主两种模式，美国是药品市场定价的典型，而大多数国家则是采取以政府管制为主的药品定价模式。

1. 以市场为主的药品价格管理形式 美国的药品价格主要通过市场竞争，特别是各种医疗保险机构的竞争形成，政府不直接制定药品价格。比如，卫生保健管理组织和药品利润管理公司已成为美国私人大批量购药者，主要通过以下方式来影响药品的价格：从制药公司一次性购买大批量药品，以享受较高的折扣；颁布《药品报销目录》，规定某一治疗领域只能使用较便宜的药品。此外，作为医疗成本管理的一环，健康维护组织制订针对医师的《指定药物目录》，制药公司的药品能否进入这一目录，将直接影响其销量。即使是划时代的新药，健康维护组织也要求制药公司降价。因此，作为利益主体的美国保险公司，积极采取各项应对措施控制药品价格，并主动与制药公司讨价还价，最大限度地压低价格。

2. 以政府管制为主的药品价格管理形式 价格管制通常可分为固定价格体系与利润控制管制两种形式。前者又可具体表现为定价控制、价格冻结或削减以及参考定价。在不同的价格管制系统中，厂商定价的自由度不同，反映了各国政府对药品价格的管制强度。

（1）定价控制：采取这种政策的国家在制定药品价格时，多考虑药品本身的治疗价值、替代疗法的成本、药品销售对国民经济的贡献以及该药在其他国家的销售价格等因素。澳大利亚、比利时、捷克、芬兰、法国、匈牙利、日本、韩国、挪威、西班牙、瑞典与土耳其等国在药品定价时，考虑了药品的治疗价值；加拿大、法国在对专利药、非专利药、原研药和仿制药定价时，都要考虑其差别。

（2）价格冻结或削减：在20世纪80～90年代，发达国家也常采用价格冻结或削减的方法来控制药品价格。如法国有一套与药品消费量相联系的价格削减方案，当价格昂贵的药品在财务上威胁到药品的全面补偿时，药品预算价格就被削减，削减幅度常在3%～20%之间。

（3）保险药品参考定价：参考定价体系是保险机构为一组疗效相同或相近的药品设定的一个参考价格。制药公司可以自主决定药品的上市价格及药品价格的涨跌，保险公司只为患者支付每种药品的参考价格，患者配药时需要支付药品实际价格高于参考价格的那部分费用。这种药品价格管制方式既保留了患者对药品的选择性，也控制了药品的医疗保险支出，在很大程度上保持了药品的市场竞争，鼓励制药厂家做长期的战略投资。但参考定价体系只能短期降低保险方的药品费用，不会带来长期的费用节省。

（4）利润控制：药品利润控制允许制药厂商自行设定药品销售价格，只要求厂家的总利润率保持在规定范围内。多数国家还对制药厂家允许列支的成本和费用进行限定，英国是最为典型的实施药品利润控制的国家。目前英国协商通过的目标利润率范围在17%～21%，并允许有25%的容忍区间。当制药公司的实际净利润被评为超过容忍区间的上限时，该公司只能面临两种选择：一是降低其一种或几种药品的价格，根据销售预测确保公司的净利润率下降到目标水平；另一选择是将公司超额的利润退还给卫生部。

（5）比较定价体系（欧洲平均价格）：根据比较定价体系，药品价格可以在低于欧洲药品平均价格下自由定价。欧洲药品的平均价格是基于包括通用药品在内的销售量最大的五种药品，仅考虑法国、德国、西班牙和英国四个国家，从五种药品的每包单位数、剂量、销售包数、销售数量以及销售值中推导出欧洲的平均价格，并采用购买力平价（PPP）的方法把外国价格转换成本国货币单位。采用相似的原则，即选择相同的活性成分、相同的管理路径、相同或治疗可比的药品，以及相同的剂量来确定与欧洲等值的本国药品。

1994年后，意大利药品定价体系是与英国、法国、德国和西班牙的平均价格水平相联系的。采用这种定价方法使意大利药品价格低于或接近欧洲药品平均价格。但1998年7月以后，意大利用于非创新药品的欧洲平均价格的定价方法一直在不断地修正，实行了名为"新欧洲平均价格"的定价方法。新欧洲平均价格定价方法用参考和比较了十二个欧洲国家来取代原先的四个国家，同时在计算方法上用汇率取代了PPP（购买力平价）方法。实行新欧洲平均价格后，使68%可报销药品价格上涨，24%的可报销药品价格不变，8%药品价格下降。但新欧洲平均价格仍然有许多操作上的问题，如新产品必须经其他国家后上市、国家间经济情况不同、可比性较差、汇率常常变动等。

四、我国药品价格管理机制

我国是依据《价格法》《药品管理法》和《药品管理法实施条例》而对纳入政府定价范围的药品价格进行相关的管理及调控。

（一）管理的现状

我国的药品价格管理从原来国家单一主体定价逐步向市场多元化主体定价的方向改革，从过去由政府统一定价改变为根据不同品种，分别实行政府定价、政府指导价和企业自主定价等形式。同时，为解决医疗机构药品采购暗箱操作的问题，国家开始推行药品集中招标采购。

1. 政府定价和市场调节价相结合　改革开放以来，我国的药品价格管理模式中的定价主体已由过去的单一主体向多元化主体转变。根据国家宏观调控与市场调节相结合的原则，药品实行政府定价和市场调节价。医疗保险目录中的甲类药品、生产经营具有垄断性的少量特殊药品的价格由国务院价格主管部门制定。国家基本医疗保险目录中的乙类药品、民族药品、中药饮片和医院制剂的价格由省级价格主管部门管理。政府定价药品以外的其他药品实行市场调节价，由生产经营企业和零售单位自主定价。

2. 政府定价采用社会成本法　定价的基本核心是以成本为基础加上合理利润。为鼓励生产、批发企业竞争，国家只管理列入报销范围的药品和部分垄断性药品，只制定最高零售价格，不控制出厂和批发价格，即只对老百姓最终买到药品的价格进行管理，出厂价、批发价由企业和医疗机构之间自主商定。对市场调节价药品，由生产企业根据生产经营成本和市场供求制定零售价，药品批发、零售单位（含医疗机构）在不突破政府制定最高零售价格的前提下，制定药品的实际销售价格。

3. 实行药品集中采购制度 为规范药品采购行为，提高药品市场的竞争行为，降低药品采购成本，确保消费者用药安全，努力减轻医药企业的不合理负担，促进医药行业的健康发展，我国对医疗机构药品实行集中招标采购，并将实行集中招标采购所获得的大部分利益让给消费者。

（二） 管理机制存在的问题

1. 药品价格变动不灵活 随着药品交易市场化进程的加快，供求对价格的影响越来越大，受市场供求的冲击，政府定价往往难以落实；且我国对绝大部分生产资料与消费资料的价格已经放开，药品的绝大部分原材料、辅料价格是放开的，故药品的生产成本并不是固定不变的。而政府定价具有相对稳定的特点，不宜频繁调整，这就限制了市场调节的经济运行机制，使其不能充分发挥应有的作用。

2. 现行定价方法不合理 医药行业是技术密集型的高科技产业，新药开发周期长、风险大、所耗资金多。在现行药品定价方法中，未充分考虑药品的技术附加值，使企业很难在短时期内回收资金而继续投资开发其他新药，企业开发新药的财力和积极性受到制约，不利于企业走技术进步之路。

3. 顺加作价办法存在许多问题 在药品实行以企业生产成本、利润为定价基础的前提下，药品生产企业为追求利润的最大化，往往在向物价部门申报出厂价时虚报生产成本。同时，由于药品生产在许多地方被列为经济发展的支柱产业，地方政府从保护本地产的药品价格出发，导致药品出厂价的虚高。当源头价格控制不住时，批发、零售环节实行顺加作价，势必水涨船高，使价格层层上扬，最终转嫁给消费者。

4. 价格管理的可操作性和可监督性差 价格管理部门对于药品生产企业虚报成本、虚高定价把关不严，对药品生产企业虚报成本的行为普遍缺乏有效的监管和约束能力。一方面，在药品定价方法中，成本加成法确定的成本并不是一个容易确定的数字。全国约5000家制药企业生产的几十万种药品，如果一个一个去核算其成本，这个计量和监督成本是十分高昂的，计量和监督成本高，必然导致机会主义行为和管理效率的损失。另一方面，不同单位、不同品种的药品实际进货价格是千变万化的，患者难以准确、及时地掌握，而同种药品在同一时期又缺乏一个合理的价格作为衡量标准。因此，药品的价格透明度低，削弱了社会对药品价格的监督作用。

5. 医疗单位自配药物制剂作价过高 对医疗单位自配药物制剂的作价缺乏管理，有的按生产成本加成50%～60%，有的参照医药公司的同类药品零售价执行，有的则随意定价，加重了患者的经济负担。在高额利润的驱动下，医疗单位纷纷扩大自配药物制剂的生产规模，特别是大注射液等品种全部由医疗单位自配。据统计，医疗单位自配药物制剂收入占药品收入的比重已达10%～15%，且有逐年增加的趋势。

6. 法律法规不健全 自改革开放以来，我国药品监督管理工作不断加强，有关法律法规、规章制度也在逐步地建立、健全，但仍在很多方面严重滞后于改革发展的客观需要。例如，从国家有关规定看，不允许一般的治疗药品做广告，但保健类药品除外。部分药厂利用药品的信息不对称性，把有些治疗用药申报为保健类药品，从而进行虚假宣传，将增加的广告成本转移，抬高了药品价格。

（三）管理机制的改革

《国务院办公厅关于印发深化医药卫生体制改革 2013 年主要工作安排的通知》中明确提出：完善药品价格管理政策，创新政府定价形式和方法，改革药品集中采购办法，确保药品质量，合理降低药品费用，推动医药生产与流通产业健康发展。选取临床使用量较大的部分药品，参考主导企业成本，以及药品集中采购价格和零售药店销售价格等市场交易价格制定政府指导价格，并根据市场交易价格变化等因素适时调整。坚决查处药品购销中的暗扣行为。

2011~2013 年，山西省物价局深化药品价格管理制度，分批降低药品虚高价格。根据国家发改委通知，降低部分主要用于治疗感染和心血管疾病的抗微生物类和循环系统类药品的最高零售价格，共涉及 162 个品种，近 1600 个剂型规格，并对未公布的规格、剂型进行增补，调整后的价格平均降幅约 21%，预计每年可减轻民众负担近 6 亿元。降低了部分激素、调节内分泌类和神经系统类等药品的最高零售价格，共涉及 82 个品种，近 600 个剂型规格，调整后的价格平均降幅约为 14%。

改进低价药品价格管理是完善药品价格形成机制的重要内容，也是适应低价药品生产成本和市场供求变化，充分发挥市场机制作用，满足临床用药基本需求的重要举措。2014 年 4 月 26 日，国家发展改革委员会、国家卫生计生委等八部门制订了关于印发《做好常用低价药品供应保障工作意见的通知》（国卫药政发〔2014〕14 号），相关内容如下：

1. 改进低价药品价格管理方式　对现行政府指导价范围内日均费用较低的药品（低价药品），取消政府制定的最高零售价格。在日均费用标准内，由生产经营者根据药品生产成本和市场供求及竞争状况制定具体购销价格。

2. 确定低价药品日均费用标准　综合考虑药品生产成本、市场供求状况和社会承受能力等因素，确定低价药品日均费用标准。日均费用根据现行政府制定的最高零售价格（政府未制定最高零售价格的，按全国平均中标零售价格计算）和按药品说明书测算的平均日用量计算。现阶段低价药品日均费用标准为：西药不超过 3 元，中成药不超过 5 元。在公布低价药品清单后，各省（区、市）价格主管部门应在 2014 年 7 月 1 日前向社会公布本级定价范围内的低价药品清单。

3. 建立低价药品清单的进入和退出机制　实行政府指导价的药品，因价格或用法、用量发生变化而导致日均费用符合低价药品标准的，价格主管部门要及时将其纳入低价药品清单；属于定价范围内的药品，在调整清单前，可由各省（区、市）价格主管部门先行调整。对因成本上涨或用法、用量发生变化而导致日均费用需突破低价药品标准的，要及时退出低价药品清单，由价格主管部门按权限重新制定最高零售价格。其中，属于定价的药品，在重新定价前，暂由各省（区、市）价格主管部门制定临时零售价格。

4. 加强市场价格行为监管　对列入低价药品清单的药品，生产经营者应当遵循公平、合法和诚信的原则合理确定价格。各地价格主管部门要做好低价药品生产成本及实际购销价格的监测工作，尤其对独家生产或具有一定垄断性的药品要重点监测。对价格变动频繁或变动幅度较大的药品，价格主管部门要加强调研，必要时应开展专项调查；对不合理的提价行为，要依法重点监管，并向有关部门通报；对价格违法违规行为，要依法严肃查处。

5. 加强政策联动　加强价格、采购和报销政策的有机衔接。各地价格主管部门要积极配合有关部门完善低价药品采购办法，推进医保付费方式改革，调动医疗机构、医生和患者合理优先使用低价药品的积极性，促进用药结构优化，科学合理用药，减轻患者总体医药费用负担。

总之，建立科学的药品流通体制和药品价格管理机制，有助于提高药品市场的集中度，形成少数几个大型分销集团通过连锁经营等组织形式，建立覆盖广泛的药品销售网络；有助于提高药品市场的透明度，对药品生产企业、分销企业和医院等药品流通过程推行信息化管理，向社会公开法律法规、制度规定、经营环节、药品价格和收费项目价格制定过程，推进药品电子政务，使药品监管流程透明化；有助于提高药品市场的现代化程度，构建符合药品特殊性的专业化、标准化、信息化、现代化和封闭运行的药品现代物流体系或平台，形成安全高效的药品物流配送网络，实现药品生产企业、分销企业和医院药品销售库存的最小化，流通环节的最少化，流通费用的最低化；有助于提高药品市场的交易速度，形成药品电子商务交易平台与现代物流配送体系、电子货币体系相结合的流通结算模式，降低药品的交易成本；有助于实现药品流通中各方均衡受益，减少腐败现象的发生，保证药品质量与安全，从而营造良性的市场竞争环境。

小　结

药品流通体制，是指与药品流通产业相关制度的具体表现和实施形式，是药品流通领域的机构设置、权限划分以及相关规则。依据药品生产是否在专利法保护期限内，我们将制药厂商分为专利药品生产商和非专利药品生产商，它们的价格制定有不同的规则。世界各国的经济运行方式可归结为计划经济和市场经济两种，一国药品流通体制往往与其经济运行方式有直接的关系，计划经济下的药品流通是由政府作为主体来运行的，然而当前世界上多数国家是采用市场经济的运行模式。世界各国针对本国药品的价格管理主要采取市场定价为主和政府管制为主两种模式，美国是药品市场定价的典型，而大多数国家则是采取以政府管制为主的药品定价模式。我国药品流通体制经历了不同的阶段，存在着一些突出的问题，必须通过改革去完善。我国的药品价格管理从原来国家单一主体定价逐步向市场多元化主体定价的方向改革，从过去由政府统一定价改变为根据不同品种分别实行政府定价、政府指导价和企业自主定价等形式。同时，为解决医疗机构药品采购暗箱操作的问题，国家开始推行药品集中招标采购制度。目前我国药品价格管理存在着一些突出的问题，需要进一步改革。

【思考题】

1. 试述药品流通体制的内涵。建立科学的药品流通体制有何重要意义？
2. 试述国外药品价格管理的主要形式。
3. 我国药品流通体制存在哪些突出问题？你认为该如何解决这些问题？
4. 试述我国药品价格管理的现状、问题与改革。

第十一章　卫生总费用

学习目标

通过本章学习，要求掌握卫生总费用的概念、特点及卫生总费用的分析与评价；熟悉卫生总费用核算的基本框架和方法；了解卫生总费用的研究过程。

【案例】

OECD 国家卫生费用"零增长"

据经合组织（OECD）今年第 11 次卫生委员会介绍，自 2008 年金融危机以来，OECD 国家卫生总费用基本保持在"零增长"，部分国家甚至大幅下降。药品支出作为削减医疗成本的"首要目标"，2011 年仍然被大幅度削减预算。

根据 OECD 的 2013 年健康数据，2000～2009 年 OECD 成员国卫生支出年平均增长接近 5%，其后由于经济危机的持续影响，尤其是那些受金融危机重创的欧洲国家，2010～2011 年增长放缓至约 0.5%。一些国家的初步数据表明，2012 年这一趋势仍将延续。

卫生总费用停止增长主要是由于政府卫生支出基本停止增长，记录显示 2010～2011 年平均增长接近于零。在许多国家，随着家庭收入持平或下降，私人卫生支出增长也在放缓，尽管此种减少较为有限。

希腊在 2000～2009 年的年均增长速度超过 5% 之后，2010～2011 年医疗总开支下降了 11%，此减少主要是由于政府大幅削减支出所致。爱尔兰、冰岛和西班牙卫生支出也经历了连续两年的负增长。而其他一些国家如爱沙尼亚和捷克共和国，卫生支出在 2010 年经历急剧下降后，2011 年出现温和反弹。葡萄牙和意大利 2010 年未执行削减计划，但在随后的 2011 年削减了公共卫生支出，葡萄牙 2011 年公共支出下降了 8%。

欧洲以外地区卫生支出增幅也在放缓。加拿大 2010 年增长 3%，2011 年增长 0.8%；美国 2010 年增长 2.5%，2011 年增长 1.8%。美国 2009～2011 年间卫生支出占国内生产总值（GDP）比值稳定保持在 17.7%。

报告分析认为，目前尚不清楚卫生支出的放缓是否主要为经济周期性因素的反映，或者是否更多地反映了卫生服务结构变化，例如新技术和新药物的陆续应用以及供应商付款方式的变更导致资金使用效率的提高。

报告指出，许多 OECD 成员国公共卫生支出裁减通常采用"一刀切"的方式，并且药品支出一直是裁减的首要目标，继 2010 年支出小幅下降后，2011 年进行了更大幅度的削减。具体措施包括加大药品费用分摊、降低药价、减小覆盖范围以及促进仿制药应用的措施。例如葡萄牙、希腊和西班牙，2011 年处方药支出分别减少了 20%、13% 和 8%，其中西班牙仿制药在药品消费总值所占比例在 2006～2011 年间增加了一倍以上。（资料来源：傅鸿鹏.OECD 国家卫生费用"零增长".医药经济报，2013-08-07）

【思考】

1. 什么是卫生总费用？卫生总费用由哪几部分组成？

2. 影响卫生总费用增长的因素有哪些？

卫生总费用是卫生经济学研究的主要领域之一，是分析一个国家或地区卫生资源配置的合理性和有效性的基本工具，同时也是政府制定和调整卫生经济政策的重要依据。卫生总费用从宏观角度反映卫生资金运行的全过程，主要用于分析评价卫生资金的筹集、分配和使用效果。卫生总费用已经在许多国家和地区得到广泛应用，实践证明它对分析和评价国家卫生筹资政策和卫生保健系统公平与效率方面发挥着重要作用。

第一节　卫生总费用概述

一、卫生总费用的概念

卫生总费用即卫生保健总支出（total expenditure on health，TEH）是以货币形式作为综合计量手段，全面反映一个国家或地区在一定时期内（通常是一年）全社会用于医疗卫生服务所消耗的资金总额。从其构成来看，卫生总费用包括政府、社会和个人对卫生投入的总和。卫生总费用研究是通过建立一个国家的国民卫生账户核算系统，反映一个国家的卫生保健总支出，并且从全社会的角度反映卫生资金运行的全过程，为政府卫生政策提供重要信息和客观依据。由于卫生资金以货币的形式在卫生领域流入和流出，经历卫生资金的筹集、分配和使用等过程，卫生总费用也就分别从筹资、分配和使用三个层次反映卫生资金的运行，分析与评价卫生资金的筹集、分配和使用效果。

相关链接　卫生总费用比上年增长 12.6%，个人卫生支出比重继续下降

2013 年，我国卫生筹资结构有所调整，个人卫生支出占卫生总费用比重继续下降。据初步核算，2013 年全国卫生总费用预计达 31661.5 亿元，比 2012 年增长 12.6%，卫生总费用占 GDP 百分比为 5.57%，人均卫生费用 2326.8 元。卫生总费用中，政府、社会和个人卫生支出分别占 30.1%、36.0% 和 33.9%。与 2012 年相比，个人卫生支出占比下降 0.4 个百分点，卫生筹资结构得到调整，居民负担相对减轻，公平性有所改善。与"十二五"规划目标（降到 30% 以下）相比，还差 4 个百分点，需继续加大政府和社会投入力度。（资料来源：韩璐. 透过数字看卫生服务现状. 健康报，2014-06-03）

二、卫生总费用的基本特点

（一）卫生总费用是一种信息工具

卫生总费用作为一种经济信息，已经在许多国家得到广泛应用。实践证明，卫生总费用是分析和评价一个国家或地区卫生保健系统公平性和效率的有效工具。卫生总费用分析的任务是通过建立一个卫生费用核算体系，不仅反映一个国家或地区的卫生保健总支出，而且从不同层次和不同角度反映和研究卫生资金的全部运行过程，评价卫生资金的筹集、分配和使用效率，为政府卫生决策提供重要信息和客观依据。

（二）　卫生总费用是一个社会概念

由于卫生总费用反映的是全社会的卫生保健总支出，因此，卫生总费用是一个社会性概念，它不仅反映卫生部门内部的资金运行，而且还包括卫生部门以外的行政事业单位、国有企业、城镇和农村集体经济单位、私人开业医生、部队、武警、公安、司法等特种部门的医疗卫生投入，以及城乡居民个人支付的卫生费用。此外，还有社会各界、国内外友人、华侨华人、国际组织等对卫生事业的无偿赞助、捐赠与贷款。

（三）　卫生总费用具有动态性

卫生总费用研究的是卫生领域的资金运行。卫生资金首先从各个渠道流入卫生领域，从出资者的角度看，表现为政府、企业和居民个人等的各种卫生支出。当卫生资金流入卫生领域时，表现为各级各类卫生机构的财务收入，即上级拨款和业务收入。同时，卫生机构通过各种形式的业务活动，又使卫生资金流出卫生领域，表现为卫生机构各项业务活动的支出和基本建设支出。卫生资金在其全部运行过程中，依次经历了卫生资金的筹集、分配与使用过程，而且这种运行过程总在连续不断地循环往复。因此，卫生总费用可以分别从筹资、分配和使用三个层次和不同角度反映卫生资金的运动过程及其特点，形成三套指标体系和三种测算方法。其测算结果表现为卫生资金筹集总额、卫生资金分配总额和卫生资金使用总额，统称卫生总费用。因此，卫生总费用是一种动态过程。

（四）　卫生总费用是与卫生政策有关的基础性研究之一

卫生总费用将为卫生筹资战略的制定提供重要的、不可缺少的宏观经济信息，被形象地比喻为制定卫生发展战略的作战地图。同时，卫生总费用又为检验和评价卫生经济政策的制定和执行结果，调整和重新制定政策提供客观依据。卫生总费用为诊断与评价区域性卫生资源配置的合理性、有效性提供数据信息，是编制区域卫生规划和预算的基础条件，也是开展社会和经济效益综合评价体系的重要组成部分。从国际组织对一些国家的卫生技术支持和资金援助来看，国际组织对这一领域的研究工作十分关注。目前，世界卫生组织（WHO）已经形成了一套完整的卫生总费用研究方法，并通过其在世界各国的工作人员获取各国卫生总费用的相关数据，应用到历年的世界卫生报告当中。

三、卫生总费用的研究过程

（一）　国外发展概况

卫生总费用研究最早始于 20 世纪 50 年代，世界上许多国家首先采用《卫生资金筹集与支出》的调查方法，全面、系统地研究卫生领域的经济活动。1963 年英国卫生经济学家艾贝尔·史密斯受世界卫生组织的委托，率先在国际上进行跨国卫生总费用研究，第一次使用标准化的调查表对 6 个国家的卫生资金筹集与支出状况进行全面系统的调查，分析一些发达国家和发展中国家的卫生费用。

1967 年，艾贝尔·史密斯在对调查表进行修正的基础上，完成了第二次规模更大的国际性调查研究，这次调查涉及 29 个国家，其中包括 21 个发展中国家。艾贝尔·史密斯的调查研究虽然在定义和操作上尚不够成熟和完善，但他出版的《卫生保健的支付》和《卫生费用的国际研究》两本书，对卫生经济学发展和卫生经济政策分析产生了极大影响，特别是对以后进行的国际性卫生总费用研究发挥了重要作用。

1976～1977 年，日内瓦桑多兹卫生与社会经济研究所同世界卫生组织合作，在小规模调查研究的基础上，制定和检测了一种简单、快速、较节省的卫生费用调查方法。首先，他们利用这种方法对波兹瓦纳进行了详细、全面的调查。其结果表明，该国的卫生总费用占国内生产总值的 5.3%，其中 45.6% 来自政府，33.2% 来自外援，个人支付卫生费用只占 16%。随后，塞内加尔、卢旺达和多哥也使用同样方法，对本国卫生事业筹资和费用支出进行调查，进一步确认了调查方法的可行性。

WHO 对卫生总费用的研究工作一直给予高度重视，1978 年专门召开一次研究小组会议，讨论卫生事业筹资问题。会后，在波兹瓦纳进行了第二次卫生资金筹集与费用支出调查研究学习班。在 WHO 的支持下，美国公共卫生协会和桑多兹研究所合作，于 1980 年的年末举办了为期 2 周的短训班。进入 20 世纪 80 年代后，世界卫生组织又组织了对加纳卫生费用的回顾性调查。

1983 年，艾贝尔·史密斯和麦克共同撰写了《卫生事业筹集计划的编制》一书，详细讨论了卫生总费用的概念、调查方法和评价指标。同年，法国的杉地尔撰写了《评价和分析卫生费用的方法》，深入讨论了卫生总费用的评价原则、统计信息的收集和处理，以及如何从卫生服务管理角度去分析和利用这些信息。

经济合作和发展组织（OECD）长期关注成员国卫生保健筹集问题，为进行卫生总费用国际对比，在 20 世纪 80 年代初期开发和建立了一套卫生费用核算系统，以及比较稳定的数据收集统计制度和数据库，系统地收集和整理卫生总费用数据，定期发表卫生总费用测算结果，并进行国际比较。

1993 年，为了完成关于"投资于健康"的世界发展报告，世界银行依靠美国的卫生经济学家，利用 OECD 国家卫生总费用调查研究方法，对全球卫生总费用进行了大规模的系统研究。世界银行发展报告第一次向全世界提供了世界各国卫生总费用估计值，1990 年全世界卫生总费用为 17030 亿美元，占全球 GDP 的 8%。其中，发达国家卫生总费用为 14830 亿美元，占全世界卫生费用总额的 87%，中国卫生总费用占全世界卫生费用的 0.76%（《1993 年世界发展报告》）。

WHO 日益重视卫生总费用研究工作与信息发布，在 2000 年世界卫生报告中首次向世界各国公布了所有会员国 1997 年卫生总费用占各国国内生产总值（GDP）的比重及其内部构成（《2000 年世界卫生报告》）。

近年来，卫生总费用研究逐步走向系统化和规范化。2001 年 OECD 秘书处为了支持卫生政策的经济分析，开展卫生总费用数据的国际比较，在历经 15 年研究和实践的基础上，通过国际组织许多专家的多次讨论，完成出版了《国际卫生总费用核算数据收集制度》一书。在这本小册子中，提出了卫生总费用核算国际分类新标准和一套综合性、系统性、灵活性的核算制度，为各国建立卫生总费用核算统计报告制度奠定了理论基础。

2003 年，世界卫生组织出版了《国民卫生费用核算指南》一书，主要用于指导中、低收入国家建立本国的国民卫生账户，并促进各国卫生总费用核算体系、指标与口径的统一，便于进行不同国家或地区之间卫生总费用核算结果的比较。

（二） 国内发展概况

我国卫生总费用研究与测算开始于 20 世纪 80 年代初，1981 年，世界银行派专家对我国卫生部门进行考察，引进卫生总费用概念，介绍国际卫生总费用核算方法，我国政府开始与世界银行合作，首次运用筹资来源法估算我国卫生总费用，拉开我国卫生总费用研究的序幕。

同期，在美国专家的帮助下，上海县卫生局和上海医科大学调查了上海县的卫生总费用。哈尔滨医科大学对黑龙江省宁安县、鸡东县，北京市通县、大连市金县、辽宁省康平县等农村地区，以及长春、沈阳、哈尔滨等地区的卫生总费用进行了调查研究。

1987 年，世界银行对我国卫生部门进行了第二次考察，世界银行专家与卫生部规划财务司、贷款办等相关业务司局，以及中方专家对我国总费用测算方法进行共同研讨，并确认 1978～1985 年中国卫生总费用估计值。在世界银行"卫Ⅲ"贷款项目实施区域卫生规划中，金华、九江、宝鸡三城市运用筹资来源法连续开展数年卫生总费用测算，积累了丰富的经验和数据信息。

1995 年，世界银行（以下简称"世行"）派专家代表团专程来中国，对我国卫生总费用测算方法和测算结果进行全面系统、深入细致地考察。考察期间，世行专家与卫生部、财政部、劳动部、农业部、国家计生委等多部门高级官员和工作人员进行访谈，深入了解中国卫生总费用测算方法和数据来源。考察结束后，世行专家组向我国政府提交一份《中国卫生总费用评估报告》。这份报告全面客观地反映我国卫生总费用研究工作取得的成绩和存在的问题。报告中基本肯定了我国卫生总费用筹资来源调查方法和测算口径。同时，建议继续完善筹资来源法，进一步解决卫生总费用测算值偏低和遗漏问题。在完善筹资来源法的同时，开展卫生总费用实际使用法的研究，并且将筹资来源法和实际使用法的测算结果以矩阵表形式进行综合平衡，争取与国际卫生总费用核算体系接轨。

随着研究的逐步深入，我国卫生总费用从理论研究阶段进入实际应用阶段，其研究成果已经被我国政府所采用，卫生总费用占国内生产总值比重已经成为一个发展指标和控制指标被写入《中共中央、国务院关于卫生改革与发展的决定》中，指出到 20 世纪末，争取全社会卫生总费用占国内生产总值 5% 左右。

2002 年 4 月，国家统计局正式发函，同意卫生部发布卫生总费用信息，并在信息发布 10 日内报国家统计局备案。2002 年《中国统计年鉴》公开发布 1995—2000 年卫生总费用测算结果与主要评价指标，标志卫生总费用已经正式纳入国家信息发布系统。

2006 年，国家统计局根据 2005 年第一次全国经济普查结果，对我国部分宏观经济数据进行了调整，特别是对 GDP 的调整幅度较大，直接影响了卫生总费用测算结果。为了与国民经济统计数据变动保持一致，经卫生部规划财务司同意，对历年卫生总费用占 GDP 比值等数据进行了全面调整和更新，并公开发布。

同时，我国卫生总费用的传统分类指标与国际指标体系不完全一致，为便于国际比较，按照 OECD《国际卫生总费用核算数据收集制度》与 WHO《国民卫生费用核算指南》要求，将我国卫生总费用核算结果与国际指标体系接轨，并通过官方渠道提供给世界卫生组织，公布于历年的《世界卫生报告》中。

自 20 世纪 90 年代以来，全国各省、自治区、直辖市的卫生总费用测算工作已经相继开展。

2003 年以来，中国政府再次与国际组织合作，通过世界卫生组织的支持，增强中国卫生管理信息系统能力建设，逐步建立健全国家级及省、市地方级卫生总费用核算体系和信息网络。

四、卫生总费用研究的目的与意义

（一）　为制定和实现卫生发展战略目标提供宏观经济信息

卫生费用的核算结果，可以提供卫生系统在一定时期内所筹集到的全社会卫生保健筹资总量，它有助于评价卫生系统实现战略发展所需要的资源总量的充足与否。卫生费用核算结果所占 GDP 的比例，可以反映出全社会对人类健康的重视程度，对分析与评价卫生政策及其变化趋势具有重要意义。因此，卫生总费用为各级政府制定卫生筹资政策和发展目标提供重要的宏观信息。

（二）　为调整和制定卫生经济政策服务

国内外的实践证明，卫生总费用研究是制定卫生经济政策的一项基础性工作。卫生总费用的测算与分析结果是各级政府制定科学有效、公平合理的卫生经济政策不可缺少的客观依据。卫生总费用筹资结构、资源分配和费用消耗等方面的数据信息会敏感地反映各项卫生经济政策的合理性和公平性。由谁对卫生服务付费，筹资负担程度与他们的负担能力相对比有多大，这些问题揭示了财政保障制度的性质和财政负担的公平性。了解谁支付了卫生费用，对制定卫生政策和干预措施是很有价值的信息。

（三）　有助于分析卫生资源配置的公平性

卫生资源配置的公平性是卫生事业的内在要求和重要目标，也是建设和谐社会的重要内容之一。卫生费用核算结果可以描述卫生资金的筹集渠道与方式、卫生资源在各级各类卫生机构中的分配使用，以及不同类型卫生服务的利用程度和费用水平，不但可以显示资源分配是否能反映卫生系统实际发展的重点领域，而且可以反映出卫生资源配置的合理性及公平性。卫生总费用的结构和发展趋势分析能够从宏观角度反映政府和社会对居民健康的重视程度、居民个人经济负担水平、健康公平性，以及卫生事业和社会经济发展的适宜性和协调程度。

（四）　满足国际比较的需要

许多国家，尤其是 OECD 发达国家较早进行全面、系统地测算卫生总费用，并定期发表卫生总费用测算结果和分析报告。世界卫生组织已经将世界各国的卫生总费用相关数据公布在其年度报告中，中国卫生费用系统的建立和测算，有利于开展国际和地区间的分析与比较，满足政策制定者和研究人员的信息需求。

（五）　具有中国特色的核算系统在各个领域中发挥着重要作用

卫生费用核算作为政策分析的一种工具，越来越受到各国卫生政策制定者的关注，其核算方法和结果成为分析与评价卫生筹资政策公平和效率，制订和完善卫生政策过程中最重要的依据之一。

卫生费用核算起源于 20 世纪 20 年代末。70 年代以后，越来越多的国际组织认识到国家层面上进行常规性卫生费用核算的重要性。20 世纪后期，OECD 在同 WHO 和欧盟（EU）的合作基础上，于 2000 年出版了《国际卫生核算账户的数据收集制度》一书，为各国之间卫生费用的比较提供了统一的口径和标准。

中国卫生总费用研究与测算开始于 20 世纪 80 年代初，经过 30 年的发展，能满足和适应中国卫生政策分析的需要，形成了具有中国特色的核算方法、指标体系和数据收集体系，逐步建立了国际级常规报告制度。2002 年《中国统计年鉴》公布了 1995～2000 年卫生总费用测算结果与主要评价指标，标志卫生费用核算进入国家信息发布系统。

近年来，中国卫生总费用的研究也在根据政策分析需要和中国卫生体制特点，以及国际比较的需要，参考国际卫生费用核算分类口径，对我国卫生费用核算指标体系进行适时调整，使我国卫生费用核算工作走向常规化和制度化。卫生费用核算结果不仅在卫生领域，而且在社会经济领域中发挥着重要作用。

第二节　卫生总费用的基本构成与核算方法

一、卫生总费用的基本构成

卫生总费用是以货币形式全面反映一个国家或地区在一定时期内全社会用于医疗卫生服务所消耗的资金总额。卫生总费用都包括什么呢？它是由哪几个部分构成的呢？由于卫生资金以货币的形式在卫生领域流入和流出，经历卫生资金的筹集、分配和使用等过程，所以卫生总费用核算的内容自然就包括卫生资金的筹资来源、机构流向和使用消耗三个层次，由此形成了三套指标体系及其相应的测算方法，即筹资来源法、机构流向法和实际使用法。这三种方法分别回答了卫生资金从哪里来？卫生资金流向哪里？卫生资金购买了什么卫生服务？从而形成了卫生总费用核算的基本框架。

卫生总费用核算（national health accounts，NHA），也称"国民卫生账户"，是采用国民经济核算方法，以整个卫生系统为核算对象，建立卫生费用核算指标和核算框架，专门研究卫生系统的资金运行过程。即把卫生领域作为一个整体，以社会作为一个费用核算账户，按照国民经济核算体系（system of national accounts，SNA）进行卫生总费用核算，并通过分析卫生资金的筹集、分配和使用来反映卫生领域的经济活动规律。

卫生总费用核算是国民经济核算体系的重要组成部分，是国民经济核算在卫生领域的进一步延伸。国民经济核算是以整个国民经济为核算对象的宏观经济核算，反映的是国家各个部门和不同领域的资金运行过程、资金来源和产品与劳务的生产情况。卫生总费用核算属于部门经济核算，它以整个卫生领域为核算对象，专门研究卫生系统的资金运行状况、资金来源和卫生产品与劳务的提供情况，反映了卫生部门和卫生领域特定的经济活动内容和客观规律。

二、卫生总费用核算的基本框架和原则

（一）卫生总费用核算的基本框架

卫生总费用核算采用的是国民经济核算方法，以国民经济核算理论为基础，根据卫生领域经济活动的特点，制定一套反映卫生经济运行的指标体系、分类标准和核算方法，以及相应的表现形式，从而形成逻辑一致、结构完整的核算框架。

1. 筹资来源法　根据卫生资金的筹资渠道与筹资方式，收集和整理卫生总费用的数据，以测算全社会卫生资金投入总量的方法。卫生资金的筹集是货币流入卫生领域并转化为卫生资

金的总源头。从出资者的角度看,卫生总费用表现为政府预算卫生支出、社会卫生支出、居民个人卫生支出以及医疗保险卫生支出。

2. 机构流向法　按照卫生服务机构的类别划分,通过卫生机构的各项收入,收集和整理各级各类卫生机构的费用数据,测算卫生资金流向各类卫生机构的费用总额。从机构划分的角度看,卫生总费用具体表现为不同级别的医疗机构费用、公共卫生费用、药品零售机构费用、卫生行政管理费用及医学科研机构费用等。机构流向法用以反映全社会筹集的卫生资金在各级各类卫生机构中的分配,可以分析与评价卫生资源配置的公平性、合理性等内容。

3. 实际使用法　根据卫生服务功能进行划分,通过消费者对不同卫生服务实际利用的调查,以收集和整理各类卫生服务项目的数量和费用数据,测算消费者接受卫生服务时所消耗的费用总额。从卫生服务的功能和产品使用的角度去看,卫生总费用表现为个人卫生费用、卫生发展费用和其他卫生费用。实际使用法可以反映消费者对不同类型卫生服务的利用程度和水平。

根据卫生资金运行的特点及规律,卫生总费用核算体系的基本框架如图 11-1 所示。

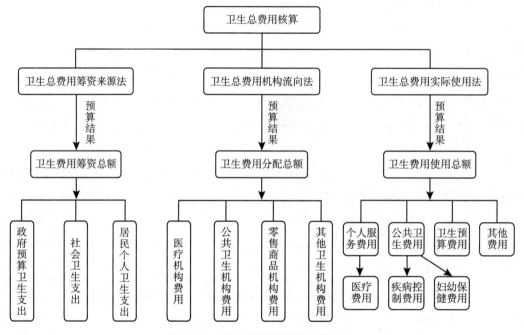

图 11-1　卫生总费用核算体系框架图

（二）卫生总费用核算平衡表

卫生总费用核算结果通常以平衡表方式表示,根据我国现行国民经济核算体系和世界其他国家卫生总费用核算办法,结合我国卫生服务体制特点和常规的信息报告制度,卫生总费用核算一般采用“丁字账”式平衡表（表 11-1）,对卫生筹资总额和卫生服务提供费用进行综合平衡,以此来勾画和反映卫生资金来源及卫生服务产品和劳务提供者之间以及消费者对卫生服务利用的内在关系。

表 11-1　卫生总费用核算平衡表（“丁字账”平衡表）

筹资来源	机构流向
筹资总额	分配总额

平衡表的左方为筹资方，反映卫生总费用来源，同时按卫生筹资渠道进行核算，右方为使用方，反映卫生资源的使用，并可以根据卫生机构和卫生服务功能进行划分。

卫生总费用平衡表的作用和特点主要表现为：在一张表中，通过相关指标分类，将卫生总费用两大核算体系的总量指标实现有机结合，既可以从不同角度对两类指标进行观察与分析，又能使两类总量保持平衡关系，同时，又保持了两类指标各自概念的完整性，逻辑关系比较清晰，技术方法保持了统一。根据国民经济综合平衡原则，卫生总费用筹资来源、机构流向、实际使用三种方法核算的结果应该达到大体平衡。但由于三种方法之间的数据来源、指标体系和测算方法不同，故在实际操作过程中的各项指标之间不能实现绝对吻合而出现统计误差是正常现象。通常将误差控制在可以接受的范围之内，并列入平衡表内相应的位置。

"丁字账"平衡表的不足之处在于，它只能反映卫生总费用的总量平衡关系，却无法反映卫生筹资与使用各部分的平衡关系。而二维矩阵平衡表则可以在一张表中同时反映两类指标总量和各个项目之间的平衡关系，并且相互制约，使测算结果更加准确，对政策分析起到更大的作用。目前，国际上开展卫生总费用核算较早的经济合作与发展组织国家（OECD）已经广泛采用这种二维矩阵核算方法，以反映卫生资金运行状况。一些国家卫生经济专家也建议我国卫生总费用核算参考与借鉴国际先进经验，将卫生总费用核算结果由"丁字账"平衡表转化为二维矩阵平衡表。按筹资来源与服务提供者分类的二维矩阵核算表是反映从社会各渠道筹集的卫生资金在各种分配和补偿政策作用下，以各种不同方式流向各个卫生服务者的明细状况，虽然测算难度较大，但政策意义较强（表11-2）。

表11-2　卫生总费用核算平衡表（"二维矩阵"平衡表）

	医疗	公共卫生	卫生发展	其他	合计
政府					
社会					
个人					
合计					

（三）卫生总费用核算的基本原则

1. 应用性　卫生总费用测算主要立足于为国内卫生政策服务，具有较强的应用性，适用于各级政府的卫生计划和管理决策，为政府制定卫生发展与改革政策提供科学依据。

2. 可靠性　卫生总费用的数据来源要最大限度地保证其权威性，并避免重复计算，以保证数据的真实、可靠和可用，以便于制定各类卫生政策与研究服务。

3. 可比性　国家及各地区之间卫生总费用核算要按照统一指标体系、资料来源收集和整理数据，确保不同地区、不同时期核算口径和核算方法的一致性，以保证卫生总费用数据的可比性。

4. 及时性　由于卫生政策分析具有时效性，因此，卫生总费用核算应该做到及时准确，以便在政府决策部门进行政策分析和决策时，提供大量相关基础数据和各种信息支持。

5. 制度性　建立卫生总费用年度报告制度，由官方定期发布数据信息，并且保持卫生总费用核算范围和口径、数据来源、指标分类和测算方法相对稳定，必要时进行统一调整和修订，以保证测算结果的连续性和一致性。

6. 政策敏感性　卫生总费用核算已经被世界各国公认为是与卫生政策有关的基础性研究工作，卫生总费用核算具有很强的政策敏感性，需要根据宏观经济形势变化和卫生政策制定需求，充分利用与开发卫生总费用数据，从不同角度进行政策分析与评价，以满足国家宏观政策和卫生部门政策制定和分析的需要。

（四）　卫生总费用核算的数据收集方法

1. 充分利用与开发现有的数据资料　卫生总费用核算，首先要以现有的公开发表的各类社会经济统计资料以及卫生部门公布的卫生统计资料和卫生事业费决算资料等常规信息数据作为主要数据来源，并进行测算。这类数据资料具有权威性和连续性，而且数据来源和质量比较可靠。

2. 现场典型调查　在常规信息数据不充分或难以获取现成数据的情况下，以小规模的现场调查作为补充，抽取代表性调查点，将取得的相应指标数据作为测算数据。必要的现场调查是卫生总费用核算方法的重要内容之一。

3. 现场访问调查　卫生总费用核算的部分常规信息数据，可以通过政府其他相关部门和单位直接获取。

4. 间接估算法　由于受时间、人力和物力等因素的限制，一时无法做小型抽样调查时，也可利用手中掌握的相关资料、财务数据和各种参数，并利用数学模型和计量经济模型等技术方法进行相关数据的推算。

5. 建立费用监测点　对卫生总费用核算中的一些"盲点"问题，即只知道费用的发生，但没有资料来源的，可以建立稳定的费用监测点和经常性的报告制度，以保证数据来源的可行性和连续性。

三、卫生总费用的核算方法

（一）　卫生总费用筹资来源法

筹资来源测算法是国际通用的、比较成熟和完善的测算方法，它是卫生总费用核算体系的第一个层次，是按照卫生资金的筹集渠道与筹资形式收集、整理与测算卫生总费用筹资总额的方法，简称"筹资来源法"。

1. 指标分类　根据我国现行的卫生体制和卫生政策分析的需要，从出资者的角度看，一般将卫生总费用筹资指标体系分为三个部分，即政府预算卫生支出、社会卫生支出和居民个人卫生支出。

（1）政府预算卫生支出：指各级政府用于卫生事业的财政拨款。包括上级财政拨款和本级财政拨款。按其投入方向划分，政府预算卫生支出包括卫生事业费、中医事业费、食品和药品监督管理费、计划生育事业费、预算内基本建设经费、医学科研经费、卫生行政和医疗保险管理费、行政事业单位医疗经费、基本医疗保险基金补助经费。

（2）社会卫生支出：指政府预算外社会各界对卫生事业的资金投入，包括社会基本医疗保险费、社会其他保险医疗卫生费、商业健康保险费、非卫生部门行政事业单位办医支出、企业医疗卫生支出、农村居民医疗保障经费、卫生预算外基本建设支出、私人开业行医初始投资、公共卫生机构预算外资金投入、村集体经济卫生投入等。

（3）居民个人卫生支出：指城乡居民用自己可支配的经济收入，在接受各类医疗卫生服务时的现金收费，包括城镇居民个人现金卫生支出和农村居民个人现金卫生支出。

2. 数据来源和测算方法 卫生总费用筹资来源法的原始数据资料主要来源于卫生部门《卫生事业经费决算资料》《卫生统计年报资料》以及计划生育、医疗保险等部门的财务和统计资料。部分资料需要查阅相关统计资料和部门资料收集，如统计局、财政部门、劳动部门以及农业部门等。一些资料还可以通过访问调查和利用现有资料及相应的参数进行估计。

相关链接　中国卫生总费用筹资总额测算结果表

指　标	单位	1990 年	1995 年	2000 年	2005 年	2008 年	2009 年	2010 年	2011 年
卫生总费用	亿元	747.39	2 155.13	4 586.63	8 659.91	14 535.40	17 541.92	19 980.39	24 345.91
政府预算卫生支出	亿元	187.28	387.34	709.52	1 552.53	3 593.94	4 816.26	5 732.49	7 464.18
占卫生总费用百分比	%	25.06	17.97	15.47	17.93	24.73	27.46	28.69	30.66
医疗卫生服务支出	亿元	122.86	230.05	407.21	805.52	1 397.23	2 081.94	2 565.60	3 125.16
医职保障支出	亿元	44.34	112.29	211.00	453.31	1 577.10	2 001.51	2 331.12	3 360.78
行政管理事务支出	亿元	4.55	13.09	26.81	72.53	194.32	217.88	247.83	283.86
人口与计划生育事务支出	亿元	15.53	31.91	64.50	221.18	425.29	515.78	587.94	694.38
社会卫生支出	亿元	293.10	767.81	1 171.94	2 586.40	5 065.60	6 154.49	7 196.61	8 416.45
占卫生总费用	%	39.22	35.63	25.55	29.87	34.85	35.08	36.02	34.57
社会医疗保障支出	亿元	248.79	606.33	813.12	1 384.75	3 270.88	3 959.89	4 631.21	5 742.61
商业健康保险费	亿元			28.00	307.00	585.50	573.90	677.40	691.70
社会办医支出	亿元	28.56	102.21	184.75	614.86	813.66	1 191.38	1 413.65	1 594.05
社会捐赠援助	亿元					8.90	12.05	8.41	26.44
行政事业性收费收入	亿元	15.75	59.26	146.07	279.80	386.66	417.28	465.94	361.65
个人现金卫生支出	亿元	267.01	999.98	2 705.17	4 520.98	5 875.86	6 571.16	7 051.29	8 465.28
占卫生总费用	%	35.73	46.40	58.98	52.21	40.42	37.46	35.29	34.77
城镇居民	亿元	79.97	382.78	1 372.28	2 921.30	4 101.56	4 521.35	4 863.14	5 597.42
农村居民	亿元	187.04	617.19	1 332.89	1 599.67	1 774.30	2 049.82	2 188.15	2 867.86
卫生总费用占 GDP 比重	%	4.00	3.54	4.62	4.68	4.63	5.15	4.98	5.15
人均卫生总费用	元	65.37	177.93	361.88	662.30	1 094.52	1 314.26	1 490.06	1 806.95

（二）卫生总费用机构流向法

卫生总费用机构流向测算法是卫生总费用核算体系的第二个层次，是按照卫生机构类别进行分类，对卫生总费用进行测算的方法，简称"机构流向法"。

1. 指标分类 按照卫生服务提供机构分类，卫生费用机构流向指标可分为医院费用、护理保健机构费用、门诊卫生服务提供机构费用、药品零售和其他医用商品提供机构费用、公共卫生服务提供机构费用、卫生行政管理和健康保险机构管理费用、政府其他特殊部门卫生费用及其他卫生费用。

2. 数据来源和测算方法 卫生总费用机构流向测算，主要依据卫生部门《卫生统计年报资料》和《卫生事业经费决算资料》等，个别数据来自有关年鉴资料和现场访问调查等。

在进行卫生总费用机构流向测算时，需要测算卫生部门及其以外的工业、其他部门卫生机构的费用。由于工业及其他部门的许多卫生机构不是独立核算单位，没有财务数据积累，资料来源不规范，工作难度很大。所以，一般采用卫生部门卫生机构财务数据作为测算参考数据，对全社会卫生机构费用总额及其分布进行推算，以此估算全部卫生总费用。

（三） 卫生总费用实际使用法

卫生总费用实际使用测算方法是卫生总费用核算体系的第三个层次，是按照卫生服务功能进行分类，并根据卫生服务消费者接受各种卫生服务时所消耗和使用的卫生资源，测算卫生费用实际使用总额的一种方法，简称"实际使用法"。实际使用法是按照服务功能进行分类，反映卫生服务消费者在一定时期内对不同卫生服务的利用程度及费用水平，可以用来分析与评价卫生资源利用的公平性和合理性。

1. 指标分类　根据卫生服务功能和产品的不同，结合我国卫生领域的特点以及数据资料的可得性，将卫生总费用实际使用测算指标体系划分为个人医疗费用、公共卫生费用、卫生发展费用和其他卫生费用。

2. 数据来源和测算方法　卫生总费用使用总额数据主要来源于《卫生事业经费决算资料》和《卫生统计年报资料》等常规财务的统计资料，各项收费水平的确定来源于费用检测点现场调查等途径。

实际使用法的基本思路是根据不同卫生服务项目的工作量及相应的服务项目的平均收费水平来测算卫生总费用。测算数据主要涉及两个重要变量，即各项卫生服务的工作量和每项服务的平均收费水平。卫生总费用使用总额的测算，是根据不同服务功能确定相应的卫生服务工作量、各项卫生服务收费水平分别采用监测点现场调查、成本估算法和服务人口法等进行测算。

第三节　卫生总费用的分析与评价

卫生总费用的分析与评价是社会宏观经济分析的重要组成部分。卫生总费用的分析与评价是应用宏观经济统计分析的方法，对卫生领域经济活动诸方面的反映、判断、分析和评价。卫生总费用的分析评价，一般都选择以年作为时间单位，在年度综合分析的基础上，可以突出某一方面进行重点分析，还可以突出计量经济模型、预警监测方法在宏观经济分析中的应用。

一、卫生总费用分析与评价的层次

1. 从宏观经济角度看，卫生总费用所反映的是社会的卫生保健总需求，可以反映卫生领域经济运行的基本状况，尤其是卫生保健需求的总体水平及其变化趋势。

2. 对卫生领域的经济运行过程进行主导分析，主要是筹资主导分析和卫生资源利用的主导分析。筹资主导分析重点分析卫生筹资结构，反映不同筹资来源在卫生总费用中所占比重，及其对卫生总费用发展变化的影响。卫生资源利用的主导分析反映各类卫生保健需求对卫生费用的决定关系。

3. 对卫生经济运行中存在的主要问题进行分析。例如，政策效应分析，主要分析卫生经济政策所产生的影响和存在的主要问题、本年度出现的新问题，以及这些问题的性质、形成原因和变化趋势等。

4. 对卫生总费用的变化趋势进行短期预测和展望，包括卫生总费用的基本状况，主要因素的变化及影响，对宏观经济调控政策的可能性和有效性做出展望，并提出相应的对策和建议。

二、卫生总费用分析与评价的基本方法

（一） 确定卫生总费用分析评价的指标

从应用统计学的角度看，卫生总费用分析评价指标主要反映卫生领域经济活动的某一方面或整体状态的评价指标、运行过程深层次分析指标以及变化规律反映指标等。科学分析评价指标对提高卫生总费用的分析水平，深化对卫生经济运行规律的认识都是非常重要的。

（二） 应用经济周期分析方法

经济周期分析方法属于应用统计学分析方法，注重经济发展的动态过程，从时间上考察各种经济变量的特征，分析各种经济关系及其变化规律以及空间各变量之间相互影响的统计分析方法。

（三） 实施预警检测方法

提高分析的时效性是卫生总费用分析的重要方面，而预警监测方法是其基础内容。通过卫生总费用预警检测方法，建立卫生总费用预警系统，是卫生总费用研究的重要内容之一。

（四） 建立短期计量经济模型

为了加强卫生总费用宏观分析，需要建立计量经济模型。由于我国目前处于经济改革时期，某些经济关系尚未稳定以及统计资料不完整等原因，故给建立计量经济模型带来不便。但随着经济变量范围的不断扩大和信息系统的完善，建立适合我国国情的计量经济模型是很有必要的。

三、卫生总费用分析与评价的主要方法

卫生总费用的分析与评价主要包括筹资来源和机构流向的分析与评价，我国现阶段的卫生总费用分析和评价以筹资来源分析为主。

（一） 卫生总费用筹资分析与评价

卫生总费用筹资分析与评价是从宏观角度分析与评价全社会对卫生投入的规模和投入力度，以及全社会对居民健康的重视程度，为制定和调整相关卫生政策提供数据和经济信息。卫生筹资分析包括卫生筹资水平分析、卫生筹资结构分析和卫生筹资变化趋势分析等三个方面。

1. 卫生筹资水平分析

（1）卫生总费用（卫生筹资总额）：卫生总费用是反映一个国家或地区卫生筹资总量的重要指标，用于评价全社会在一定时期内的卫生投入水平，包括政府预算卫生支出、社会卫生支出和个人卫生支出等。卫生筹资总额一般使用当年价格和可比价格来表示。当年价格，也称现行价格，是指报告期内的市场价格，按当年价格计算的卫生总费用可以反映当年的卫生筹资水平和筹资结构。按当年价格计算的卫生总费用，在不同年份之间对比时，受各年间价格变动因素的影响，不能确切地反映实际费用的变动情况，只有消除价格变动因素后，才能真实地反映卫生总费用的实际变动。因此，当年价格必须修正为可比价格计算，把按当年价格计算的卫生总费用换算成按某个固定期（基期）价格计算的数值，比较两个不同时期的数值，能够反映

卫生总费用的实际变动。

（2）人均卫生总费用：人均卫生总费用是指卫生总费用与当年人口数的比值，是反映人均卫生费用享受水平的重要指标。在不同国家和地区比较时，该指标在一定程度上反映卫生服务的公平性。20 世纪 90 年代以来，按当年价格计算，我国人均卫生费用由 1990 年的 65.37 元增长为 2012 年的 2135.8 元，增长 31.67 倍。

（3）卫生总费用占国内生产总值的百分比：该指标反映全社会对卫生投入的总体水平和重视程度，评价一个国家或地区的卫生事业发展与国民经济增长的协调程度。一个国家或地区，卫生总费用在国民经济发展中占多大比重才算合适？目前，还没有举世公认的确切答案，这需要根据各个国家、各个地区经济发展水平及其他多种社会因素确定。但它已经得到国际社会公认，作为一个客观的监测指标以反映不同国家和地区在不同时期的卫生投入水平。卫生总费用占国内生产总值的百分比呈上升趋势是国际普遍规律。改革开放以来，按当年价格计算，我国卫生总费用占国内生产总值的百分比从 1978 年的 3.02% 上升至 2011 年的 5.15%，这反映了我国卫生投入水平和重视程度的逐年提高。

2. 卫生筹资结构分析　根据我国现行的卫生总费用核算指标体系，卫生资金主要来源于政府预算卫生支出、社会卫生支出和个人卫生支出。政府、社会和个人的卫生支出在卫生总费用中所占的比例及其变化趋势，是考察卫生资源配置是否合理、公平的重要指标，也是制定和调整卫生政策的主要依据。

（1）政府预算卫生支出占卫生总费用的百分比：是进行卫生总费用筹资结构分析的重要指标，反映政府各部门对卫生工作的重视程度和投入水平。医疗卫生事业是政府实行一定福利政策的公益性事业，这一性质决定了医疗卫生事业的发展是政府的责任，政府应在卫生领域中起主导作用。

我国政府预算卫生支出绝对值虽逐年增加，从 1978 年的 35.44 亿元增加到 2011 年的 7378.95 亿元，但从 20 世纪 80 年代以来，政府预算支出占卫生总费用的比重却逐年下降。从最高的 38.9%（1982 年）下降到 15.5%（2000 年），之后略有回升，2011 年已升至 30.4%。政府预算支出占财政支出的比重从 1978 年的 3.16% 上升至 1992 年的 6.11%，以后逐年下降，降至 2002 年的最低点 4.12%，自 2003 年起略有回升，但增速缓慢，直至 2009 年超过 6%，2011 年政府预算卫生支出占财政支出的比重达到 6.77%。政府预算卫生支出占国内生产总值的比重至 1982 年达到 1.30%，以后逐年下降，1995 年降至历史最低点 0.64%，近几年略有上升，2011 年升至 1.56%。

（2）社会卫生支出占卫生总费用的百分比：这是衡量社会各界对卫生服务贡献程度的重要指标，反映多渠道筹集卫生资金的作用程度。

20 世纪 90 年代以来，社会卫生支出从 1990 年的 293.10 亿元增长为 2011 年的 8424.55 亿元，但社会卫生支出占卫生总费用的比重却逐年下降，由 1990 年的 39.2% 下降为 2001 年的最低点 24.1%，之后逐渐回升，2011 年达到 34.7%，但仍低于 1990 年的水平。这说明我国社会卫生支出筹资能力与水平有待加强，应进一步健全社会保障筹资渠道、控制社会保险费率水平、提高社会保障筹资层次、调整社会保障筹资结构，建立更加公平、有利于提升经济效益的社会保障筹资机制。

（3）居民个人现金支出占卫生总费用的百分比：这是衡量城乡居民个人对卫生费用负担程度的评价指标，各地区不同人群对卫生费用的自付率反映了不同地区、不同人群享受卫生服务的公平程度。

20世纪90年代以来，我国居民个人卫生支出增长较快，由1990年的267.01亿元增长为2011年8465.28亿元，占卫生总费用的比重由35.7%上升到2001年的最高点60.0%，之后逐渐下降，2011年降为34.9%。其中，城镇居民人均医疗保健支出由1990年的25.67元增长为2011年的969元，医疗保健支出占消费支出的比重从2.0%上升为6.4%。同期，乡村居民人均医疗保健支出由19.0元增长为436.8元，医疗保健支出占消费支出的比重从5.1%上升为8.4%。

个人现金支出占卫生总费用的比重下降说明我国卫生筹资结构得到优化，筹资公平性逐渐提高，居民个人的医疗负担相对减轻，促进了社会公平。但和发达国家相比，我国医疗卫生领域仍存在着个人负担比例较高，社会医疗保险制度不完善，城乡之间、区域之间、不同人群之间的医疗卫生服务差距较大等问题。因此，应增强政府对卫生投入的责任，加大转移支付力度，加强对中西部、贫困地区的转移支付，逐步缩小城乡之间、区域之间的公共卫生和基本医疗服务差距，逐步降低居民现金支出负担。

（4）政府预算卫生增长幅度和财政支出增长幅度比值：这是反映各级政府对卫生事业发展的重视和支持程度的重要指标。

（5）公共卫生服务经费占卫生总费用百分比：这是反映国家对公共卫生发展的重视程度以及卫生服务公平性的重要指标。

（6）卫生事业费占财政支出百分比：这是反映不同地区财政部门对本地区卫生事业发展的重视及其支出程度的重要指标。

3. 卫生筹资结构变化趋势分析

（1）卫生总费用年增长速度：这是衡量一个国家或地区各年卫生总费用增减变化和发展趋势的重要指标。通常换算成可比价格进行比较，并进行时间序列分析，还可分析有关影响因素。

（2）卫生总费用年平均增长速度：这是衡量一个国家或地区各年卫生总费用平均增长变化的指标。通常换算成可比价格进行比较。

（3）卫生总费用对GDP的弹性系数：这是衡量卫生发展与国民经济增长是否协调的评价指标，反映卫生总费用和GDP增长速度之间的关系。

卫生总费用对GDP的弹性系数是指卫生总费用增长率同GDP增长率之间的比值。如2011年北京市卫生总费用增长率为12.6%，GDP增长率为8.08%，则卫生消费弹性系数为1.56，即北京市生产总值每增加1%，卫生总费用增加1.56%。如卫生总费用对GDP的弹性系数<1，则说明卫生总费用的增长慢于GDP的增长；弹性系数=1，则说明卫生总费用和GDP增长速度一致；弹性系数>1，则说明卫生总费用的增长快于GDP的增长。在一般情况下，由于卫生总费用同GDP的增长速度基本一致，所以弹性系数保持在1左右。通过分析，我国1978年到1997年的卫生总费用数据和国内生产总值的数据发现，20年来我国卫生总费用增长与国内生产总值增长之比的弹性系数是1.18~1.2，说明卫生总费用增长略快于国内生产总值增长。卫生总费用增长快于国内生产总值增长是国际普遍规律。在发达国家，由于经济力量比较雄厚，所以弹性系数都比我国高，如日本 1.5、加拿大 1.4、瑞士 1.4、荷兰及美国和西班牙的弹性系数大于 2、英国也不低于 1.8。

（二）卫生总费用机构流向分析与评价

卫生总费用流向核算可对卫生资金在不同部门、不同地区、不同领域和不同层次卫生机构的配置和使用进行综合分析和评价，探讨卫生资源配置的公平性和合理性，为调整和制定卫生资源配置政策提供经济信息和客观数据。通过卫生费用流向核算结果的时间序列分析，可揭示不同卫生机构在一定时期内费用增长情况，一定程度上反映各类机构运营效果的变化；另一方面，时间序列数据能够揭示卫生资源配置结构的历史变化，提供卫生政策的反馈信息。

例如，在 2011 年卫生费用分配总额中，医院费用的比重为 61.98%，比上年下降 0.15 个百分点。其中城市医院、县医院、社区卫生服务中心、乡镇卫生院及其他医院费用分别占 39.75%、13.19%、3.21%、5.77% 和 0.07%；门诊机构费用占 9.76%；药品零售机构费用占 9.87%；公共卫生机构费用占卫生总费用比重为 8.09%；卫生行政和医疗保险管理机构费用占 2.37%；其他卫生费用占 7.91%。

四、卫生总费用的主要影响因素

20 世纪 80 年代以来，发达国家卫生总费用快速增长主要有 3 个推动因素：人口因素、价格变动和技术密集程度。人口影响因素大约占 10%，价格因素占费用上涨的 50%～60%，技术密集程度影响占费用增长的 30%～40%。发达国家控制卫生费用上涨，一般将重点放在医疗卫生服务的技术密集程度上。

我国卫生总费用增长的主要影响因素有人口、物价上涨、技术密集程度、疾病模式转变和居民对卫生服务需求的增长等。

（一）人口因素

根据国家统计局公布的最新数据，2013 年末，全国总人口为 13.6 亿人，预测到 2020 年中国人口总量将达到 14.6 亿人，人口高峰将出现在 2040 年前后，大约 15 亿人。

随着我国城市化建设进程，城乡人口结构发生很大变化，城镇人口比重正在持续上升。2013 年全国城镇人口占总人口的 53.73%，超过乡村人口占总人口的比重 46.23%。此外，大约还有 2.45 亿流动人口。按照人口城市化率每年增加 1 个百分点，预计 2020 年还有 3 亿左右的人口将从农村向城市转移。城镇人口比重的上升，必然会提高对医疗消费的整体水平。

我国人口的年龄结构也在发生变化，人口老龄化是导致卫生总费用增长的重要因素之一。我国人均期望寿命由新中国成立前的 35 岁提高到 2010 的 74.8 岁；预测到 2020 年平均期望寿命有望达到 77 岁，达到中等发达国家的水平。2013 年末，65 岁及以上老年人口占全国总人口的 9.7%，与 2000 年相比增加了 2.7%，预测到 2020 年 65 岁以上老年人口达到 1.64 亿，占总人口的比重超过 10%，将会成为世界老年人口最多的国家。我国的老龄化进展速度快于其他国家，法国用了 115 年，瑞士用了 85 年，美国用了 60 年，英国用了 45 年，日本较短也用了 25 年，而我国仅仅用了 18 年左右的时间，老龄人口的高龄化趋势就十分明显。老年人口的慢性病患病率和住院率大大高于其他人群，平均住院费用水平也显著高于其他年龄组。我国人口形势的基本特点已经向我们发出了警示，卫生事业与医疗保障事业正在面临人口老龄化所带来的各种挑战，其中自然包括医疗卫生费用增长。

（二）　物价上涨

卫生总费用采用报告期当年价格水平所反映卫生保健总支出，相对于基期卫生总费用来讲，各年卫生总费用中均包含了价格变动因素。卫生领域中房屋、设备、材料、药品、劳务及能源、材料等各项生产要素的价格上涨直接造成卫生总费用的增长。

1993～1995年，由于我国处于经济高速发展时期，GDP价格指数较高，对卫生总费用增长产生较强影响，影响程度达到60%以上，这也是医疗卫生服务价格上涨最快的一段时期。剔除价格变化影响后，卫生总费用的增长速度不到10%，是20世纪90年代卫生总费用增长最慢的3年。

1996～2003年，我国经济增长成功实现"软着陆"，宏观经济价格指数得到较好控制，GDP指数基本控制在1左右，对卫生总费用增长影响力减弱，真正体现出卫生服务和产品数量的实际增加。

自2004年起，虽然我国卫生总费用绝对值增长迅速，年增加额在1000亿元以上，但价格因素对卫生总费用增长的影响增强，接近或超过30%。消除价格因素影响后，卫生总费用年增长速度不到10%。

总体上看，价格因素对我国卫生总费用的增长作用高于人口因素，但明显小于技术密集程度所带来的影响。

（三）　技术密集程度

随着科学技术的发展，新的医疗技术得到更广泛的应用，使卫生服务的密集程度提高，导致医疗卫生费用上涨。在我国，技术密集性是卫生总费用迅速增长的主要影响因素。

卫生服务技术密集性包括两方面，即医疗卫生服务人均使用率和每门诊人次及住院患者对药品、医疗器械的使用量。上述两个因素的增长变化，将共同作用于卫生服务技术密集程度，从而推动卫生费用的上升。即使在卫生服务利用率不变的情况下，如果单位就诊和住院服务使用的资源数量增加，同样会刺激卫生服务技术密集程度的增强。

由于医疗服务需求规模与供给量增长不平衡，使卫生服务供需之间产生矛盾。从经济学角度看，在供大于求的情况下，解决供求矛盾，只有通过扩大需求或缩减供给量，才能实现供求之间平衡。在供给量不变、医疗服务利用率下降的条件下，拉动需求只能靠提高单位服务产品的技术含量，尽可能多地使用先进设备和高价药品，提高设备使用频率，增加门诊患者和住院患者每次接受卫生服务所使用和消耗的药品、医疗器械的数量。这就是我们所提到的卫生服务技术密集程度的提高，导致居民个人付出极大的经济代价，拉动卫生总费用迅速增长。

居民个人卫生支出从另一个侧面反映医疗机构技术密集程度的增强。居民个人卫生支出是从消费者角度购买医疗服务，主要用于个人诊断、治疗、药品、各种检查和手术等医疗服务消费。20世纪90年代以来，居民个人卫生支出占卫生总费用比重逐年上升，2000年接近60%的警戒线，2007年也超过45%，成为卫生总费用增长的主要因素，反映居民在医院接受门诊和住院治疗中，在医疗技术密集程度不断强化过程中，花费在医院所提供的药品和先进设备检查等服务费用也随之逐年提高。

NOTE

（四） 疾病模式的转变

随着经济发展水平的提高、环境的污染及社会竞争导致人们的精神压力增加和生活方式的变化，影响人群健康的主要问题由原来的传染病等疾病转为肿瘤、心脑血管疾病、肾病等慢性非传染性疾病。这些慢性非传染性疾病的特点是：病程长、不易治愈、费用较高，造成大量的失能和残疾，带来巨大社会经济成本。2011 年，我国城市地区前五位死因为恶性肿瘤、心脏病、脑血管疾病、呼吸系统疾病、损伤和中毒，占全部死因的 85.34%。特别是恶性肿瘤和脑血管病在 2011 年已成为农村地区死因的第一、第二位，占总死因的 45.34%。可见疾病模式的转变是卫生总费用增长的重要因素之一，一些国家已经将慢性病列为卫生费用增长较为集中的区域之一。

（五） 居民对卫生服务需求的增长

居民对医疗服务的需求伴随着生活水平的提高而呈现逐渐加大的趋势，人们对自己的健康状况越来越关注和重视，健康意识逐渐增强，原来可看可不看的病都要去医院就诊或去药店买药。此外，居民的健康投资意识也随着经济水平的提高而增强，对保健品的消费较以往增加。

小　结

卫生总费用是卫生经济学研究的主要领域之一，通过从宏观角度反映卫生资金运行的全过程来分析评价卫生资金的筹集、分配和使用效果，是政府制定和调整卫生经济政策的重要依据。卫生总费用的核算方法包括筹资来源法、机构流向法和实际使用法。科学有效地对卫生总费用进行分析与评价是优化卫生资源配置、保证卫生筹资政策和卫生保健系统公平和效率的必要手段。卫生总费用的分析与评价主要包括筹资来源和机构流向的分析与评价，在我国现阶段，卫生总费用分析和评价以筹资来源分析为主。

【思考题】

1. 如何理解卫生总费用的概念？为什么要研究卫生总费用？
2. 卫生总费用核算方法有哪些？
3. 对一个国家或地区卫生总费用的分析和评价包括哪些方面的内容？

第十二章　医疗保障制度

学习目标

通过本章学习，要求掌握疾病风险的概念，医疗保障的内容与特征，城镇职工基本医疗保障制度的主要内容和特点，新型农村合作医疗制度的主要内容和特点，城镇居民基本医疗保障制度的主要内容和特点；熟悉国外典型医疗保障制度；了解医疗保障制度的形成和发展，我国计划经济体制下的医疗保障制度以及我国其他的医疗保障制度。

【案例】

基本医保全覆盖，13.4 亿人看病能报销

2013 年，在青海西宁市第二人民医院大病报销经办点，李连玉为婆婆报销了 14457 元医药费，新农合当场结算了 9011 元，大病保险又报销了 4156 元，自付仅 1000 多元。李连玉全家 4 口人，年收入三四万元，还有一位患骨关节病和肺气肿的婆婆，经常需要住院。新农合、大病保险、医疗救助等政策的推行，使她家避免了因病致贫。

我国已实现基本医疗保险制度全覆盖。到 2012 年底，基本医保参保人数超过 13.4 亿，织起全球最大的一张基本医疗保障网。2013 年，各级财政对城镇居民基本医保和新农合的人均补助标准提高到 280 元，新农合政策范围内的住院费用报销比例约为 75%，城镇居民基本医保为 70%，切实减轻了城乡居民看病负担，改变着贫困居民"小病拖、大病扛"的状况。

新农合建立重大疾病医疗保障制度。到 2013 年，已有 20 类病种纳入新农合大病保障范围，在明确临床路径和限定费用的基础上，实际补偿比例达到 70% 左右。同时，采取用城镇居民保险和新农合基金购买商业医疗保险的方式，建立城乡居民大病保险制度。对基本医疗保险报销后，个人医疗负担仍较大的城乡居民，合规部分的医疗费用给予不低于 50% 的补偿。截至 2013 年 8 月底，这项制度已在 20 个省份的 94 个统筹地区开始试点，有 7 个省份在全省推开，覆盖 2.3 亿城乡居民，累计补偿金额 6.3 亿元。

截至 2013 年 3 月底，90% 的县（市、区）实现新农合经办机构与省内异地医疗机构即时结报，61% 的县（市、区）实现新农合省内异地就医"一卡通"。国家新农合信息平台实现与北京等 9 个省级平台的试点联通，进一步方便了参合农民跨省就医费用核查和结报。

国务院医改办政策组负责人傅卫指出，我国将加快健全全民医保体系，基本医保覆盖面稳定在 95% 以上。到 2015 年，城镇居民医保和新农合政府补助标准提高到每人每年 360 元以上，政策范围内住院报销比例提高到 75% 左右。（资料来源：白剑峰，李红梅. 基本医保全覆盖，13.4 亿人看病能报销. 人民日报，2013-11-10）

【思考】

1. 我国基本医疗保险制度由哪几部分组成？

NOTE

2. 基本医疗保险制度主要有哪些功能?

3. 跨省就医费用及时结报有何现实意义?

　　人类主要从两个方面与疾病风险做斗争:一是采取公共预防措施,加强对疾病的预防和控制;二是建立医疗保障制度,以保证人们在遭遇疾病风险时能得到基本的医疗卫生服务,减轻患者的经济负担,提高人们的健康水平和生活质量。医疗保障制度是涉及人群最广、运行机制最复杂的一项社会保障制度。随着经济社会的不断发展,医疗保障体系的构建与完善越来越受到世界各国政府的重视,同时各国用于医疗保障的支出也在不断增加。医疗保障已经成为卫生经济学的一个重要研究领域。

第一节　医疗保障制度概述

一、疾病风险与医疗保障

(一) 疾病风险的概念与特征

1. 疾病风险的概念　在人们的生活中,有时会遭遇不可预计的灾难或损失,即存在着某种风险。风险是指某种不幸事件及其损失发生的不确定性,风险的大小取决于事件本身;疾病是每个人生命中不可避免的风险。疾病风险是指由于各种疾病或意外损伤而给人身所带来的经济、生理、心理等损失的风险。疾病风险危害的对象是人,是导致人体健康损害甚至死亡的人身风险。

2. 疾病风险的特征　同其他风险一样,疾病风险也具有客观性、损失性和不确定性等基本特征,但较之其他风险而言,疾病风险还具有以下特征:

(1) 严重性:疾病是人生中不可避免且很难预料的风险,会损害人体的健康,造成暂时性或永久性劳动能力的丧失,甚至死亡,其危害常常是严重的。这种危害所带来的不仅仅是经济上的损失,更主要的是健康和生命的损失和心理的损伤。

(2) 多发性:由于各种危害健康的因素和客观的生命自然规律,每个人都可能生病,疾病风险发生的概率远比其他风险要大。需要注意的是,就某个人而言,患有何种疾病、何时发生疾病是不可预知的。疾病风险危及每个人的健康及生活质量,因而世界各国都把医疗保障纳入社会保障的范畴。

(3) 复杂性:人类已知的疾病种类繁多,疾病风险因人而异、因病而异,千差万别。此外,还有许多未知疾病或潜在疾病,以及由于环境、社会、生活方式以及心理等各种因素所致的疾病。疾病本身的复杂性,决定了疾病风险损失补偿的复杂性。不同疾病的治疗费用可能不同,甚至同一种疾病,因为个体差异的存在,治疗费用也可能存在差别。疾病的治疗费用也与医疗服务提供者的供给行为及供给的条件和水平有着密切的联系。生命的价值难以估算,疾病本身及诊疗过程的复杂性,使疾病风险引起的损失很难估量。

(4) 社会性:疾病风险不仅直接危害个人健康,而且还会涉及他人甚至整个地区,若不能及时控制,对社会的危害巨大。例如,2002 年中国广东顺德首发"非典型肺炎"疫情,并迅速扩散至东南亚乃至全球,直至 2003 年中期,疫情才被逐渐消灭。世界卫生组织发布的数据显示，截至 2003 年 7 月 2 日，全世界确诊病例 8442 例，死亡病例 812 例，遍布中国、新加坡、美国、德国、菲律宾等几十个国家和地区，危害极其严重。

（二）　医疗保障的内容与特征

1. 医疗保障的内容　医疗保障是社会保障制度的重要组成部分，是指政府或社会组织为解决居民健康问题而提供医疗服务或为发生的医疗费用给予经济补偿的各种社会保障制度的总称。医疗保障制度一般包括免费医疗、医疗保险、医疗救助、强制性雇主责任、强制性个人账户储蓄等方式。在各个国家的医疗保障方式组合中必以一种作为主导方式，如英国及北欧以国家福利为主导体系、美国以商业保险为主导体系、德国以社会保险为主导体系、新加坡以强制个人账户储蓄为主导体系。

我国的医疗保障制度是以基本医疗保险为主导方式，辅助以大病保险、医疗救助、多种形式补充保险、公益慈善等多层次保障系统。这既不同于福利国家政府大包大揽地承担无限责任的保障制度，也不同于单一个人账户制度市场化运作，而政府只承担社会救助责任。目前，城镇职工基本医疗保险、城镇居民医疗保险和新型农村合作医疗制度，是我国多层次医疗保障体系的基本组成部分。城镇职工基本医疗保险和城镇居民医疗保险"低起点"起步，只能满足参保人员的基本医疗需求，而合作医疗制度也只是一种最初级的保障形式，保障程度较低。在这种情况下，城乡居民超越基本医疗保险或合作医疗范围以外的医疗服务需求，有必要通过建立其他多层次的保障形式来补充。随着近几年卫生事业的不断改革与发展，以基本医疗保障为主体、其他多种形式补充医疗保险和商业健康保险为补充的覆盖城乡居民多层次医疗保障体系基本建立。

2. 医疗保障的特征

（1）社会性：疾病风险是每个人都会遇到的，但疾病风险所造成的损失是不确定的。为有效应对这种风险，作为一种共济性制度安排，医疗保障制度需要为全社会负担损失。医疗保障应惠及全体公民，保障每个人获得基本卫生服务，提高全体公民的健康水平。

（2）均等性：健康是公民的基本权利，对健康权利的尊重和维护是社会进步的体现。每一个社会成员，无论其职业、种族、年龄、性别、经济状况等有何不同，但对医疗服务和医疗保障的需要是相同的。每一个社会成员享受医疗保障的机会应当是均等的。

（3）福利性：医疗保障制度具有一定的福利性。医疗保障主要着眼于社会整体效益而不是经济收入。随着经济水平的提高，医疗保障覆盖的人群应不断扩大，保障的水平也应不断提升。

二、医疗保障制度的起源、形成和发展

（一）　医疗保障制度的起源

医疗保障起源于西欧，可追溯到中世纪。工业革命带来的社会化大生产瓦解了自然经济，家庭作坊被大规模生产的工厂所取代，近代产业工人数量不断增加。由于工作环境的恶劣，流行疾病、工伤事故的发生，导致工人健康状况极差。由于工资较低，工人难以支付全部医疗费用，于是许多地方的工人便自发成立了互利协会，协会的每个成员定期交纳会费形成基金。当会员遇到工伤、疾病或死亡等重大困难时，由基金向其提供经济帮助。实际上，这种基金已经具有互助共济的性质。18 世纪末至 19 世纪初，随着工业化的发展，民间保险在西欧发展起来，

成为解决疾病负担的重要途径，这种民间医疗互助已经具有现代社会医疗保障制度的雏形。

（二）医疗保障制度的形成与发展

民间互助医疗救助具有不稳定、范围小和抵御风险能力低等缺陷。1883 年，德国颁布了世界上第一部《疾病保险法》，以法律形式确定了社会医疗保险制度。按法律规定，对全体从事工业经济活动的工人，一律实行强制性疾病保险，保险费的 1/3 由雇主缴纳，2/3 由工人缴纳。工人生病时，可以获得一定的免费医疗。负责运作疾病保险计划的机构全部实行本地化、委员会制，其中有工人代表。随后德国又颁布了《劳工伤害保险法》《老年与伤残保险法》等。德国《社会保险法》的颁布，标志着社会医疗保险作为一种强制性社会保障制度的开始。这项制度作为稳定社会、缓和阶级冲突的政策工具，逐渐在 19 世纪末和 20 世纪上半叶的欧洲被快速推广，成为各国纷纷效仿的典范。继德国之后，奥地利、匈牙利、丹麦、比利时、卢森堡、挪威、英国、俄国、荷兰和法国等国家相继以各种形式实行社会医疗保险制度，并在 20 世纪前 30 年扩展到几乎所有的欧洲工业化国家。日本是亚洲国家中最早实施社会医疗保险的国家，1922 年通过《健康保险法》，1927 年正式实施；1938 年，日本政府又颁布了主要面向农村居民的《国民健康保险法》。1961 年、1972 年，日本还专门为老年人建立了老年医疗保险。美国虽然以私人医疗保险为主，但也有社会医疗保险作为补充，如老年医疗保险和穷人医疗救济制度。

1917 年，俄国"十月革命"胜利以后，苏维埃政府颁布法令，建立了统一的国家卫生服务制度，向全民免费提供医疗服务。这种将筹资与服务融合在一起的健康医疗保障制度，是一种崭新的卫生体制模式。苏联实行全民免费的医疗卫生体制不仅影响了以后大多数社会主义国家，也影响了英国、瑞典等资本主义国家。

第二次世界大战后，西方国家经济日趋繁荣，社会保障制度也得到空前的发展。这一时期，西方各国不仅社会保障的覆盖面不断扩大，而且社会保障的水平也迅速提高。英国及北欧一些国家积极推行"全民皆养老，全民皆医疗"的"高福利"社会保障政策，成为"从摇篮到坟墓"都享受社会保障的"福利国家"。

20 世纪 50 年代以后，各国的医疗保险覆盖范围不断扩大，由社会医疗保险制度提供基金所占比重也不断增大。1961 年，日本全面修改了《国民健康保险法》，实行了全民保险。1965 年，美国开始实施专门针对 65 岁以上老人、残障人士以及低收入群体的医疗照顾（medicare）与医疗救助（medicaid）计划。与此同时，强制性的社会医疗保险制度在发展中国家也开始实施，如印度于 1948 年、阿尔及利亚于 1949 年、韩国于 1963 年、黎巴嫩于 1963 年、古巴于 1979 年、利比亚于 1980 年、尼加拉瓜于 1982 年先后颁布立法，开始实施社会医疗保险制度。

20 世纪 70 年代中后期，新的社会医疗保险模式，即医疗银行和医疗储蓄制度在发达国家出现。雇员按规定将工资收入的一定比例存入医疗银行，国家也拨出一定经费给医疗银行作为机动经费。需要接受医疗服务时，从银行的储蓄中开支医疗费用。例如，澳大利亚从 1975 年起以国家"医疗银行"的办法代替以前的自愿保险法，保险费一般为个人收入的 2.5%，患者在公立医院看病时可报销 85%。

1978 年，世界卫生组织在苏联阿拉木图召开有关"初级医疗服务"的国际会议，会议呼吁改进社会医疗保险，以使医疗资源更加合理分配，并提出了"2000 年人人享有医疗保健"的战略目标。这个目标受到各国政府的赞同。1987 年，第 40 届世界卫生大会再次强调建立社会医疗保险制度是实现上述目标的重要手段。这两次会议，对世界范围内社会医疗保险制度的发展起到了至关重要的作用。

近30年来，西方发达国家的医疗保险费用迅速增长，20世纪80年代以来，各国在积极发展医疗保险计划的同时，也开始为摆脱医疗保险的困境而致力于探索医疗保险制度的改革出路。医疗保险制度改革同样面临"增收"和"节支"的选择。但由于20世纪70年代医疗保险计划的大力拓展，进一步提高医疗保险的缴费费率或缴费额度的空间已很狭小，并且在推行中遇到较大阻力。20世纪90年代以来，许多国家针对本国医疗制度问题，开始进行医疗保险制度的改革，各国都不约而同地把重点集中在如何控制医疗费用的支出上。

第二节　国外典型的医疗保障制度

一、国家福利型医疗保障制度

（一）国家福利型医疗保障制度的含义

国家福利型医疗保障制度是指政府通过税收的形式筹集医疗资金，向国民提供免费或低收费的医疗服务的一种社会医疗保障模式。政府采取预算拨款形式给国有医疗机构，医生及有关人员均接受国家统一规定的工资待遇，保障公民享有规定范围的医疗服务。英国、瑞典、加拿大、澳大利亚、北欧国家、苏联和东欧国家、哥斯达黎加、斯里兰卡等国家都采用了这种模式。

英国是这种制度的典型代表。早在1911年，英国已经有国民医疗保险计划，但医生及医院却因追求利润而集中于富庶的地区，以致贫穷地区得不到适当的医疗服务。当时的英国学者威廉·贝弗里奇，在对德国的社会福利状况进行了专门的考察与研究后，提交了构建英国"二战"后社会福利政策的《贝弗里奇报告》，其中的核心原则就是把社会福利作为一项社会责任确定下来，通过建立一套以国民保险制为核心的社会保障制度，使所有公民都能平等地获得包括医疗在内的社会保障。工党执政后，于1948年正式颁布了《国家卫生服务法》，确立了全民免费医疗服务体系。

英国的国家卫生服务制度是由政府直接举办医疗卫生事业，通过税收筹集医疗资金，采取预算拨款给国立医疗机构的形式向本国居民直接提供免费医疗服务。政府直接建立和管理医疗卫生事业，医生及其他医务人员享受国家统一规定的工资待遇，国民看病不需交费或者仅支付挂号费，基本享受免费医疗保健服务。其基本特征是：医疗卫生资金主要通过税收筹集；筹资与服务提供均由政府负责；实现全民覆盖和人人公平享有的卫生保健服务。

英国的国家卫生服务体制实行中央集中统一管理，卫生行政管理机构由卫生部、战略卫生局和初级保健机构联网组成。卫生部负责全面管理国家卫生服务体系，具体职责包括：制定卫生和改革政策、卫生服务制度，通过独立机构对卫生服务进行监管，对出现在卫生服务系统内的问题进行干预。战略卫生局则主要负责当地国民卫生服务的管理以及确保国家政策和计划在当地有效实施。初级卫生保健经历了很大变化：1991年，英国在区一级引入全科医生基金持有计划，并得到了迅速发展；到1998年，全国共有3500个基金持有计划，覆盖了1.5万名全科医生。1999年工党执政后，提出了新国家医疗卫生服务体系计划，倡导以医疗机构间的合作取代内部市场，其最大的变化在于取消全科医生基金持有计划和其他基金持有形式，代之以初级保健组的形式提供基本医疗服务，在全国建立了302个初级保健机构。

2007年，英国卫生总费用占国内生产总值的8.4%，在发达国家中比较低，而所达到的健康指标却很高。2008年，英国的平均期望寿命为80岁，婴儿死亡率6‰。在2000年世界卫生组织进行全球卫生体系绩效评估中，英国排在第18位。英国在为全民提供免费医疗服务的同时，又能保持较低的医疗卫生支出，主要原因是国家卫生服务体制集医疗卫生服务、医疗保障和服务监管功能于一体，政府能够全面规划医疗卫生资源配置，将政府职能、医疗卫生机构的利益和公民利益有效统一起来，医疗机构或医生基本没有谋利的动机和条件。目前，英国的卫生保健系统面临着主要来自两个方面的挑战，即医疗服务的筹资和提供。与其他西方发达国家相比，英国的医疗筹资水平不足，这主要表现在医院预约等待时间长和医院设施陈旧。就医疗服务的提供来说，主要表现为国家卫生服务人力资源短缺服务质量有待提高。

（二）国家福利型医疗保障制度的特点

1. 国家性 医疗基金绝大部分来源于国家税收，卫生服务体系由国家统一制定和监督实施。

2. 垄断性 政府卫生部门直接参与医疗服务机构的建设、运行和管理。政府医疗卫生机构所需的经费，实行全额预算方式直接拨付。政府也可以通过合同方式，统一购买民营医疗机构或私人医生提供的医疗保健服务。

3. 全民性 医疗卫生的保障服务覆盖全体公民，没有城乡之别。

4. 福利性 医疗服务基本为免费或象征性的低收费服务，体现社会服务的公平性和福利性。

（三）国家福利型医疗保障制度的优点和局限性

1. 国家福利型医疗保障制度的优点 从筹资方式来看，国家福利型医疗保障制度的资金绝大部分来源于税收，政府通过实施财政预算管理来实现医疗卫生费用的收支平衡。从待遇水平来看，国家福利型制度往往实行全民保障，只要是本国国民，就可以享受水平较高的医疗卫生服务，患者看病不需付费或仅象征性地支付挂号费。从保障项目来看，国家福利型制度的保障项目较其他医疗保障制度更为广泛，既有医疗津贴又有全面的医疗服务，包括预防保健和康复护理等服务项目。从政府责任来看，在国家福利型制度下，政府部门直接参与卫生服务的计划、管理、分配与提供，资金通过全额预算拨付给政府举办的医疗机构，或是通过合同方式购买私立医疗机构、私人医生的医疗服务，具有较高的宏观效率。

2. 国家福利型医疗保障制度的局限性 主要是微观效率低下，如医疗机构运行缺乏活力、卫生服务存在排队等候现象、消费者不能进行充分的选择等。除此之外，对经济发展水平要求高，全体公民普遍享受国家卫生服务保障，实质上就是依靠财政收入按照人们的医疗需求进行集预防、保健、医疗为一体的健康保障，这就要求有强有力的经济实力作后盾。可见，国家福利型制度模式只有在经济发达国家才具备实施的条件。

二、社会保险型医疗保障制度

（一）社会保险型医疗保障制度的含义

社会保险型医疗保障制度一般是指国家通过法律形式强制要求雇主和雇员按一定比例交纳

医疗保险费来筹集医疗保障资金，建立社会医疗保险基金，从而为雇员及其家属提供医疗保障的一种保险制度。目前世界上有100多个国家和地区采取这一模式，主要有德国、法国、意大利、西班牙、日本、韩国和中国的台湾地区等。

德国是社会保险型医疗保障制度的典型代表，几乎人人参加义务医疗保险。德国采取的是以强制性社会保险为主的筹资体制。按照法律规定，所有工薪劳动者的收入低于一定数额者都有义务参加医疗保险。个人和雇主各承担保费的一半。除工薪劳动者外，退休人员、失业人员、低收入者也必须参加保险。低收入或失业者享受国家预算出资的福利性保险。参保人的配偶和子女可不支付保险费而同样享受医疗保险待遇，保险金的再分配与参保人所缴纳保险费的多少无关，这实现了高收入者向低收入者的财富转移，居民无论收入多少都能得到治疗，体现了社会的公平性。军人和从事社会公益活动的义工参保，个人不承担保费，全部由政府购买。只要参加保险，家属自动享受保险待遇。劳动者、企业主、国家一起筹集保险金，体现了企业向家庭、资本家向工人的投入。在保险金的使用上，由发病率低向发病率高的地区转移。

德国医疗服务资金筹集是一个多元化的体制。其中，医疗服务体系建设资金筹集和医疗费用资金筹集分别采取不同方式。在医疗服务体系建设资金筹集方面，开业医生的诊所都是由开业者自己投资，包括房产及相关设备。医院、康复机构、护理机构的基本建设、设备等则由政府投入，包括其中的私营机构。德国医疗体制最基本的特点之一是第三方付费，每一个参保人只要发生疾病，就可以到有关诊所、医院以及康复机构进行就诊、治疗，所发生的费用由所投保的法定保险机构或私人保险机构支付。德国并没有统一的医疗保险经办机构，而是设有包括地方性的、职业性的或行业性的八类经办机构。各医疗保险组织由职工和雇主代表组成的代表委员会实行自主管理，由于合理利用医疗保险基金，因而浪费、滥用现象较少。

（二）　社会保险型医疗保障制度的特点

1. 筹资的多元性　保险基金主要来源于雇主和雇员，按单位工资总额和个人收入的一定比例筹措，政府酌情给予补贴。社会医疗保险的筹措方式大多通过法律、法规强制限定，即在一定收入水平范围内的居民必须按规定数额或比例缴纳保险费（也有的采取纳税方式）。

2. 风险的共济性　主要表现为资金统筹和互助共济。这实际上是个人收入的再分配，或者说个人所得的横向转移，高收入者的一部分收入向低收入者转移，健康者的一部分收入向多病者转移，从而实现社会共济与稳定的目标。

3. 参保的强制性　这类模式是通过国家立法，实行参保和缴费的强制性和法定性，因此社会医疗保险又称为"法定医疗保险"。

4. 政府的主导性　政府直接参与医疗保险的计划、实施及组织管理，或委托民间组织执行国家的医疗保险政策，以体现和实现政府的意志。任何国家都有一个政府行政管理部门主管社会医疗保险工作或对其实行监管，或者由几个行政部门根据不同职能分别管理。

（三）　社会保险型医疗保障制度的优点和局限性

1. 社会保险型医疗保障制度的优点　社会保险型医疗保障制度能调动社会各方财力，保证高质量的医疗服务，为不同人群提供更多选择；能抑制医疗费用上涨的趋势，做到社会收入的合理再分配；实现了医疗卫生服务体系布局的均衡和国民所享受到的服务待遇的均衡；公共卫生系统和医疗系统密切协作，形成教育、预防、诊疗为一体的高效率服务体系和以法律为基础的相互制约机制；患者以拥有的选择权，并通过政府及社会各界对医疗机构服务质量等方面进行监督，有效控制医疗机构可能出现的服务不足问题。

2. 社会保险型医疗保障制度的局限性　社会保险型医疗保障制度不能控制外在经济环境，尤其是控制缺乏弹性的医疗市场。一旦外在经济环境不能保持稳定的状态，医疗卫生通货膨胀是不可避免的。人们健康需求的增加和人口老龄化的加剧，致使医疗卫生服务的需求不断增长，加之医疗技术不断进步，各种新药和新的治疗手段不断更新，导致医疗费用成本逐步上升，这种医疗保障制度不得不面临严峻的筹资问题。

三、市场主导型医疗保险制度

（一）市场主导型医疗保险制度的含义

市场主导型医疗保险制度是指通过市场法则来筹集保险资金，提供医疗服务的自愿性医疗卫生制度。在这种模式中，个人或集体（由雇主来组织）自愿购买商业性医疗保险，然后根据保险机构同各种医疗服务提供者达成的契约，接受医疗服务。医疗保险依据市场机制运转，医疗服务和医疗保险均作为商品存在于保险市场和医疗服务市场，其供求状况完全由市场决定，政府一般很少参与。大多数医疗机构是以营利为目的的私立医院或非营利性私立医院。由于市场经济存在着"风险选择"，私人保险组织往往会把风险较大的人群排斥在外。

美国是市场主导型医疗保险制度的典型代表，是所有工业化国家中唯一不给全体国民基本医疗服务的国家，也是唯一在卫生保健系统实行以市场为导向的国家。美国政府认为，卫生保健既不是所有公民的权利，也不是某些人的特权，而是医生提供给购买者的一种服务。美国将市场医疗保险制度作为医疗保障体系的基本制度或主体制度，政府仅仅负责穷人和老年人的医疗保障问题，为穷人提供家庭调查式医疗救助，为65岁以上的老年人提供医疗照顾。在65岁以下人口中，收入水平在社会贫困线以上的群体通过市场获得医疗保险。

美国是一个典型的自由市场经济国家，其医疗卫生体制的主要特征是高度市场化，整个卫生系统也广泛渗透着自由竞争意识。从整体看，美国医疗体制以私营为主，医疗消费以个人为主。例如，医疗提供机构以私立医院、私人诊所为主要形式，患者不管出现何种症状，首先需要看自己的家庭医生，再由家庭医生决定是否转到专科医生那里。大多数65岁以下的美国人，依靠的是私人医疗保险，这其中包括公司为员工集体购买的保险，参加家庭保险，或是直接购买个人医疗保险。美国在医疗卫生方面花费了巨额资源，这也是过度市场化的后果。

（二）市场主导型医疗保险制度的特点

1. 自愿性　居民参保属自愿行为，不加以任何强制；险种形式多样，可以满足不同群体、不同阶层的不同需求；买卖双方签订合同后，共同履行权利与义务。

2. 营利性　医疗机构以私立医院为主体，按照市场规则自主经营，以营利为目的。只有少数医疗机构具有公益性。

3. 契约性　保险人与被保险人之间签订合同，确立契约关系，双方履行各自的权利和义务。

4. 商品性　医疗保险作为一种特殊的商品，其供求关系由医疗市场自行调节。

（三）市场主导型医疗保险制度的优点和局限性

1. 市场主导型医疗保险制度的优点　美国医疗服务体制的市场化有其自身的优势，以自由医疗保险为主、按市场法则运行的体制，参保自由，灵活多样，适合需求方的多层次需求，使受保人获得高质量、有效率的医疗服务；能通过供需双方的博弈，最大限度地满足人们的不同消费需求；在强有力的市场管制条件下运行的医疗保险模式，医疗质量安全方面有较好的保证；将新技术、新设备的研发成本计入生产成本，将医疗行为与经济利益、处罚机制和诚信制度挂钩，极大地促进了医疗技术水平和质量的提高。

2. 市场主导型医疗保险制度的局限性

（1）公平性较差：由于政治上的分权和经济上的自由竞争，带来了供需双方在医疗服务质量和价格上的无休止的博弈。以盈利为目的的保险公司往往拒绝接收健康状况差、收入低的群体参保，因此缺乏公平性。政府不得不就此提供"安全网"，为穷人提供"医疗救助"，为老人提供"医疗照顾"。

（2）卫生资源配置不合理：多种所有制争相举办医疗机构，使卫生资源配置严重不合理，卫生资源流向富裕社区和人群，而不是高风险人群。某些人群接受多重医疗保险覆盖和重复的医疗卫生服务，而贫困地区和人群（通常也是高风险人群）得到的医疗保险和卫生服务却相对不足。

（3）医疗费用过高：由于竞争意识和利益驱动，导致医疗费用膨胀甚至失控。而且先进的医疗技术和患者不断增长的医疗需求也为美国医疗卫生支出的增加起到了推波助澜的作用。控制不断增长的卫生费用，使之不至于成为国家、企业乃至个人的沉重负担已经成为美国医疗体制面临的难题。

相关链接　美国奥巴马政府的医疗改革

长期以来，多任美国总统试图改革美国医疗系统，引入全民医保，但屡因一些利益集团的强烈反对而最终流产，美国也成为经济合作与发展组织（OECD）中唯一没有建立全民医保制度的国家。2008年，全美3亿人口中约有4630万人没有医保。2009年1月奥巴马总统执政以来，一直致力于推行医疗改革。经过不懈努力，《患者保护及大众医疗法》（patient protection and affordable care act）终于得以在国会通过。2010年3月23日，奥巴马总统签署了新一轮医改法案，于2014年1月1日正式实施。该法案的核心内容是通过由联邦政府出资补贴、协调保险市场运作等多种形式，降低医疗保险费用，从而扩大医疗保险的覆盖范围，达到"全民皆保"的目的。该法案同时也规定，购买医疗保险具有强制性，拒买者将被处以罚款。根据"奥巴马的医改法案"，美国政府计划未来10年投入9400亿美元，将3200万人纳入医保体系之中，预期的医保覆盖率将提升至95%。

美国民众对这次医改大多持怀疑与反对的态度。各调查机构的数据显示，反对者比支持者的人数超出4%~20%不等，特别是中产阶级，对本次医改更是表示强烈不满。医改法案中被称之为"强制保险"的条款，使该法案一直遭受巨大阻力，也引起了美国两党的预算争端。在美国政府2014年的财年预算法案中，由于共和党试图阻止向奥巴马医改法案拨款，遭到了奥巴马总统的反对并拒绝签署预算法案，从而使得美国联邦政府从2013年10月1日起停止了非核心部门的运作。直到10月16日，共和党和民主党在参众两院中取得暂时妥协，联邦政府才从17日开始恢复正常运转。

[资料来源：张家成. 奥巴马医改备忘录. 天津社会保险，2013，（1）：41-42]

四、储蓄型医疗保障制度

（一）储蓄型医疗保障制度的含义

储蓄型医疗保障是按照法律规定，采用完全积累制度，强制性地以家庭为单位储蓄医疗基金，通过纵向逐步积累来解决患者所需要的医疗保险基金的一种医疗保险制度。储蓄型医疗保障同社会保险型医疗保障一样，也是具有强制性的医疗保障制度。

实施储蓄型医疗保障制度的代表国家是新加坡，医疗储蓄是一个全国性的、强制性参加的储蓄计划，帮助个人储蓄，以用于支付住院费用。每一个工作人员，包括个体业主，都需要按法律要求参加医疗储蓄。医疗储蓄运作起来就像个人的银行储蓄账户，唯一的不同点是医疗储蓄账户上的钱只能支取缴纳住院费用。参加医疗储蓄的每一个人都有自己的账户，医疗储蓄经费并不同他人合在一起。每个人可以用自己的医疗储蓄支付个人或直系家属的住院费用，如妻子、孩子和父母。

储蓄型医疗保障由个人账户、大病统筹和穷人医疗救助三部分组成。其内容主要有保健储蓄计划（medisave scheme）、健保双全计划（medishield scheme）和保健基金计划（medifund scheme），分别支付基本医疗费用、大病医疗费用和贫穷人的医疗费用。保健储蓄计划是一项全国性的、强制性的储蓄计划，其基本点是为了个人未来的，特别是在年老时的医疗需要，这一计划对于那些发生一般医疗费用的患者来说是足够支付的，但对于患重病或慢性病的人而言则是不够的，为了弥补保健储蓄计划的不足，新加坡政府于1990年制定了健保双全计划。不同于强制性的保健储蓄，非强制性的健保双全计划具有社会统筹的性质，采用的是风险共担的社会保险机制，其目的是为了帮助参加者支付大病或慢性病的医疗费用，是保健储蓄计划的补充，投保费可从保健储蓄账户上扣缴或以现金支付。1993年，新加坡建立了由政府设立的带有救济性质的保健基金计划，为那些无力支付医疗费用的穷人提供资助。

（二）储蓄型医疗保障制度的特点

1. 强制性　筹集医疗保险基金是根据法律规定，强制性地把个人收入的一部分以储蓄个人公积金的方式转化为保健基金。

2. 自我统筹　卫生保健的筹资体制建立在个人责任基础之上，通过建立个人储蓄账户，为自己及其家人的健康负责。雇员的保健储蓄金由雇主和雇员分摊。

3. 建立保健基金　实施保健基金计划，政府拨款建立保健信托基金，扶助贫困国民的保健费用支付。这种特别限定型的医疗保险资金主要来源于国家的财政投入。

4. 平等性　所有国民都执行统一的医疗保健制度，政府高级官员和一般雇员享受同样的医疗保健服务。

（三）储蓄型医疗保障制度的优点和局限性

1. 储蓄型医疗保障制度的优点　储蓄型医疗保障制度的独特优势是加强个人对疾病风险的责任，有效解决了劳动者终生的医疗保障问题，减轻了政府的压力。以建立储蓄账户方式，较好地实现了医疗负担的代际转移，有效促进经济的良性发展。

2. 储蓄型医疗保障制度的局限性　雇主在高额投保费面前难免会削弱自己商品的国际竞争力，而过度储蓄又会导致医疗保障需求的减弱。此外，储蓄型医疗保障制度强调自我保障，社会互济性差。

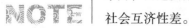

第三节　我国医疗保障制度

一、我国计划经济体制下的医疗保障制度

从中华人民共和国成立到 1978 年，我国实行高度集中的计划经济体制，与之相适应的医疗保障体系也随之建立。这一制度主要包括劳保医疗、公费医疗和农村合作医疗制度。

（一）劳保医疗制度

1951 年 2 月，政务院（国务院前身）颁布了《中华人民共和国劳动保险条例》（以下简称《劳保条例》）。这是一部主要面向企业职工即产业工人的综合性劳动保障法规，涉及养老、医疗、工伤、生育保障等多方面的内容。依据该条例，我国建立了城镇职工劳保医疗制度，其基本内容包括：第一，因工负伤的员工在医疗期间工资照发，其全部诊疗费、药费、住院费、住院时的膳食与就医路费，均由企业负担。第二，非因工受伤或生病的员工，在指定医院诊疗时所需诊疗费、手术费、住院费及普通药费均由企业负担；贵重药费、住院的膳食费及就医路费由本人负担，如本人经济状况确有困难，由劳动保险基金酌情补助。第三，员工供养的直系亲属患病时，可在指定医院免费诊治，手术费及普通药费由企业负担二分之一，其余费用自理。以《劳保条例》建立起的劳保医疗制度最早是以全国国有企业职工及家属为保障对象的，后来城市大集体企业和部分乡镇企业也参照国有企业建立了劳保医疗制度。截至 1956 年，全国签订劳动保险合同的职工达到 2300 万人，占当年全国职工总数的 94% 以上，由于劳保医疗惠及职工家属，因此当时享受劳保医疗的人数可达到 6000 万。劳保医疗的经费直接来源于本企业的纯收入，长期以来一直由企业按照职工工资总额的 5.5% 从企业的福利基金中提取，职工医疗费用超支的部分由企业自己承担。劳保医疗的经费来源于本企业劳动者新创造的价值。

（二）公费医疗制度

1951 年的《劳保条例》确立了我国企业职工社会保障体系的框架结构，但它并非是一个覆盖城市所有人群医疗保障的专门性法规。1952 年 6 月，政务院发布了《关于全国各级人民政府、党派、团体及所属事业单位的国家工作人员实行公费医疗预防的指示》，决定根据国家卫生人力资源与经济条件，自 1952 年 7 月起将公费医疗预防的范围分期推广，使全国各级人民政府、党派、团体、各种工作队以及文化、教育、卫生、经济建设等事业单位的国家工作人员和革命残废军人享受公费医疗待遇。这是中华人民共和国成立后的第一个针对医疗保障的专门法规，由此正式确立了我国的公费医疗制度。同年 8 月，卫生部经政务院批准制定发布了《国家工作人员公费医疗预防实施办法》，对享受公费医疗人员的范围，公费医疗的经费来源、管理和督导方法等做了明确的规定。1953 年，卫生部在《关于公费医疗的几项规定》中将公费医疗的范围又扩大到大学和专科学校的学生和乡干部；1956 年，国务院批准了国家机关工作人员退休后继续享受公费医疗待遇。到 1957 年，全国享受公费医疗的职工由 1952 年的 400 万增至 740 万。

公费医疗的经费来源于国家与各级政府的财政预算拨款，由各级卫生行政部门或财政部门统一管理使用，从单位"公费医疗经费"项目中开支，实行专款专用。显然，新中国的公费

医疗制度是在中华人民共和国成立初期的"供给制"基础上建立起来的，其"财力"明显优于劳保医疗，也正因为如此，随着社会的发展和经济体制的变革，公费医疗与劳保医疗的医疗保障水平逐渐拉开了距离。

（三） 农村合作医疗制度

传统农村合作医疗制度是在新中国成立初期特殊国情下的必然选择。20 世纪 50 年代初期，我国就开始设立农村医疗卫生机构，培训农村医疗卫生人员。但此时农村的卫生工作仍然极端落后，传染病和地方病十分猖獗，缺医少药问题普遍存在，严重影响了农民的健康，广大农民迫切需要改善医疗条件。在国家经济基础十分薄弱的条件下，互助合作机制被引入到医疗保健上来。1955 年初，山西省高平县米山乡建立了第一个医疗保健站，采取由社员群众出"保健费"和生产合作公益金补助相结合的办法，由群众集资建立起合作医疗，实行互助互济，起到了"无病早防，有病早治，省工省钱，方便可靠"的作用。1959 年 11 月，卫生部在全国农村卫生工作会议上肯定了农村合作医疗的形式，从而推动了农村合作医疗进一步兴起和发展。1960 年 2 月，中共中央肯定了合作医疗的办医形式，并转发了卫生部《关于农村卫生工作现场会议的报告》，将这种制度称为"集体医疗保健制度"。

"文化大革命"时期，新兴的农村合作医疗制度被大力推广。1965 年 9 月，中共中央批转卫生部党委《关于把卫生工作重点放到农村的报告》，强调要加强农村基层卫生保健工作，使农村合作医疗保障事业更加普及。1968 年 12 月，毛泽东同志批示湖北省长阳县乐园公社办好合作医疗的经验后，广大农村掀起了大办合作医疗的热潮。合作医疗制度与"保健站"及"赤脚医生"队伍一起，成为解决我国农村缺医少药的三件法宝。据世界银行（1996 年）数据统计，当时的合作医疗费用大约只占全国卫生总费用的 20%，却初步解决了占当时全国总人口 80% 的农村人口的医疗保健问题，被世界卫生组织和世界银行誉为"以最少投入获得了最大健康收益"的"中国模式"，并在世界发展中国家推广。到 1976 年，全国农村约有 90% 的行政村（生产大队）实行了合作医疗保健制度，基本解决了农村人口在医疗保健方面缺医少药的公共问题。

随着社会主义市场经济体制的确立和国有企业改革的不断深化，传统计划经济体制下的医疗保障制度已难以解决市场经济条件下的基本医疗保障问题。随着近几年卫生事业的不断改革与发展，以基本医疗保障为主体、其他多种形式补充医疗保险和商业健康保险为补充、覆盖城乡居民的多层次医疗保障体系基本建立。具体而言，基本医疗保障体系包括城镇职工基本医疗保险、城镇居民基本医疗保险、新型农村合作医疗，分别覆盖城镇就业人口、城镇非就业人口和农村人口。截至 2013 年三项基本医疗保险参保（合）率稳定在 95% 以上。我国的医疗保障制度进入了新的历史阶段。

二、城镇职工医疗保障制度

（一） 城镇职工医疗保障制度的改革

针对公费医疗和劳保医疗制度存在的问题，1988 年我国开始对机关事业单位的公费医疗制度和国有企业的劳保医疗制度进行改革尝试，提出改革试点方案，并于 1989 年开始综合试点工作。同年《公费医疗管理办法》颁布，对公费医疗享受范围、经费开支管理机构等做出了明确规定。

1992 年，国务院提出了对我国城镇职工医疗制度改革的主要思路，即实行社会医疗保险，统筹资金，现收现付，当年收支平衡，实现互助互济、社会统筹。1993 年，党的十四届三中全会明确提出城镇职工养老保险和医疗保险资金由单位和个人共同承担，实行社会统筹和个人账户相结合的制度。并于 1994 年开始在江苏省镇江市和江西省九江市进行试点。1996 年，在总结"两江"经验的基础上，国务院办公厅转发了《关于职工医疗保障制度改革扩大试点意见》。至 1998 年 1 月，全国试点城市扩大至 40 个。试点对在全国范围内建立城镇职工基本医疗保险制度，建立适应市场经济体制的新医疗保障运行机制和新筹资方式等进行了有益的探索。

1998 年 12 月，国务院下发了《国务院关于建立城镇职工基本医疗保险制度的决定》，开始在全国建立城镇职工基本医疗保险制度。新的城镇职工基本医疗保险制度实行社会统筹与个人账户相结合的模式，具有社会保险的强制性、互济性、社会性等基本特征，覆盖我国城镇所有用人单位职工。到 2002 年底，一个适应社会主义市场经济体制的城镇职工基本医疗保障制度初步建立。

（二） 城镇职工医疗保障制度的主要内容

1. 建立原则 基本医疗保险的水平要与社会主义初级阶段生产力发展水平相适应；城镇所有用人单位及其职工都要参加基本医疗保险，实行属地管理；基本医疗保险费由用人单位和职工双方共同负担；基本医疗保险基金实行社会统筹和个人账户相结合。

2. 覆盖范围和缴费办法 城镇所有用人单位，包括企业（国有企业、集体企业、外商投资企业、私营企业等）、机关、事业单位、社会团体、民办非企业单位及其职工，都要参加基本医疗保险。

所有用人单位及其职工都要按照属地管理原则参加所在统筹地区的基本医疗保险，执行统一政策，实行基本医疗保险基金的统一筹集、使用和管理。基本医疗保险费由用人单位和职工共同缴纳，用人单位缴费率应控制在职工工资总额的 6% 左右，职工缴费率一般为本人工资收入的 2%。随着经济发展，用人单位和职工缴费率可作相应调整。

3. 建立基本医疗保险统筹基金和个人账户 基本医疗保险基金由统筹基金和个人账户构成。职工个人缴纳的基本医疗保险费，全部计入个人账户。用人单位缴纳的基本医疗保险费分为两部分，一部分用于建立统筹基金，一部分划入个人账户。统筹基金和个人账户要划定各自的支付范围，分别核算，不得互相挤占。

4. 管理和监督 基本医疗保险基金纳入财政专户管理，专款专用，不得挤占挪用。社会保险经办机构负责基本医疗保险基金的筹集、管理和支付，并建立健全预决算制度、财务会计制度和内部审计制度。

各级劳动保障和财政部门对基本医疗保险基金进行监督管理。审计部门定期对社会保险经办机构的基金收支情况和管理情况进行审计。统筹地区设立由政府有关部门代表、用人单位代表、医疗机构代表、工会代表和有关专家参加的医疗保险基金监督组织，加强对基本医疗保险基金的社会监督。

5. 医疗服务管理 医疗服务管理主要包括三个方面：确定基本医疗保险的服务范围和标准；制定科学合理的基本医疗保险费用结算办法；对提供基本医疗保险服务的医疗机构和药店实行定点管理。

（三）　城镇职工医疗保障制度的特点

1. 福利性、互助性和非营利性　城镇从业居民不受年龄、身体健康状况的限制，只要符合条件都可参保，强调保障的水平与基本医疗需求相适应。

2. 覆盖面广　将城市所有职工都强制性地纳入到基本医疗保险的实施范围，一方面实现社会成员医疗保障的公平享有，另一方面增强分散风险的能力。

3. 强调个人责任　改变以往由国家或单位包揽医疗费用的做法，规定由用人单位和职工共同缴纳基本医疗保险费，强调医疗保障中个人的责任。

4. 约束性　实行社会统筹与个人账户相结合的医疗保险财务机制，通过个人账户的设立，从需求的角度对患者进行费用约束。但如何划定统筹基金和个人账户的支付范围，没有明确规定，由各地自行决定。

5. 报销简便　参保人到当地定点医院住院，出院时只需支付个人应负担的医疗费用即可，其余部分由社保经办机构与医院直接结算，不需个人到社保经办机构持票报销。

全国各地都建立了城镇职工医疗保障制度，改革已取得了阶段性成果。其标志是：城镇职工基本医疗保障制度的政策体系基本形成；统一的城镇职工医疗保障管理系统基本建立；城镇职工医疗保障制度运行基本平稳；城镇职工医疗保险的保障机制作用基本得到发挥。截至 2011 年底，城镇职工基本医疗保障参保人数达到 2.5 亿人。

三、新型农村合作医疗保障制度

（一）　新型农村合作医疗保障制度的重建和发展

20 世纪 70 年代末期，由于推行了以家庭联产承包责任制为主要内容的经济体制改革，我国在农村建立了统分结合的双层经营体制，原有的"一大二公""以队为基础"的社会组织形式解体，合作医疗的筹资失去了集体经济的保障，农村合作医疗制度也随之迅速衰落。到 1989 年，坚持合作医疗的行政村仅占全国行政村的 4.8%。自费医疗再次成为在农村占主导地位的医疗支付方式。政府投入不足和原有合作医疗制度的衰落，导致农村公共卫生、预防保健工作明显削弱，农民的健康水平呈现下降趋势。由于医疗市场化，农民医疗费用的攀升超过了农民实际平均收入的增长幅度，农民不堪重负，"因病致贫，因病返贫"成了农村的普遍现象，建立新的农村医疗保障制度势在必行。

1993 年，中共中央在《关于建立社会主义市场经济体制若干问题的决定》中明确提出，要"发展和完善农村合作医疗制度"。1994 年，国务院农村发展研究部、卫生部、农业部与世界卫生组织合作，在全国 7 个省 14 个县（市）开展"中国农村合作医疗制度改革"的试点及跟踪研究，为合作医疗立法提供理论和实证依据。1997 年 1 月，中共中央、国务院在《关于卫生改革与发展的决定》中提出要"积极稳妥地发展和完善合作医疗制度"。1997 年 3 月，卫生部等部门向国务院提交了《关于发展和完善农村合作医疗制度若干意见》，并得到国务院批复，重建农村合作医疗制度进入实施阶段。

除部分试点地区和城市郊区之外，农村合作医疗制度的恢复和重建步履艰难。1997 年，合作医疗的覆盖率仅占全国行政村的 17%，农村居民中参加合作医疗者仅为 9.6%。1998 年，第二次国家卫生服务总调查分析报告指出，全国农村居民中得到某种程度医疗保障的人口只有12.56%，其中合作医疗的比重仅为 6.5%。2002 年 10 月，中国政府在《中共中央、国务院关于进一步加强农村卫生工作的决定》中明确指出，要"逐步建立以大病统筹为主的新型农村合作医疗制度"（以下简称《决定》），要求各地在政府统一领导下，本着自愿参加、多方筹资、因地制宜、分类指导、公开透明、真正让群众受益的原则，先行试点，总结经验，逐步推广，到2011年，参合率达到97.48%。

近年来，新型农村合作医疗保障制度取得了突破性的进展。截至2011年，全国开展新农合的县（市、区）达到2637个，参加新农合人口8.3亿。2011年，新农合筹资2047.56万元，补偿受益13亿人次。新农合制度的实施，一定程度上减轻了农民医药费负担，提高了农村医疗服务的利用率，得到了广大农民的认可。2008年，新型农村合作医疗制度已在农村全面展开。为了配合新型农村合作医疗的实施，政府又建立了医疗救助制度，以解决贫困农民的医疗保障问题。同时，加大对农村基础卫生服务的投入，提高了农民医疗服务的可及性。至此，以新型农村合作医疗为主体，医疗救助和农村基础卫生服务体系为补充的新型农村医疗保障制度得以构建，在一定程度上缓解了农民"因病致贫""因病返贫"的现象，农民健康状况得到了一定程度的改善。

（二）新型农村合作医疗保障制度的内涵和主要内容

1. 新型农村合作医疗保障制度的内涵　合作医疗作为农村社会保障的主要内容，就其本质而言是社会成员间互助互济。合作医疗又是一种社会保险制度，是以个人自利为基点，承认获得帮助是个人的权利，帮助个人抵御在市场经济社会中可能遇到的疾病风险是社会的义务、政府的责任。2003年1月，《国务院办公厅转发卫生部等部门关于建立新型农村合作医疗制度意见的通知》，明确了新型合作医疗保障制度的含义："新型合作医疗制度是由政府组织、引导、支持，农民自愿参加，个人、集体和政府多方筹资，以大病统筹为主的农民医疗互助共济制度。"这种制度遵循"自愿参加，多方筹集""以收定支，保障适度"的原则，合作医疗基金主要用于补偿参保农民的大额医疗费用或住院医疗费用。有条件的地方，可实行大额医疗费用补助与小额医疗费用补助相结合的办法，既提高抗风险能力，又兼顾农民受益。新型农村合作医疗制度实行个人（或家庭）账户与乡镇社会统筹相结合，或者直接按照一定比例补偿住院和门诊医疗费用。

2. 新型农村合作医疗保障制度的主要内容

（1）在保障对象上，明确规定覆盖农村居民：《决定》提出："到2010年，新型合作医疗制度要基本覆盖农村居民。"这一提法，强调了保障对象为"农村居民"，而不仅仅是传统合作医疗中的农民。

（2）在筹资机制上，新型合作医疗强调"个人、集体和政府多方筹资"：规定从2003年起，中央财政对中西部地区除市区以外的参加新型合作医疗的农民，每年按人均10元来安排合作医疗补助资金；地方财政对参加新型合作医疗的农民补助，每年不低于人均10元。这种"农民个人缴费、集体扶持和政府资助相结合的筹资机制"，打破了传统合作医疗只强调个人和集体共同筹资的局限，明确了政府的经济责任。

（3）有明确的保障内容：明确了保障的重点，强调大病统筹和贫困救助。

（4）在监管机制上规定以县（市）为资金统筹单位：这有别于传统合作医疗的"村办村管""村办乡管""乡村联办"的较低层次的统筹管理体制，是农村卫生管理体制的一个重大改革。同时，《决定》强调要"依法加强农村医药卫生监管"，较之于传统的合作医疗，大大提高了监管要求，加大了监管的力度。

（三） 新型农村合作医疗保障制度的特点

1. 加强了政府的责任 过去的合作医疗主要依靠乡村社区自行组织、农民自愿参加，合作医疗资金主要靠个人缴纳和村级集体经济补贴，政府各级财政不负筹资责任。新型农村合作医疗是由政府组织引导并直接出资对参加农民予以补助的制度，是政府主导下的农民医疗互助共济制度，中央和地方财政每年都安排专项资金给予支持，是中央对农村"多予、少取"惠农政策目标的重要实现形式。

2. 以"大病统筹"为主 新型农村合作医疗以特殊的保险机制和法律效力，使这种医疗的社会合作成为大型群体的共同义务，即成为该群体所有人的共同责任，这就使得抗风险能力增强。对于特困户、五保户、无法负担合作医疗费用的或自付医疗费用的，国家设立由政府投资和社会各界捐助等多渠道筹资的专项基金，实行医疗救助制度。

3. 资金统筹的范围大，互助共济能力强 以县为单位进行新型合作医疗资金统筹，抗御疾病风险的能力大大加强。新型合作医疗是以保障农民平等的健康权利为目的，参加的每个成员不论缴费多少，都有权得到合作医疗所规定的医疗服务，无论是患"大病"还是"小病"，无论是富人还是贫民，都享受基本医疗保险待遇基。例如，患"大病"住院都有保障，给付的机会包括给付率、受诊机会、设施利用等机会均等，充分体现统筹基金利用的公平性。

4. 专款专用，量入为出 无论采用何种形式（个人缴纳、政府补贴或社会捐助）筹集的新型农村合作医疗基金，必须确保基金全部用在患者身上，不得挪作他用，包括经办机构的人员和工作经费，也不得从新型农村合作医疗基金中提取，必须列入同级财政预算。新型农村合作医疗基金被定性为"民办公助的社会性资金"，这就要求新农合运行必须收支平衡，量入为出，同时为了应付集中性疾病（高传染性、高流行性）的大灾风险，还必须保证每年运行"略有节余"。

5. 明确了农民自愿参加的原则 新型农村合作医疗明确了农民自愿参加的原则，赋予农民知情监管的权利，提高了制度的公开、公平和公正性。

我国是一个农村人口占绝大多数的发展中国家，保障农村居民身体健康，不仅关系到国民经济和社会发展战略目标的实现，而且也关系到当前新农村建设的成败。新型农村合作医疗制度作为农村社会保障制度的重要组成部分，是适合我国国情的、行之有效的医疗保障形式，对于农村的稳定和持续发展具有重要的现实意义和长远意义。

四、城镇居民基本医疗保障制度

（一） 城镇居民基本医疗保障制度建立的历程和意义

1998 年的城镇职工医疗保险制度改革以来，全国各地普遍建立城镇职工多层次的医疗保障体系。启动了新型农村合作医疗制度试点，建立了城乡医疗救助制度。但在城镇职工基本医疗保险制度覆盖范围以外，城镇非就业人员的基本医疗保险尚未做出制度上的安排，未被纳入社会基本医疗保险范围。这一人群的医疗保障已成为全社会高度关注的焦点问题之一。

为实现基本建立覆盖城乡全体居民的医疗保障体系的目标，国务院决定从 2007 年起开展城镇居民基本医疗保险试点，启动以大病统筹为主的城镇居民基本医疗保障制度，并将这项工作列为改善民生的实事之一。2007 年 7 月《国务院关于开展城镇居民基本医疗保险试点的指导意见》发布（以下简称《意见》），对建立城镇居民基本医疗保险制度提出了方向性的意见。《意见》要求，2007年在有条件的省份选择2~3个城市启动试点，2008年扩大试点，争取到2009年试点城市达到80%以上，2010年全面推开，逐步覆盖全体城镇非从业居民。根据《意见》要求，2007年城镇居民基本医疗保险开始试点。同年9月，首先在成都、长春、无锡等79个大中城市开展城镇居民基本医疗保险试点工作。截至2011年，参保城市居民人数达2.2亿。

建立城镇居民基本医疗保障制度，是我国在建立城镇职工基本医疗保障制度和新型农村合作医疗保障制度之后的又一重大举措。建立这项制度，是为了改善民生，是建设和完善社会保障体系的重要组成部分。

（二）城镇居民医疗保障制度的主要内容和特点

1. 城镇居民基本医疗保障制度的主要内容

（1）城镇居民基本医疗保障制度的内涵：城镇居民基本医疗保障制度是由政府组织、引导和支持，家庭（个人）、集体和政府多方筹资，以大病统筹为主，保证城镇居民"小病及时治疗，慢性病及时防治，大病及时救助"的医疗保障制度。城镇居民基本医疗保障制度主要解决城镇非从业人员，特别是中小学生、少年儿童、老年人、残疾人等群体的看病就医问题。

（2）城镇居民基本医疗保障制度的目标和任务：通过家庭缴费和政府补助，建立基本医疗保障基金，帮助城镇非从业人员解决大病医疗费用问题。坚持低水平起步，逐步提高保障水平，建立以大病统筹为主的城镇居民基本医疗保障制度。根据经济发展水平和各方承受能力，合理确定筹资水平和保障标准。坚持以人为本，着眼于促进社会公平，完善医疗保障体系，对未纳入城镇职工基本医疗保障制度覆盖范围的城镇居民做出制度安排，实现城镇居民医疗保障的全覆盖，使两亿多城镇非从业居民通过统筹共济，保障住院和门诊的基本医疗需求，增强居民医保基金的抗风险能力。

（3）城镇居民基本医疗保障制度建立的原则

属地管理：中央确定基本原则和主要政策，地方制订具体办法，对参保居民实行属地管理。其筹资水平、保障标准要与地方经济发展水平和各方承受能力相适应。

大病统筹：城镇各类居民都可按规定参保缴费，重点保障城镇居民大病医疗需求。

权利与义务相对应：缴纳的费用以个人和家庭为主，实行医疗费用分担。

统筹安排：做好各类医疗保障制度之间基本政策、标准和管理措施的衔接。

自愿性原则：充分尊重民众意愿，明确中央和地方政府的责任。

（4）城镇居民基本医疗保障制度的运行机制：合理确定筹资水平和保障标准，从低水平起步，逐步实现广覆盖。从实际出发，综合考虑当地财政状况和个人的承受能力，量力而行，尽力而为。随着经济发展，城镇居民医疗保障水平不断提高，应加大财政投入，形成稳定的资金筹措机制。中央、地方财政对城镇居民参保给予适当补助，体现公共财政的职能，保证全体城镇居民共享改革发展成果。

坚持群众自愿，加强政府引导。通过财政支持，改进医保管理和服务，简便群众参保、缴费、就医、报销等环节，通过政策解释、典型示范等方式，增强制度的吸引力。

加强医疗保险基金管理，确保基金安全。对基金的收缴、支付和管理，都要遵从严格的规章制度。健全监管制度和制约机制，加强医保基金运行管理，做到公开、透明。

建立社区卫生服务体系，保证城镇居民基本医疗保障制度顺利运行。建立城镇居民基本医疗保障制度必须着眼于整个医药卫生体制改革，搞好相关制度统筹协调，特别是加快建立社区卫生服务体系，整合和充分利用现有的医疗卫生资源，培养适应社区卫生工作人才，让更多患者放心地在社区看病就医。

2. 城镇居民基本医疗保障制度的特点

（1）参保范围的非就业性：不属于城镇就业职工基本医疗保障制度覆盖范围的中小学学生（包括职业高中、中专、技校学生）、少年儿童和其他非从业城镇居民都涵盖在城镇居民基本医疗保险范围之内。2008 年，又将大学生纳入城镇居民基本医疗保险试点范畴。

（2）筹资水平的地方性：城镇居民医疗保障以市、县（市）为统筹单位，根据当地的经济发展水平以及成年人和未成年人等不同人群的基本医疗消费需求，考虑当地居民家庭和财政的负担能力，恰当确定筹资水平；探索建立筹资水平、缴费年限和待遇水平相挂钩的城镇居民医疗保障机制。

（3）缴费和补助的多样性：城镇居民基本医疗保险以家庭缴费为主，政府给予适当补助。参保居民按规定缴纳基本医疗保险费，享受相应的医疗保险待遇，有条件的用人单位可以对职工家属参保缴费给予补助。国家对个人缴费和单位补助资金制定税收鼓励政策。

（4）医疗基金运用的专向性：城镇居民基本医疗保障制度不建个人账户，主要支付符合规定的住院和门诊特大病医疗费用。按照以收定支、收支平衡、略有节余的原则，确定城镇居民医疗保障的起付标准、最高支付限额。具体起付标准、最高支付限额和基金支付比例由各地区统筹确定。超过最高支付限额的医疗费用可以通过补充医疗保险、商业健康保险和社会医疗救助等途径解决。

五、其他医疗保障制度

（一）医疗救助

为切实缓解困难群众医疗难的问题，2003 年 11 月民政部等三部门联合制定《关于实施农村医疗救助的意见》，农村医疗救助工作开始起步。2005 年 3 月，国务院办公厅转发了民政部等四部门《关于建立城市医疗救助制度试点工作的意见》，城市医疗救助试点工作有计划展开。到 2006 年，农村医疗救助制度在我国所有涉农县（市、区）全面建立；到 2008 年，城市医疗救助制度也实现了全覆盖。为进一步完善城乡医疗救助制度，保障困难群众能够享受到基本医疗卫生服务，2009 年 6 月民政部等四部门制定了《关于进一步完善城乡医疗救助制度的意见》。

医疗救助的对象有城乡居民中最低生活保障对象、农村五保户以及地方政府规定的其他符合条件的经济困难家庭成员。救助形式主要是资助其参加城镇居民基本医疗保险或新型农村合作医疗，并对其难以负担的基本医疗自付费用给予补助。救助内容以住院救助为主，同时兼顾门诊救助，并逐步降低或取消医疗救助的起付线，合理设置封顶线，进一步提高救助对象经相关基本医疗保障制度补偿后需自付的基本医疗费用的救助比例。

此外，为解决极少数需要急救的患者由于身份不明、无能力支付医疗费用等原因而得不到及时有效治疗的问题，2013 年 2 月国务院办公厅发布了《国务院办公厅关于建立疾病应急救助制度的指导意见》。疾病应急救助基金，对于发生急重危伤病、需要急救但身份不明确或无力支付相应费用的患者，医疗机构因紧急救治所发生的费用，可向疾病应急救助基金申请补助。

（二）　城乡居民大病保险

随着新医改的持续推进，全民医保体系初步建立。截至 2011 年，城乡居民参加三项基本医保人数超过 13 亿人，覆盖率达到了 95% 以上。其中，城镇居民医保、新农合参保人数共达到 10.32 亿人，政策范围内报销比例达到 70% 左右。然而我国城镇居民医保、新农合的保障水平还比较低，制度不够健全，比较突出的问题是大病发生的高额医疗费用的个人负担仍比较重，大病医疗保障是全民医保体系建设当中的一块短板。与此同时，基本医保基金存有不少节余，累计节余规模较大。为此，国家发展改革委员会等六部门于 2012 年 8 月联合下发了《关于开展城乡居民大病保险工作的指导意见》，专门设计了大病医疗保险制度。在此基础上，2013 年 3 月保监会印发了《保险公司城乡居民大病保险业务管理暂行办法》，对大病保险的经营资质、投标管理、业务管理、服务管理、财务管理、风险管理、监督管理等方面做了详细的规定。城乡居民大病保险是在基本医疗保障的基础上，对大病患者发生的高额医疗费用给予进一步保障的一项制度性安排，可以进一步放大保障效用，是基本医疗保障功能的拓展和延伸，是对基本医疗保障的有益补充。截至 2013 年 11 月，全国已有 25 个省份制定了城乡居民大病保险试点实施方案，确定了 134 个试点城市。

大病保险的保障对象是城镇居民医保对象、新农合的参保人，所需资金从城镇居民医保基金、新农合基金中划出，不再额外增加个人缴费负担。城乡居民大病保险采取了政府主导、商业保险机构承办的方式。政府负责基本政策制定、组织协调、筹资管理及监管指导。商业保险机构按照政府的要求，为参保群众提供大病保险保障。大病保险的保障范围与城镇居民医保、新农合相衔接。城镇居民医保、新农合应按政策规定提供基本医疗保障。在此基础上，大病保险主要承担参保人患大病所发生高额医疗费用中个人负担的合规医疗费用的支付，实际支付比例不低于 50%。高额医疗费用，是以个人年度累计负担的合规医疗费用超过当地统计部门公布的上一年度城镇居民年人均可支配收入、农村居民年人均纯收入为判定标准。合规医疗费用，是指实际发生的、合理的医疗费用（可规定不予支付的事项）。

相关链接　城乡居民大病保险工作取得积极进展

开展城乡居民大病保险工作，是进一步完善城乡居民医疗保障制度，健全多层次医疗保障体系建设，加快全民医保体系建设的重要内容。2012 年 8 月，发展改革委、原卫生部等六部门联合印发《关于开展城乡居民大病保险工作的指导意见》以来，各地积极研究制定配套文件和实施方案，加快推进城乡居民大病保险工作。截至 2013 年 10 月，已有河北、江苏、青海等 23 个省（自治区、直辖市）出台实施方案，启动了城乡居民大病保险工作。全国共有 9 家保险公司开展了城乡居民大病保险工作，覆盖 2.1 亿群众，保费收入 44 亿元。

各地城乡居民大病保险的保障范围与城镇居民医保和新农合基本医疗保障相衔接，并结合实际明确了对个人负担的高额医疗费用的保障水平。地方一般以城镇居民年人均可支配收入、农村居民年人均纯收入为起付线；多数省份制定了按费用高低分段支付比例政策，规定支付比例不低于 50%，费用越高支付比例越高。辽宁、吉林、甘肃等地规定不设封顶线；山西在确定的大病保险40万元封顶线外，要求对自付费用超过5万元的患者再按照50%的比例进行再次补偿。宁夏明确规定了城乡居民大病保险支付标准和不予报销的项目。内蒙古、贵州、青海等地加强基本医疗保险、大病保险和医疗救助的政策衔接。（资料来源：国务院深化医药卫生体制改革领导小组简报. 2013）

（三）商业健康保险

我国商业健康保险发展很快，根据《保险法》第九十五条关于保险公司业务范围的规定，人身保险公司及财险公司经监管部门批准后均可以经营健康保险业务。因此，保险公司大部分均以不同的方式提供基本医疗保障委托管理服务和相衔接的补充医疗保险业务。

为了促进健康保险的发展，规范健康保险的经营行为，保护健康保险活动当事人的合法权益，保监会先后下发了《加快健康保险发展的指导意见》《健康保险管理办法》等一系列监管文件，要求保险企业积极参与国家医疗保障体系建设，加快专业化进程，与社保部门、医疗机构密切合作，为民众提供多层次的商业健康保险服务。

小   结

医疗保障是社会保障制度的重要组成部分，是由政府或社会组织为解决居民健康问题提供医疗服务或为发生的医疗费用给予经济补偿的各种社会保障制度的总称。医疗保障具有社会性、均等性和福利性的特征。国外典型的医疗保障制度主要有以英国为代表的国家福利型医疗保障制度、以德国为代表的社会保险型医疗保障制度、以美国为代表的市场主导型医疗保障制度和以新加坡为代表的储蓄型医疗保障制度。我国现阶段的基本医疗保障制度主要包括城镇职工基本医疗保障制度、城镇居民基本医疗保障制度和新型农村合作医疗制度，分别覆盖城镇就业人口、城镇非就业人口和农村人口。此外，我国还逐步建立了医疗救助、城乡居民大病保险、商业健康保险等其他医疗保障制度。

【思考题】

1. 世界典型的医疗保障制度各自有哪些特点？
2. 新型农村合作医疗制度与传统合作医疗制度的联系与区别是什么？
3. 我国现阶段的基本医疗保障制度有哪些？
4. 我国医疗保障制度的未来发展趋势如何？

第十三章　卫生资源优化配置

> **学习目标**
>
> 通过本章的学习，掌握卫生资源的概念、基本形式和特点，卫生资源配置的概念和内容，卫生资源优化配置概念和判断标准，卫生资源配置的效益评价指标；熟悉卫生资源优化配置的原则，卫生资源优化配置的方式，卫生资源配置的效益评价方法；了解我国卫生资源配置的现状及评价。

【案例】

天津优化医疗卫生资源配置每30万人口将有一所三级医院

为了进一步优化天津市医疗卫生资源配置，弥补天津市部分区域医疗机构资源不足问题，按照《天津市卫生健康事业发展"十二五"规划》和《天津市"十二五"卫生资源调整规划意见》要求，在天津市每个涉农区县建设一所三级规模综合医院和二级甲等以上标准的中医医院。结合天津市实际情况，原则上每30万人口将设置一所三级医院。

区县二级医院升级的主要目的是打造当地龙头医院，实现医疗水平均等化，让百姓在家门口便可以享受到大医院的诊疗服务，因此升级医院必须在床位数、技术支撑、诊疗能力等方面达到三级综合医院设置的准入标准。根据医疗机构设置基本标准和三级医院评审标准，结合天津市实际情况，市卫生局组织专家制定了《关于涉农区县二级医院调整为三级医院的工作方案》和《天津市三级医院设置准入标准（试行)》，并经过局长办公会和党委会研究讨论予以通过。分别从医院设置功能和任务、医院服务、患者安全、医疗质量安全管理、护理管理、医院管理方面分六个章节共计38个项目制定了188条262款准入标准。同时设置了8项一票否决制指标，包括不符合医疗机构设置规划、不符合三级医院准入标准、出现严重责任事故、医院存在问题在社会上造成不良影响、不能完成政府指定任务、儿科不能实现24小时应诊等诊疗科目设置不全、床护比不达标、抗菌药物临床应用或优质护理不达标等重点工作完成效果不好。

市卫生局收到10所医院的申请后，对申报医院的申请书及相关材料进行了审核，并组织医院管理、行政管理、临床管理、护理管理等相关专业的专家组成专家组，对照工作标准进行了现场论证。经过论证，泰达医院、武清区人民医院、天津医科大学眼科医院、宁河县医院符合工作标准，市卫生局在网站上进行了7天公示，公示期满无异议且符合医疗机构设置规划和工作标准，经审议调整为三级医院。其余6所不符合工作标准的医院，市卫生局要求其继续整改，整改后可根据自身情况再次申报。明年，东丽、北辰、西青和津南四个区中的二级医院将有望升格至三级，届时天津市每个涉农区县都将有一所三级规模的综合医院，当地居民不再出区县便可享受更高级别的医疗服务。（资料来源：天津优化医疗卫生资源配置　每30万人口将

有一所三级医院. 天津日报，2013-12-07）

【思考】

1. 如何看待当前基层医疗服务机构的困境？

2. 当前我国医疗机构体系配置的现状如何？

3. 如何在卫生资源投入有限的条件下缓解当前紧张的医患矛盾？

卫生资源作为卫生事业发展的基础，资源配置情况关系到卫生事业的发展。1978 年改革开放以来，我国卫生事业发展经历过多次调整，期间卫生资源配置的方式经历了计划配置、市场调节与政府调控等多种方式的实践。卫生资源的有限性与满足卫生需求之间的矛盾，是研究卫生资源优化配置的出发点。

第一节 卫生资源优化配置概述

一、卫生资源的概念、基本形式和特点

（一） 卫生资源的概念

卫生资源是一个社会动员用于卫生医疗服务的全部要素总和，具体表现为一定的医疗机构、医疗技术人员、病床、医疗设备等。通过市场调节和政府调配，卫生资源得以在不同的区域、社区、人群、领域、项目间配置，满足人群对医疗卫生服务的需要。

卫生资源有广义与狭义之分。广义的卫生资源是指应用于满足医疗需求、公共卫生服务和卫生保健所涉及的全部社会资源。狭义的卫生资源则是指卫生部门和其他部门直接用于提供医疗需求和公共卫生服务所占用或消耗的生产要素的总和。

（二） 卫生资源的基本形式

卫生资源可以分为硬件资源和软件资源，也可以根据卫生资源的不同属性进一步分类。

1. 卫生设施 包括医疗卫生机构和用于卫生服务的建筑、设备、器材等。其中，医疗卫生机构是指从卫生行政部门取得《医疗机构执业许可证》，或从民政、工商行政、机构编制管理部门取得法人单位登记证书，为社会提供医疗保健、疾病控制、卫生监督服务或从事医学科研和医学在职培训等工作的单位。医疗卫生机构包括医院、基层医疗卫生机构、专业公共卫生机构、其他医疗卫生机构。

衡量卫生设施的指标，包括床位数、每千人口医疗卫生机构床位数、设备台数等。

2. 卫生人员 卫生人力资源是卫生资源最为重要的组成部分，决定了医疗服务、公共卫生服务、卫生保健服务的水平。卫生事业是具有高度技术复杂性的领域，其从业人员特别是专业技术人员所受教育培训的水平决定了卫生资源服务的质量。

卫生人员是指在医院、基层医疗卫生机构、专业公共卫生机构及其他医疗卫生机构工作的职工，包括卫生技术人员、乡村医生和卫生员、其他技术人员、管理人员和工勤人员。其中，卫生技术人员包括执业医师、执业助理医师、注册护士、药师（士）、检验技师（士）、影像技师（士）、卫生监督员和见习医（药、护、技）师（士）等卫生专业人员；其他技术人员包

括从事医疗器械修配、卫生宣传、科研、教学等技术工作的非卫生专业人员。

衡量卫生人员的指标，包括每千人口医生、每千人口卫生技术人员等。

3. 卫生经济资源　是政府和个人以及社会投入的，为满足医疗卫生服务、公共卫生服务、卫生保健而投入的全部经济资源，表现为一定的货币形式，通常以卫生总费用来衡量。卫生经济资源反映了在限定的经济条件下，卫生费用筹资模式和卫生筹资的公平性、合理性以及政府、社会和个人对卫生保健费用的分担情况。

其中，卫生总费用指一个国家或地区在一定时期内，为开展卫生服务活动从全社会筹集的卫生资源的货币总额，按来源法核算。其他衡量指标还包括政府卫生支出、社会卫生支出、人均卫生费用、卫生总费用占 GDP 的百分比等。

4. 卫生技术资源　医疗卫生领域不仅具有专业技术复杂的特性，而且技术进步特别迅速，卫生技术资源对满足医疗卫生服务、公共卫生服务、卫生保健的需要尤其重要。

卫生技术资源是指用于卫生保健和医疗服务的特定科学和技术所形成的知识体系，通常包括技术程序、医疗方案、后勤支持系统和行政管理组织。广义上包括用于疾病预防、筛查、诊断、治疗和预后以及一切改变疾病终点结局、提高生活质量和生存期的技术手段，衡量指标包括急诊抢救成功率、急诊病死率、观察室病死率、治愈率、住院危重患者抢救成功率等。

5. 卫生信息资源　包括医疗信息资源和居民健康档案信息管理与共享等，是反映卫生服务和居民健康状况特征分布的数据和统计资料的总称。通过对卫生信息资源的快速收集、整理和共享，可以有效促进卫生资源的优化配置。

（三）卫生资源的特点

卫生资源关系到人类健康的保障，关系到公共卫生安全和疾病治疗，卫生资源具有不同于其他经济资源的特性。

1. 普遍相关性　卫生资源的普遍相关性表现在卫生资源与人类健康息息相关，不仅与个体健康息息相关，而且还与群体健康息息相关。特别是在应对恶性传染病、儿童传染病预防接种、母亲健康保健等公共卫生领域，必要的卫生资源投入，不仅与目标人群相关，而且还普遍关系到整个社区、国家，乃至人类的未来。

卫生资源的普遍相关性要求在配置卫生资源时，不仅要考虑到个体的保健卫生需求，同时还需要兼顾卫生防御和公共卫生应急处理的需要。

2. 专业技术复杂性　卫生资源高度依赖医疗保健、生物制药等高新技术的发展，医疗保健技术和生物制药等技术是当前技术进步最快的领域，其每一次的技术进展，都会带来卫生资源的巨大变化。随着药物对抗、循证医药、治未病等观念的演进，尤其是生物技术对人体生理机能认识的深入，卫生资源的专业技术复杂程度越来越高，表现在各专业门类分化越来越细、专业门类分化越来越复杂等方面。

卫生资源的技术复杂性要求在配置卫生资源时，要充分考虑到医药技术的学科发展，在满足公共卫生需求的同时，还应具有适当的弹性，以便及时融入最新的生物医药技术进展，提高卫生资源的使用效率。

3. 资源稀缺性　卫生资源与其他的经济资源一样，在满足卫生需求时，同样存在资源稀缺性的问题。经济学原理表明，资源的稀缺性表现为社会资源的有限性和满足人们需求的多样性之间的矛盾。卫生资源的稀缺性则表现为政府统筹、动员卫生资源时，常常受到经济资源稀缺性的限制，不能满足人们多层次、个体化的医疗保健需求。

卫生资源的稀缺性，还表现在配置卫生资源时，要充分考虑稀缺资源的有效配置，做到有限资源的效用最大化。

4. 目标多样性权衡　保障公共卫生安全和满足人们医疗保健需求是卫生资源配置的总目标，可分解为预防、保健、医疗、公共卫生、人口控制、医学教育与科研等具体的多样性目标。而卫生经费的投入常常需要在这些具体的目标之间进行选择，这就带来了目标多样选择性，具体表现为卫生资源投入时总是在多样化的目标中进行权衡选择。

卫生资源的目标多样性权衡，要求在配置卫生资源时，需要有充分的数据和评价指标以便在不同发展时期对目标体系进行充分的评价，以满足人们对卫生保健的需求。

二、卫生资源配置的概念和内容

资源配置总是表现为有限的资源在多种需求之间的分配关系。由于资源稀缺，任何社会资源的管理都变得尤为重要，卫生资源配置也是如此。

（一）卫生资源配置的概念

卫生资源配置是通过对卫生资源稀缺性的管理，安排卫生资源在不同的领域、地区、部门、项目、人群间公平有效率地分配和转移，满足社会卫生保健的多层次需求，实现卫生资源的社会效益和经济效益的最大化。具体表现为各种医疗设施的配置与布局，公共卫生设施的投入与布局、卫生技术人员的培养与配置、卫生经费的筹措与分配等。

根据卫生资源的序时性，又可以将卫生资源配置分为存量配置和增量配置两部分。存量配置是对已有卫生资源重新进行分配与布局，而增量配置则是对卫生资源增加部分进行分配与布局。

（二）卫生资源配置的内容

卫生资源的存量配置，又称为"卫生资源的存量分配"，通过对既有卫生资源的重新规划调整，改变原有卫生资源配置中过时的、错误的配置，从而达到存量卫生资源优化的目的。既有卫生资源可能因为社区人群流动、医药技术进步等因素，存在错配。因此，对这部分卫生资源的重新配置能有效地提高卫生资源的效率，进而达到优化配置的目的。存量配置，包括社区卫生资源整合、合理分级管理、跨社区分流等内容。

卫生资源的增量配置，又称为"卫生资源的初次配置"，是对卫生资源新增部分的配置，包括新增卫生经费、新增诊疗设备、新增诊疗技术、新增卫生设施、新增卫生人员等内容。在卫生资源增量配置时，宜充分考虑社区人口变化、医疗诊疗技术新进展、人群疾病谱变化等因素，以应对不同卫生需求的挑战。

三、卫生资源优化配置的概念和判断标准

从经济学的角度，资源优化配置就是在市场、政府等力量的作用下，各生产要素得到充分有效的利用，使产出最大化的过程。

（一）卫生资源优化配置的概念

卫生资源优化配置是指通过对卫生资源的合理有效配置，使卫生资源得到充分利用，以更好地满足人们对卫生保健的需要。

卫生资源优化配置是一个复杂的社会系统工程，涉及对卫生资源要素（包括卫生机构、人

力资源、物力资源、财力资源以及管理资源等）的制度分配形式、数量和质量变化、结构和布局、卫生改革和政策导向等多方面的研究，通过对历史的沿革、现状进行分析，推动卫生资源在全体国民间公平有效地分配，实现卫生资源的可获得性、公平性，提高卫生资源配置效率。

（二）卫生资源优化配置的判断标准

卫生资源优化配置应从以下几个方面进行评判：①卫生资源满足民众医疗卫生需求的程度；②卫生资源配置的合理性；③卫生资源配置的效率；④卫生资源服务民众的相对公平性。

相关链接　世界银行千年目标健康评价项目

经费指标	设施与人员指标
医疗卫生总支出（占 GDP 的百分比） 公共医疗卫生支出（占医疗总支出的百分比） 人均医疗卫生支出（现价美元） 个人自付的医疗卫生经费支出（占个人医疗卫生支出的百分比）	经过改善的卫生设施（获得经过改善设施的人口所占百分比） 城市改善的卫生设施（获得经改善卫生设施的城市人口所占百分比） 在熟练医护人员护理下的分娩（占总数的百分比）

[资料来源：根据世界银行资料整理（http：//www. worldbank. org/，登录时间：2014-05-06）]。

第二节　卫生资源优化配置的原则与方式

2009 年 3 月 17 日发布的《中共中央国务院关于深化医药卫生体制改革的意见》，对卫生资源配置提出了总体要求。根据国务院的精神，医药卫生事业发展应该适应人民群众日益增长的医药卫生需求，不断提高人民群众的健康素质，是贯彻落实科学发展观、促进经济社会全面、协调、可持续发展的必然要求，是维护社会公平正义、提高人民生活质量的需要。

一、卫生资源优化配置的原则

卫生资源优化配置的原则主要围绕以人为本的目标，根据中国实际发展现状，围绕市场配置的作用机制，注重效率与公平的兼顾统一。

（一）以人为本，健康第一

人人享有基本医疗卫生服务是 2009 年 3 月《中共中央国务院关于深化医药卫生体制改革的意见》的基本原则，也是联合国、世界卫生组织对发展中国家提出的社会发展目标之一。社会发展的成果最终必然落实到人的发展，人人享有基本卫生服务就是经济社会发展的结果，而健康的人类发展必然带来新的社会进步。

"以人为本，健康第一"的卫生资源优化配置，要求在进行卫生资源布局时就考虑到卫生资源对人群的覆盖率，以保障人们基本健康需求的可及性和便利性。2009 年《中共中央国务院关于深化医药卫生体制改革的意见》提出到 2020 年基本建成覆盖城乡居民的基本医疗卫生制度的这一目标，是对这一原则的体现。

（二）立足国情，体现特色

尽管我国作为世界最大的发展中国家之一，30 年来经济建设成绩斐然，但面对 13 亿的人口，卫生资源配置要达到发达国家的水平，依然捉襟见肘。因此，立足国情是在卫生资源优化配置时必须考虑的重要原则。

立足国情，实事求是地根据社会经济发展情况确定本地区的卫生资源优化配置标准，以卫生事业可持续发展为中心目标，坚持基本医疗卫生服务水平与经济社会发展相协调。

立足国情，还应该充分发挥中医药、民族医药在卫生资源配置中的重要作用。中医药、民族医药是我国人民千百年积累下来的宝贵知识财富，有广泛的应用基础。同时，中医药、民族医药的价廉、方便、有效，是卫生资源配置中不容忽视的重要内容。

（三） 强调效率，注重公平

卫生资源的稀缺性决定了在卫生资源配置过程中必须考虑卫生资源配置的效率。通过社会力量配置卫生资源，促进有序竞争，提高医疗服务水平、运行效率，提高卫生资源的运用效率，满足民众多层次的健康需求。

在强调卫生资源配置效率的同时，还应兼顾卫生资源配置的公平性原则。中国地域广大，区域间发展不均衡，卫生事业发展水平也不尽相同，这就要求在卫生资源配置过程中，发挥政府在制度、规划、筹资、服务、监管等方面的职能，维护公共医疗卫生的公益性，促进公平公正，以保障人人卫生健康的可及性和相对贫困人口的卫生健康需求。卫生资源配置的公平性是健康公平性的重要前提，卫生资源公平配置对于促进社会公平和社会可持续发展具有重要意义。

（四） 市场机制，政府引导

市场机制是资源配置最有效的方式，卫生资源配置也应服从市场机制。卫生资源与其他完全市场属性的商品供给不同，卫生健康服务具有公共品属性，在市场机制对卫生资源配置发挥基础作用的同时，还应充分考虑卫生资源配置的公共物品属性，加强政府在资源配置过程中的引导作用。

市场机制的作用主要体现在卫生资源配置的投入与产出，充分发挥卫生资源的高效利用。

政府对卫生资源配置的引导作用，应该体现在解决卫生资源配置过程中的地区间非均衡性和低收入人群的卫生资源可及性，达到人人享有健康保障的目标。

（五） 统筹兼顾，预防、治疗、康复相结合

卫生资源配置是一个系统、复杂工程，在卫生资源配置过程中除应充分考虑区域间统筹、城乡统筹外，还应充分考虑需求方与供给方的利益。统筹兼顾，还应该考虑政府、卫生机构、医药企业、医务人员和民众之间的关系。

做到预防、治疗、康复相结合，就必须在卫生资源配置过程中充分考虑健康保健宣传，提高民众疾病预防的知识。许多疾病通过正确的预防方法，可以有效降低发病率，既可以提高卫生资源的优化配置，也有利于提高民众的生活质量。

强化民众对重大疾病的预防意识是卫生资源配置的主要内容，中医"治未病"正是这一原则的体现。

二、卫生资源优化配置的方式

（一） 市场配置方式

卫生资源市场配置是指通过市场价格、供给、竞争等作用机制，以提高卫生资源配置效率

为目的，实现卫生资源在不同层次医疗机构、不同卫生服务机构之间的分配。市场化的配置，可以有效提高医疗机构和卫生服务机构的卫生资源利用效率。

尽管市场化的要素配置方式是最有效率的，但面对公共物品时，市场化的方式不能解决外部性的问题，卫生资源优化配置也是如此。

（二）　政府计划配置方式

政府计划配置的方式就是按照全体民众人人享有基本医疗保障，人人享有基本公共卫生服务原则，提高医疗卫生服务可及性、服务质量、服务效率和群众满意度，使个人医药费用负担明显减轻，地区间卫生资源配置和人群间健康状况差异不断缩小，基本实现全体民众病有所医的目标，在政府主导下进行卫生资源配置。

（三）　政府主导，全社会参与方式

通过强化政府保障基本医疗卫生服务的主导地位，在加大投入力度同时广泛动员社会力量参与，发挥市场优化配置资源的基础作用，加快形成多元化办医格局。

在面对重大疾病和公共卫生挑战时，仅仅依赖市场的力量是不够的，面对公共物品的供给，市场力量往往失效，不能有效进行资源优化配置；而政府计划供给，在面对复杂多变的医疗卫生需求时，又往往会出现供给不足或资源浪费的情况。

计划与市场相结合，可以在保留政府应对公共卫生需求能力的同时，最大限度地发挥市场的资源配置机制，让卫生资源得到有效使用。

（四）　区域卫生规划方式

按照区域卫生需求，合理规划卫生资源的布局，以满足不同层次的卫生需求。区域卫生规划方式要求根据区域经济发展，结合人口结构、地理环境以及区域内卫生需求的层次，合理布局卫生发展方向、发展目标和模式，优化配置卫生资源。

区域卫生资源规划不宜以医疗机构、人员、床位、设备、经费等为增长目标，应该围绕区域内居民的健康为目标，对存量卫生资源的空间布局和结构进行合理调整，同时优化增量资源的配置，明确各类医疗卫生机构的地位、功能及相互协作关系，形成功能互补、整体的、综合的卫生服务体系。

第三节　卫生资源优化配置的效益评价

一、卫生资源优化配置的效益评价指标

卫生资源包括卫生设施、卫生费用、卫生人员等，要解决卫生资源效益评价，通常的方式可以费用加总来进行比较。

（一）　卫生资源效益的费用评价指标

1. 卫生总费用占国内生产总值的百分比　这一指标反映了国内生产总值用于卫生事业投入的水平，反映了一个国家或地区提供卫生资源以保证国民健康必要需求的程度，是卫生事业与国民经济协调发展的重要考察指标。

相关链接   2003~2012 年中国卫生总费用占 GDP 的比例

年度	卫生总费用（亿元）	卫生总费用占 GDP 比重（%）
2003	6584.10	4.85
2004	7590.29	4.75
2005	8659.91	4.68
2006	9843.34	4.55
2007	11573.97	4.35
2008	14535.40	4.63
2009	17541.92	5.15
2010	19921.35	5.01
2011	24345.90	5.15
2012	27846.84	5.36
2013	31860.95	6.57
2014	35378.9	5.56

资料来源：《2015 年中国卫生统计年鉴》。

2. 人均卫生费用与政府卫生费用支出指标   人均卫生费用反映的是一个国家或地区个人拥有卫生资源的水平，反映了卫生资源在人群中的分配情况。政府卫生支出是指公共财政用于卫生事业的支出，其在卫生总费用中的比例，反映了公共财政对卫生资源的贡献。

相关链接   中国人均卫生费与政府支出占比

年度	卫生人均费用（元）	政府支持卫生总费用比重（%）
2003	509.5	17.0
2004	583.9	17.0
2005	662.3	17.9
2006	748.8	18.1
2007	876.0	22.3
2008	1094.5	24.7
2009	1314.3	27.5
2010	1490.1	28.7
2011	1807.0	30.7
2012	2056.6	30.0
2013	2327.4	30.14
2014	2586.5	29.96

资料来源：《2015 年中国卫生统计年鉴》。

3. 地区之间卫生费用指标比较   通过对地区间卫生总费用指标的比较，可以估计地区间卫生资源配置与地区经济发展的适宜情况，促进区域间卫生资源的优化配置。

相关链接   2013 年我国地区间卫生费用投入一览表

地区	卫生总费用（亿元）	人均卫生费（元）	卫生总费用占 GDP 比重（%）	个人卫生支出占卫生总费用比重（%）
全国	31668.96	2327.37	5.39	33.9

续表

地区	卫生总费用 （亿元）	人均卫生费 （元）	卫生总费用占 GDP 比重（%）	个人卫生支出占 卫生总费用比重（%）
北京	1340.23	6337.38	6.87	20.6
江苏	2213.19	2787.57	3.74	29.5
上海	1248.68	5170.21	5.78	20.6
广东	2518.82	2366.42	4.05	31.8
河南	1686.51	1791.68	5.24	40.4
湖南	1306.73	1953.09	5.33	40.8
贵州	552.54	1577.70	6.90	27.1
甘肃	518.21	2006.89	8.27	36.4
新疆	667.06	2946.97	7.98	28.3

资料来源：《2015 年中国卫生统计年鉴》。

4. 不同医疗机构之间、门诊与住院的费用比较 通过对不同医疗机构之间的费用比较，可以反映不同级别医疗机构卫生资源的消耗情况。不同级别医疗机构面对的患者不同，其卫生费用消耗也必然不同。通过比较该指标，可以优化配置不同比例的卫生资源。

相关链接　各级综合医院住院费用比较

级别 年份	住院人次均 医疗费用（元）	药费 （元）
中央		
2013 年	19539.9	7236.9
2014 年	20762.9	7696.2
省属		
2013 年	15246.3	5878.2
2014 年	15925.6	5983.0
地级市		
2013 年	9924.8	3995.6
2014 年	10409.5	3989.5
县级		
2013 年	4191.8	1693.0
2014 年	4401.3	1694.7

资料来源：《2015 年中国卫生统计年鉴》。

---

5. 医疗、预防、妇幼保健和计划生育之间的配置比例 通过测算医疗、预防、妇幼保健和计划生育之间卫生费用分配比例，可以了解卫生总费用的结构。医疗服务通常是消耗卫生资源最多的部分，但从提高全体国民健康水平的角度，加强预防、妇幼保健和人口控制的投入，可以有效减少国民医疗服务卫生资源的消耗，明显改善国民生活质量。

此外，农村与城市卫生资源配置比例、综合医院与专科医院卫生资源配置比例也是卫生资源优化配置的评价指标。

NOTE

相关链接　**2014 年各类医疗卫生机构支出**

机构分类	总费用/总支出 （亿元）	财政项目补助支出 （亿元）	总支出中的人员经费 （亿元）
总计	26434.88	1237.91	7637.95
一、医院	20458.46	505.46	5562.85
综合医院	15299.26	386.48	4101.25
专科医院	2357.96	110.22	685.98
二、基层医疗卫生机构	3829.63	62.40	1345.95

资料来源：《2015 年中国卫生统计年鉴》。

（二）其他评价指标

1. 卫生资源配置总量指标　反映了卫生资源在一定空间、时间条件下，卫生机构、卫生人员、卫生机构床位、设备、设施等数量和质量的总体配置情况，通常采用绝对数量和质量来表示。

2. 卫生资源利用率指标　通过总诊疗人次数、实际开放总床日数、实际占用总床日数、病床使用率、病床周转次数、医生人均每日诊疗次数、医生人均每日担负住院床日数等指标，反映卫生服务机构资源设施、设备、人力资源等方面的使用效率。

该指标应以提供优质卫生医疗服务为目标，不宜追求利用率指标的最大或最小，而以适宜和最优为佳。

3. 国民健康水平指标　通过人口出生率、死亡率、患病率、预期寿命、青少年和儿童营养状况、居民营养状况等指标反映总体国民健康水平，既是卫生资源优化配置的根本目的，也是国际通用评价一国卫生保健事业发展的重要指标。

相关链接　**2000～2014 年中国人口自然增长率、婴儿死亡率与预期寿命**

年　份	人口自然增长率 （‰）	婴儿死亡率 （‰）	预期寿命	
			男	女
2000	7.58	32.2	69.6	73.3
2005	5.89	19.0	71.0	74.0
2010	4.79	13.1	72.4	74.4
2014	4.96	8.9	74	77

资料来源：《2015 年中国卫生统计年鉴》。

二、卫生资源优化配置的效益评价方法

（一）投入-产出分析法

卫生资源的投入与产出分析法是评价卫生资源配置的常用方法。通过投入与产出数量的科学分析，优化卫生资源配置方案，使卫生资源更加合理有效，分为用于卫生服务的资源投入和用于卫生服务的经济资源投入两种方法。

1. 以卫生服务的资源作为投入，以接受卫生服务的人数作为产出分析　通过比较不同方案的投入与产出，获得卫生资源配置的优化方案，其目的是最大化地服务患者，增加患者的服

务数量。比如新增卫生资源投资 100 万，用于增加门诊患者的就诊量，如果全部投入甲医院，可增加门诊量每日 300 人次；如果全部投入乙医院，可增加门诊量每日 350 人次。

如果 100 万投资在甲乙两所医院，可以有三种不同的配置方案（表13-1），其中方案 3 为最佳。

表 13-1　100 万投资配置方案

| 方案 | 甲医院 | | 乙医院 | | 总工作量 |
	分配额（万元）	工作量	分配额（万元）	工作量	（人次/日）
1	100	300	0	0	300
2	90	280	10	30	310
3	60	200	40	150	350

2. 以卫生服务的经济资源作为投入，以卫生服务效果作为产出评价　卫生服务的效果是指民众的健康改善情况，我国卫生统计年鉴对卫生服务效果判断的常用指标包括出生率、死亡率、人口自然增长率、婴儿死亡率、预期寿命、两周患病率、慢性病患病率、每千人患病天数、每千人休工天数、每千人休学天数、每千人卧床天数等。

以慢性病的患病率为例，如果加强健康教育、预防保健可以有效降低慢性病的患病率。方案一可以减少万分之五，而投入 30 万元；方案二可以减少万分之三，而投入 10 万元；方案三可以减少万分之一，而投入 8 万元。显然方案二优于其他方案。

（二）需要、资源和利用平衡法

为保证卫生资源的合理利用，卫生需要、卫生资源和卫生服务之间需要保持平衡，只有三者之间保持平衡，才能保证卫生费用的分配合理。因此，对卫生资源优化配置往往需要将三者综合起来分析。卫生需要、卫生资源和卫生服务的类型见表13-2。

表 13-2　卫生需要、卫生资源和卫生服务的类型

类型	卫生需要	卫生资源	卫生服务	综合评价
第一类	量大	少	利用率高	增加投入
第二类	量大	多	利用率高	基本平衡
第三类	量大	多	利用率低	提高利用率
第四类	量大	少	利用率低	提高利用率、增加投入
第五类	量小	多	利用率高	降低利用率、减少投入
第六类	量小	少	利用率高	降低利用率
第七类	量小	多	利用率低	减少投入
第八类	量小	少	利用率低	基本平衡

三、我国卫生资源优化配置的现状及评价

（一）我国卫生资源优化配置的现状

1. 医疗卫生机构资源　1980～2012 年，全国医疗机构从 180553 个增长到 950297 个，注册医疗机构 92123 个。其中，医院 23170 个，社区服务中心（站）33562 个，乡镇卫生院 37097 个。各类医疗机构床位 572 万张，相较 2002 年增加 261 万张（表13-3）。

截至 2013 年 11 月底，全国医疗卫生机构数达 96.2 万个。其中医院 2.4 万个，基层医疗卫生机构 92.3 万个，专业公共卫生机构 1.2 万个，其他机构 0.2 万个。与 2012 年 11 月底比较，

全国医疗卫生机构增加 294 个。其中医院增加 1564 个，基层医疗卫生机构减少 1606 个（主要原因是实施乡村一体化管理后村卫生室合并），专业公共卫生机构增加 247 个。

表 13-3　2012 年我国各类卫生机构和病床数

医疗机构	机构数（个）		床位数（张）	
	2012 年	2002 年	2012 年	2002 年
总计	950297	306038	5724775	3113165
（一）医院	23170	17844	4161486	2221753
公立医院	13384	—	3579309	—
民营医院	9786	—	582177	—
其中：三级医院	1624	946	1469737	—
二级医院	6566	5156	1827240	—
一级医院	5962	2714	312866	—
（二）基层医疗卫生机构	912620	918003	1324270	—
其中：社区卫生服务中心（站）	33562	8211	203210	—
乡镇卫生院	37097	46014	1099262	685400
村卫生室	653419	212288	—	—
诊所（医务所）	177798	—	—	—
（三）专业公共卫生机构	12083	11926	198198	—
其中：疾病预防控制中心	3490	3580	—	—
专科疾病防治机构	1289	1839	35715	—
妇幼保健机构	3044	2548	161560	—
卫生监督所机构	3088	571	—	—
（四）其他机构	2424	—	40821	—
（五）每千人医疗机构床位数	—	—	4.24	2.32

注 1：本表是根据国家卫计委网站卫生年度公告资料整理（http：//www. nhfpc. gov. cn 登录时间：2014 年 3 月 6 日）。

注 2：2002 年统计口径不一致，各类医疗机构数据、病床数数据系不完全统计。

2. 卫生人力资源　2014 年末，全国卫生人员总数达 1023.4 万人，比 2002 年增加 499.6 万人。其中，卫生技术人员 758.97 万人，乡村医生和卫生员 105.81 万人，其他技术人员 37.97 万人。在卫生技术人员中的执业（助理）医师 289.25 万人，注册护士 300.41 万人（表 13-4）。

表 13-4　2002、2012、2014 年各类卫生人力资源

卫生人员类别	2014 年	2012 年	2002 年
总计（万人）	1023.4	911.9	523.8
卫生技术人员	758.97	667.9	426.9
其中：执业（助理）医师	289.25	261.6	184.4
执业医师	237.49	231.9	164.3
注册护士	300.41	249.7	124.6
药师（士）	40.95	37.7	35.7
技师（士）	27.92	24.92	20.9
乡村医生和卫生员	105.81	109.4	61.2
其他技术人员	37.97	31.9	17.9
每千人执业（助理）医师（人）	2.12	1.94	1.47
每千人注册护士（人）	2.20	1.85	1.03

资料来源：《2015 年中国卫生统计年鉴》

3. 卫生资源资金投入情况和构成　卫生总经费的投入情况直接反映了卫生资源资金的投入，包括政府预算资金投入、社会资金投入和个人支出三个部分，1980 年至 2011 年卫生经费投入情况见表13-5。

表13-5　中国卫生总费用情况表

项目	1980 年	1990 年	2000 年	2005 年	2010 年	2011 年	2014 年
卫生总费用（亿元）	143.2	747.4	4596.6	8659.9	19980.4	24345.9	35312.4
其中：政府预算卫生支出（亿元）	51.9	187.3	709.5	1552.5	5732.5	7464.2	10579.2
社会卫生支出（亿元）	61.0	293.1	1171.9	2586.4	7196.6	8416.5	13437.7
个人卫生支出（亿元）	30.3	267.0	2705.2	4521.0	7051.3	8465.3	11295.4
卫生费用构成（%）	100.0	100.0	100.0	100.0	100.0	100.0	100.0
其中：政府预算卫生支出（%）	36.2	25.1	15.5	17.9	28.7	30.7	30.0
社会卫生支出（%）	42.6	39.2	25.5	29.9	36.0	34.6	38.1
个人卫生支出（%）	21.2	35.7	59.0	52.2	35.3	34.8	32.0
卫生总费用占 GDP（%）	3.15	4.00	4.62	4.73	4.98	5.15	5.55

数据来源：《2015 年中国卫生统计年鉴》

4. 诊疗设备资源情况　诊疗设备是重要的卫生资源，也是提供医疗保健服务的重要基础，中国万元以上诊疗设备从 2003 年 138.8 万台，迅速增长到 2014 年的 483.3 万台；百万元以上的设备，2014 年比 2003 年几乎增长了 4 倍多，万元以上设备总价值也从 2007 年的 29.4 亿元增长到 2014 年的 74.2 亿元，年均增长 7.46 亿元（表13-6）。

表13-6　我国卫生机构万元以上设备

项目	2003 年	2005 年	2007 年	2009 年	2011 年	2014 年
合计（台）	1385881	1552472	1985893	2528796	3176357	4833818
其中：50 万元以下	1309809	1466614	1884741	2419915	3031386	4596083
50～100 万元	53579	57605	65726	64919	83722	130417
100 万元以上	22493	28254	35426	43962	61249	107318
设备总价值（万元）	-	-	29461655	33730639	44530241	74233357

资料来源：《2015 年中国卫生统计年鉴》

（二）我国卫生资源优化配置的评价

我国卫生资源配置经历了 1949 年新中国成立后的计划配置时期和 1978 年经济改革后市场化时期。在市场化改革的过程中，受制于财政预算的约束，对卫生资源的公共属性和市场属性一直处于理论探讨和实践摸索的过程中。由于卫生资源的功能定位模糊，存在许多令人不满意的地方，也就是卫生资源配置不足。同时，由于部分卫生资源错配，还表现为有的地方卫生资源过剩，有的地方卫生资源严重不足。

1. 卫生资源投入总体不足　据国家卫计委《2012 年我国卫生和计划生育事业发展统计公报》披露，2012 年全国卫生总费用预计达 28914.4 亿元，比上年增加 4568.5 亿元，较 2011 年增长 18.8%；卫生人员总数 911.9 万人，增加 50.3 万人，较 2011 年增长 5.8%；床位总数达 572.5 万张，增加 56.5 万张，较 2011 年增长 10.9%。可以说，近年来卫生资源总投入一直处于快速增长中。

该公报同时还指出，我国卫生投入相对不足，卫生总费用占 GDP 的比重（2011 年 5.15%）远低于金砖国家的巴西（8.8%）和南非（9.2%），接近俄罗斯（5.6%），略高于印度（4.2%）。

按照世界银行对发展中国家的划分，中国人均 GDP 属于中低收入组别，低收入组国家加纳和印度，中低收入组中国、洪都拉斯、巴西，中高收入组沙特阿拉伯、墨西哥，高收入组瑞士、美国、韩国。医疗卫生总支出占 GDP 的比例见图 13-1（根据世界银行资料整理 http：// data. worldbank. org. cn）。

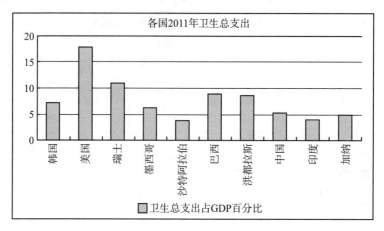

图 13-1　各国 2011 年卫生总支出

从图 13-1 可以看出，中国尽管在人均 GDP 水平已进入中低收入国家水平，但卫生支出占 GDP 水平与低收入国家持平，远低于同组国家巴西、洪都拉斯和墨西哥，与高收入国家也有不小的差距。

2. 卫生资源的城乡二元结构　中国经济的二元结构导致在卫生资源配置上也呈二元结构分布，城乡卫生资源分布的差距很大，城市卫生资源总量占全国的 80%，集中了绝大部分高层级医院。东部发达地区医院聚集了大量的高层次的卫生资源，包括人才、设备，其总体规模和配置接近于发达国家水平。乡村卫生资源配置则相对较为落后。2014 年，北京和上海城市每千人床位分别达到 8.46 和 8.34 张，每千人口卫生技术人员分别达到 16.38 和 11.58；而北京和上海农村每千人床位则分别为 3.74 和 4.52，每千人口卫生技术人员分别为 8.09 和 7.58 人。二元结构明显（表 13-7）。

从表 13-7 中可以看出，城市每千人床位数最高的是贵州 10.06 张，而农村每千人床位数最低的是广东 2.57 张；城市每千人口卫生技术人员最多的是北京 16.38 人，而农村每千人口卫生技术人员最少的是安徽 2.78 人。我国卫生资源配置城乡二元结构分布现象突出，同时地区之间差异也很明显。

表 13-7　城市、农村每千人口病床和卫生技术人员比较（2014）

地区	每千人口医院和卫生院床位数（张）		每千人口卫生技术人员（人）	
	城　市	农　村	城　市	农　村
北　京	8.46	3.74	16.38	8.09
上　海	8.34	4.52	11.58	7.58
辽　宁	8.73	3.78	9.21	3.40
江　苏	7.57	3.73	8.98	4.29
广　东	7.49	2.57	11.30	3.31
安　徽	6.08	2.68	6.64	2.78

地区	每千人口医院和卫生院床位数（张）		每千人口卫生技术人员（人）	
	城 市	农 村	城 市	农 村
陕 西	7.43	3.89	9.71	4.78
四 川	7.26	4.16	8.00	3.76
甘 肃	6.54	3.60	7.42	3.44
贵 州	10.06	3.44	10.99	2.99
云 南	9.53	4.12	10.97	3.49

资料来源：《2015年中国卫生统计年鉴》。

3. 地区差异明显 我国财政预算管理体制实行"划分收支，分级包干"的体制，各省卫生事业费来源于各地的财政，各省区的卫生经费投入只能根据自身的财力投入，这就造成了各省区间的明显差异。东部发达省区因财力雄厚，投入较大，其保障能力就强。尽管近年加大了转移支付的力度，但地区间的卫生资源配置依然差异很大。据《2015年卫生统计年鉴》的不完全统计，2013年部分地区人均卫生总费用最高的为北京6337.38元，最低的为中西部的云南和江西，人均卫生总费用不足2000元，见表13-8。

表13-8 2013年部分地区人均卫生学费用

地区	费用
北京	6337.38
上海	5170.21
天津	3750.10
浙江	3114.45
黑龙江	2525.77
江西	1632.17
云南	1808.68
甘肃	2006.89

（资料来源：《2015年中国卫生统计年鉴》）

4. 财政预算资金不足 从20世纪80年代末，政府卫生支出占卫生总费用比例开始低于个人卫生支出占比后，政府卫生支出占比持续下降，到2000年为最低点。其后，政府卫生支出占比开始上升，但至2011年的数据，政府卫生支出占卫生总费用的比例依然低于个人卫生支出占比。

因该数据未经价格调整，卫生经费投入的数值不具可比性，但卫生经费的相对构成可以进行比较。从1980年以来的数据来看，卫生总经费一直在持续增长，但2000年卫生总费用占GDP的4.62%，与1980年卫生经费占GDP的3.15%相比，平均每十年提高0.735%；2010年卫生总经费占GDP比例与2000年相比较，十年间仅增长了0.11%，表明卫生总经费占GDP比例在2000年后的增长速率下降了。同时，个人卫生支出占卫生总费用比例从1980年开始持续显著增长，到2000年达到峰值59.0%后才开始下降；与之相反的则是政府预算支出持续下降，至2000年后才开始增长（图13-2）。

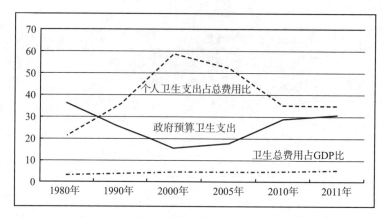

图 13-2　卫生经费分类占比

小　结

　　卫生资源是一个社会动员用于卫生医疗服务的全部要素总和，具体表现为一定的医疗机构、医疗技术人员、病床、医疗设备等。卫生资源可以分为硬件资源和软件资源。卫生资源具有普遍相关性、专业技术复杂性、资源稀缺性、目标多样性权衡等特点。卫生资源配置是指通过对卫生资源稀缺性的管理，安排卫生资源在不同的领域、地区、部门、项目、人群间公平且有效率地分配和转移，满足社会卫生保健的多层次需求，实现卫生资源的社会效益和经济效益的最大化。卫生资源的配置，包括存量配置和增量配置。卫生资源优化配置即是指通过对卫生资源的合理有效配置，使卫生资源得到充分、有效利用，更好地满足人们卫生保健需要。卫生资源优化配置的评判标准，包括卫生资源满足民众医疗卫生需求的程度、卫生资源配置的合理性、卫生资源配置的效率、卫生资源服务民众的相对公平性。卫生资源配置的原则主要围绕以人为本的目标，根据中国实际发展现状，围绕市场配置的作用机制，注重效率与公平的兼顾统一。卫生资源优化配置的方式包括市场配置方式、政府计划配置方式、政府主导全社会参与的方式、区域卫生规划的方式。卫生资源配置的效益评价指标，包括卫生资源效益的费用评价指标和其他相关指标。卫生资源配置的效益评价方法，包括投入-产出分析法，需要、资源和利用之间的平衡等方法。

【思考题】

　　1. 什么是卫生资源？卫生资源有哪些特点？

　　2. 什么是卫生资源配置？什么是卫生资源优化配置？卫生资源优化配置评判标准有哪些？卫生资源优化配置的方式有哪些？

　　3. 卫生资源优化配置的效益评价指标和卫生资源优化配置的效益评价方法有哪些？

第十四章　医疗机构的成本分析与核算

学习目标

通过本章学习，要求掌握医疗成本的概念、分类和成本分析方法；熟悉医疗机构成本核算的目的和意义；了解医疗机构成本核算的基本思路与方法。

【案例】

全成本核算破解医院发展瓶颈

为应对私营医院的强力冲击，加上"新医改"政策倒逼，全成本核算作为各大公立医院的重点工作正在全面推进。那么，全成本核算工作对于医院来说究竟意味几何？这项工作又将如何才能做好？本期记者走访业内人士一探究竟。

公立医院正在面临私营医院的强力冲击。实际上，技术、服务和成本是医院经营发展的核心。而公立医院具备技术优势，私营医院具备服务优势，接下来就看谁能占领成本优势的高地。

河南省肿瘤医院总会计师韩斌斌表示，全成本核算工作的全面开展或将成为公立医院打破成本管理桎梏，取得成本优势的有效手段。但是，做好全成本核算也是目前公立医院正在面临的一大挑战。从当前医院全成本核算工作的实践经验来看，医院的科室是具体成本核算对象。因此，从这个角度出发，韩斌斌认为，应从操作、流程及战略三个层面促进医院全成本核算的进一步深化。

其一，从操作层面上来说，要明确科室主任和护士长负有成本管控责任，医院也要通过成本核算结果和绩效挂钩，对水、电、气、暖、不收费耗材等项目实行定额措施，以"节省"为主，降低成本。

其二，流程层面。韩斌斌认为，成本核算和管理不仅仅是节约的艺术，更是花钱的艺术。医院在设计流程时，只要按照患者就诊的路径来设计医疗服务流程和后勤保障流程，就可以在最短的时间内提供诊疗服务，缩短门诊病人在医院滞留的时间，缩短住院平均天数，提高医疗服务效率。提升效率就是在节约成本。同时，流程的设计还应该紧密结合医院的竞争策略。"就诊流程由一个个的就诊环节构成，每个环节都意味着成本投入。"韩斌斌说，医院要对每个业务流程进行梳理，凡是能够提升医院核心竞争力的环节都应该保留甚至加大成本投入，而与此无关或者关系不大的环节就可以简略、合并，甚至去掉。少一个环节，就会节省不少成本。

其三，"医院不仅要算'小账'，还要算'大账'。"韩斌斌认为，医院战略的制定应紧密结合医改政策导向、市场定位和自身特点，要有前瞻性，否则战略失败就意味着资源的重新洗牌，这个浪费是巨大的。

那么，发达国家是否有成熟的模型值得我国医院借鉴呢？北京工商大学商学院会计系教授王仲兵认为，从成本控制的效率取决于商业模式选择的视角看，美国"管理型医疗保健模式"在控制成本方面具有很好成效，其患者医疗资源占用率和医疗费用都有所下降。从科学考评医疗服务效率角度看，可以将公众参与公共服务质量监督评估的诸如"公民表""记分卡"和"排名表"等工具引入科室间的成本控制水平评比，这有利于形成具有医院特色的公益性成本文化。从具体的医疗成本核算方法选择角度看，作业成本法有着较广泛的使用。

一个自上而下完善的医院治理结构是做好全成本核算工作的前提。王仲兵认为，完善的医院治理结构首先需要一个"院长"，他在企业中所对应的是"总经理"这个角色。这意味着，"院长"应该懂得如何经营医院，为医院创造效益。

当然，医院还要根据责、权、利对应原则建立理事会、监事会、管理层并存的治理结构，厘清医院和政府、职工的关系，界定好院长的职责、权力和义务。"院长职业化的趋势不可避免，应通过组建专业的院长团队来履行院长的职能。"韩斌斌同时认为，医院财务部门应该承担成本核算的日常性工作，发挥牵头和引导作用，包括基础数据格式的定制、收集和整理，成本数据的分析、应用和公示，与每个核算单元的沟通等。"对不同的科室，在不同的管理层面，以可控为原则，财务部门应提供不同口径的成本数据，给医院、科室等不同层面的管理者提供决策和管理依据。当然，一套契合度高、科学的成本核算信息化系统也是必需的。"此外，王仲兵认为，伴随着国家医疗体制改革的不断深化，医院财务、会计人员面临转型，他们必须建立大财务观念。如公立医院财务会计应从传统的经济业务核算转变为医院的价值管控，从常规的会计价值反映走向临床一线并关注业务流程等。

资料来源：刘安天. 中国会计报. 2013-6-28

【思考】

1. 公立医院开展全成本核算有什么意义？

2. 公立医院应如何开展全成本核算？

在卫生经济决策与管理中，医疗机构的成本信息主要用于医疗机构编制预算、卫生服务价格的制定、卫生服务的经济预测与评价等方面。而医疗机构的成本核算，为卫生服务社会、卫生经济管理控制和卫生评价提供可靠的成本信息。

第一节　医疗成本的概念及其分类

相关链接　用公开医疗成本换信任

2007 年 9 月 4 日，《光明日报》报道：近日，长沙市中山医院举行部分医疗项目讨论会，30 位来自不同行业、不同年龄、不同阶层的长沙市市民代表以投票方式确定了普通感冒、急性支气管炎等 23 种常见病种的试行医疗价格。据悉，公开医疗成本、听证部分病种价格，这在全国尚属首次，这一举动引起了人们的广泛关注。

为此有专家指出，老百姓"看病难、看病贵"的问题日益突出的一个重要原因就是医疗成本不透明，这给一些医疗机构乱涨价提供了机会。在此情况下，医院自曝成本的举动难能可贵，同时也为医疗改革提供了可能的方向。

对于这一举动，市民们的感受是便宜了、实惠了；对于医患关系，则是和谐了、信任了。

有网友表示，现代社会讲"花钱买明白"，医疗成本也不该是笔糊涂账。因为不透明，患者便多了"挨宰"的份儿，医患关系也由此日趋紧张。如果医院能亮出底牌，老百姓花钱也就放心多了。

当然，公开医疗成本不能靠医院的自觉，应该由价格部门统一开展医疗成本调查审核工作，并建立成本公开的长效机制。这样，患者才能享受到明明白白的医疗服务。

长沙市中山医院的这一做法毕竟是向社会发出了一个信号，那就是公开医疗的真实成本，让市民来参与医疗定价，将有利于解决"看病贵"的问题，从而在一定程度上缓和当前的医患关系（资料来源：光明日报，2007-09-04）。

一、医疗成本的概念

在经济学中，成本（cost）是指一个组织或者个体为了生产或提供一定的产品或服务所消耗的活劳动和物化劳动的货币总和。

所谓医疗成本，就是指医疗机构在提供医疗服务过程中所消耗的物化劳动和活劳动的货币表现。它由几个部分构成（图14-1）。医院等医疗机构在进行医疗服务过程中，一方面消耗了一定的物质资料，即耗费了一定量的物化劳动（C）；另一方面消耗了医务工作者的脑力和体力，即消耗了一定量的活劳动（V+M）。医务工作者的活劳动包括两部分：一部分用于补偿自身劳动力再生产的必要劳动（V），另一部分是提供给社会的剩余劳动（M）。（C+V）的货币表现就是医疗机构的成本，也就是说医疗成本就是医疗机构为开展业务活动而发生的物化劳动和活劳动耗费中的必要劳动所耗费的货币表现，即劳动手段及劳动对象转移的价值和相当于工资部分的医务劳动者为自己劳动所创造的价值。

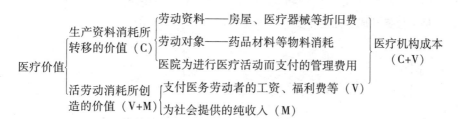

图14-1 医疗机构成本构成

二、医疗成本的分类

为了满足管理的不同需要，有必要对医疗成本进行多种分类。以下是几种常见的分类方法。

（一）直接成本、间接成本

根据成本的可追踪性与否，医疗成本可分为直接成本和间接成本。

1. 直接成本（direct cost） 是指能够明确追踪到某一既定成本对象的成本，或者说是直接用于生产某产品或提供某项服务的成本。比如在计算医院某科室的成本时，该科室的人员工资、材料消耗等就是该科室的直接成本。

2. 间接成本（indirect cost） 是指为生产或者提供服务而发生的消耗，但不能直接追踪到某一既定成本对象的成本。间接成本需要通过成本分摊方法分摊到各成本对象。比如分摊给临床科室、医疗辅助科室的管理费用，就形成该科室的间接成本。

直接成本、间接成本的划分是相对的，在大多数情况下，直接成本与间接成本的划分取决于成本测算对象。比如后勤人员的工资，当核算临床科室成本时是间接成本，但当核算后勤成本时则是直接成本。

（二）固定成本、变动成本、混合成本

成本与产量或业务量之间的关系称为成本习性。按成本习性可将成本分为固定成本、变动成本和混合成本。

1. 固定成本（fixed cost） 是指在一定时期和范围内，不随业务量增减变化而变化的成本，如固定资产折旧、房屋租赁费、广告费等。固定成本有两个基本特点，一是固定成本总额固定不变，二是单位固定成本与业务量的增减成反比例变化，如图14-2和图14-3所示。

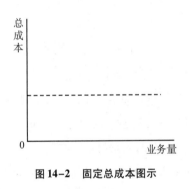

图14-2　固定总成本图示　　　　　图14-3　单位固定成本图示

2. 变动成本（variable cost） 是指随业务量的变化而成正比例变化的成本。如药品成本、制剂室消耗的直接材料。变动成本也有两个基本特点，一是变动成本总额与业务量成正比例增减，二是单位变动成本固定不变，如图14-4和图14-5所示。

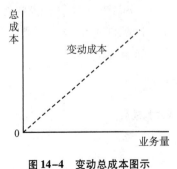

图14-4　变动总成本图示　　　　　图14-5　单位变动成本图示

3. 混合成本（mixed cost） 是指成本随业务量的变化而变化，但不保持一定比例关系的

成本。其特点是成本总额随业务量的增减而增减，但不保持比例关系。混合成本可进一步分为半变动成本和半固定成本。

（1）半变动成本（semi-variable cost）：通常有一个基数，一般不变，相等于固定成本。在这个基数的基础上，卫生服务量增加，成本也随之增加，这又相当于变动成本，如医院的水电费、燃料费等（图14-6）。

（2）半固定成本（semi-fixed cost）：又称阶梯式成本。在一定业务范围内成本总额是固定的，当卫生服务量超出这个服务范围，成本总额就跳跃到一个新水平上保持不变，直到下一个跳跃。如医院花费在化验员、救护车及司机等方面的支出，当卫生服务量增加到超过某一限度时，就要增加设备、车辆和人员，因此化验人员工资及设备、车辆的折旧费的支出呈现阶梯式变动（图14-7）。

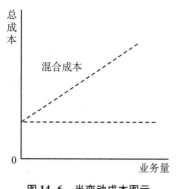
图14-6　半变动成本图示

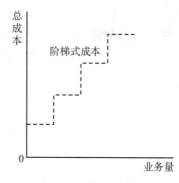
图14-7　阶梯式混合成本图示

（三）可控成本、不可控成本

按成本的可控性，可将成本划分为可控成本与不可控成本，以利于成本控制和业绩评价。

1. 可控成本（controllable cost）　是指在一定时期内，能被成本责任中心或科室控制的成本。

2. 不可控成本（uncontrollable cost）　是指特定成本责任中心或科室无法直接掌握，或不受某一特定成本责任中心或科室服务量直接影响的成本。

成本的可控与不可控是相对的，随着责任科室和其他条件的不同，可控与不可控的划分也会随着发生变化。例如，人员工资在具备人事权的科室视为可控成本，在无人事权的科室，就成为不可控成本。

（四）增量成本、沉没成本、机会成本

按成本与经营决策的关系，成本可分为增量成本、沉没成本、机会成本。

1. 增量成本（incremental cost）　是指因某一具体决策而导致的总成本的变动量。例如，医院每年新增1000人住院，由此而增加的成本就是增量成本。

2. 沉没成本（sunk cost）　是指已经投入而不能取消或减少的成本，是过去决策导致的而不受现在决策影响的成本。沉没成本发生在本次决策之前，本次决策时不予考虑。如在更新设备时，旧设备的初始投资和已经提取的折旧额，都是沉没成本，因此决策时不予置理。

3. 机会成本（opportunity cost）　是指在经济决策过程中，因选取某一方案而放弃另一方案所丧失的潜在收益。

机会成本是一种"假计成本"，它并非医疗机构的实际支出，但在进行决策时却不能忽略

这种"潜在收益",否则就不能全面、合理地评价中选方案的优劣。

第二节 医疗机构的成本分析

一、成本分析的概念和意义

（一）成本分析的概念

成本分析就是利用成本计划、成本核算资料和其他有关资料，全面分析成本水平及成本构成的变动情况，研究影响成本升降的因素及其变动的原因，以寻求降低成本的途径和方法的一种成本管理活动。

（二）成本分析的意义

成本分析是成本管理工作的一项重要内容，其重要意义表现在：

1. 通过成本分析，有助于认识和掌握成本的变动规律，挖掘降低成本的潜力，提高医疗机构的社会效益和经济效益。

2. 通过成本分析，对成本计划的执行情况进行评价，肯定成绩，指出存在的问题，为编制下期成本计划和做出新的经营决策提供依据，给未来的成本管理指出努力的方向。

3. 通过成本分析，了解医疗机构的工作效率，进一步做好人员的优化组合，完善责、权、利相结合的综合目标管理责任制，调动全体员工的积极性，提高工作效率。

4. 通过成本分析，了解各项资源的利用情况，提高资源的利用率，防止闲置积压。

5. 通过成本分析，了解各项费用开支情况，促使医疗机构严格控制成本开支，不断挖掘内部潜力，降低服务成本。

二、成本分析的主要方法

在成本分析中需要采用各种分析方式和手段，统称分析方法。根据医疗机构管理要求的不同，成本分析也会有不同的内容。常用的成本分析方法主要有对比分析法、比率分析法、因素分析法、盈亏平衡分析法等。

（一）对比分析法

对比分析法，也称比较分析法，通常是把相互关联的经济指标进行比较，从而确定数量差异的一种分析方法。通过对比，揭露矛盾，找出差距，发现问题，寻找形成差距的原因，进而指明努力的方向。经常进行的指标对比有以下几种：

1. 实际指标与计划指标对比 通过实际指标与计划指标对比，可以分析计划指标的完成情况，发现差异，从而纠正偏差服务。

2. 报告期指标与上期或历史指标比较 通过比较分析本期与上期、本期与历史最好水平的差异，揭示发展趋势，有助于吸取历史经验，改进以后工作。

3. 本单位指标与同行业先进水平、国际先进水平比较 通过比较，找出本单位与国内、国际先进水平的差距，可以促使医疗机构扬长避短，明确努力方向，挖掘降低成本的潜力，为提高医疗机构的经济效益和社会效益服务。

在对比分析中，选择合适的对比标准十分关键。只有选择合适，才能做出客观的评价；选择不合适，则可能得出错误的结论。与国内同业比较时，应注意技术经济上的可比性；进行国际比较时，则应注意社会条件的不同。

（二）　比率分析法

比率分析法是通过计算医疗机构相关项目之间的比率，并揭示不同指标之间的内在联系，从而评价医疗机构成本状况，指出医疗机构经营管理中存在问题的一种成本分析方法。通常计算的比率有趋势比率、结构比率、相关比率等。

1. 趋势比率　是一种根据医疗机构连续多期的成本报表，求得成本指标前后各期数值的比率，用来分析成本变化及趋向的分析方法。趋势分析可使用统计图示的形式，以绝对数或百分比进行比较，也可以通过编制比较报表来进行。

【例14-1】某医院2009～2013年门诊人次的单位成本分别为99元、101元、105元、119元、125元，则其定基发展速度和环比发展速度见表14-1。

表14-1　某医院门诊成本趋势比率

项目	年份				
	2009	2010	2011	2012	2013
门诊单位成本	99	101	105	119	125
定基发展速度	——	102.02	106.06	120.20	126.27
环比发展速度	——	102.02	102.94	113.33	105.04

通过以上计算可以看出，每年的成本都是逐年递增的，但递增的速度不一样，需要结合其他数据以查明某些年份成本过快增长的原因。

2. 结构比率　是指某指标各组成项目占总体的比重。通过计算结构比率，可分析项目之间的联系，揭示成本构成内容的变化，反映指标的特征和变化规律。

3. 相关比率　是指两个性质不同但又有联系的指标，以其中一个作为基数，求得两个数值的比率。相关比率要求被分析的项目确实相关，这样才能反映各数值之间的比率是否正常，为成本控制、协调各环节平衡发展服务。

【例14-2】在实际工作中，由于医院规模大小不同等原因，单纯针对收入或费用或节余等绝对数多少进行比较，并不能说明各个医院经济效益的好坏，但如果计算成本收入率，就可能反映各医院经济效益的好坏。表14-2是两个医院2009～2013年的成本收入率对比情况。

表14-2　某两家医院的成本收入率对比

医院	项目	年份				
		2009	2010	2011	2012	2013
甲医院	成本费用	90400	99269	118187	135631	143581
	业务总收入	71943	100448	117574	138402	155716
	成本收入率	125.7	98.8	100.5	98	92.2
乙医院	成本费用	43252	48222	49653	68728	80660
	业务总收入	32739	48371	52771	72821	88833
	成本收入率	132.1	99.7	94.1	94.4	90.8

注：成本收入率=总成本/总收入，表明为了取得百元收入需要付出的成本额。成本收入率越低表明医院经济效益越好；成本收入率越高表明医院经济效益越差。

NOTE

从上表可以看出，甲医院各年的业务收入和成本费用都比乙医院大，仅从绝对数难以判断两个医院效益的好坏，但通过计算成本收入率，可以发现前两年乙医院的成本收入率较高，经济效益较甲医院差，后三年乙医院的成本收入率较低，经济效益比甲医院好。

（三）因素分析法

因素分析法是依据分析指标与其影响因素的关系，从数量上确定各因素对分析影响方向和影响程度的一种方法。利用因素分析法对指标的变动进行分析时，应首先确定该指标的影响因素及各因素的相互关系，并建立各因素与该指标的函数关系，然后假定其他因素均无变化，依次测定每一个因素单独变化对指标所产生的影响。

连环替代法是最常用的因素分析法，在几个相互联系的因素共同影响着某一指标的情况下，可应用这一方法来计算各因素对指标变动的影响程度。

1. 基本程序

（1）确定分析对象。

（2）按影响指标各因素的内在逻辑关系确定排列顺序，建立各因素与综合指标的函数关系。

（3）逐项替代，计算各因素对指标的影响程度。

（4）分析评价。

2. 计算原理　设 0 为基期，1 为报告期，某一经济指标 A 受 x、y、z 三个因素的共同影响，是 x、y、z 三个因素相乘的结果，则：

基期指标 $A_0 = x_0 \times y_0 \times z_0$ 　　　　　　①

第一次替换：$x_1 \times y_0 \times z_0$ 　　　　　　②

第二次替换：$x_1 \times y_1 \times z_0$ 　　　　　　③

第三次替换：$x_1 \times y_1 \times z_1$ 　　　　　　④

总的影响额：④-①。其中 x 因素对 A 的影响额：②-①；y 因素对 A 的影响额：③-②；z 因素对 A 的影响额：④-③。

【例 14-3】某医院住院业务成本情况如表 14-3 所示，试用连环替代法分析各因素对医院住院成本的影响。

表 14-3　某医院住院业务成本情况

年份	出院人次 x	项目		
		出院者平均住院日 y（天）	出院者日均成本 z（元）	住院业务成本 A（万元）
2012	15190	13.85	443.42	9329
2013	19950	13.33	559.35	14875
增减	4760	-0.52	115.93	5546

基期成本 $A_0 = x_0 \times y_0 \times z_0 = 15190 \times 13.85 \times 443.42 = 9329$（万元）

第一次替换：

$x_1 \times y_0 \times z_0 = 19950 \times 13.85 \times 443.42 = 12252$（万元）

x 因素对 A 的影响额 $= 12252 - 9329 = 2923$（万元）

由于收治患者增加而导致住院业务成本比上年增长 31.33%，增加 2923 万元，占成本总增加额 5546 万元的 52.7%。

第二次替换：

$x_1 \times y_1 \times z_0 = 19950 \times 13.33 \times 443.42 = 11792$（万元）

y 因素对 A 的影响额 $= 11792 - 12252 = -460$（万元）

由于住院日期缩短而导致住院业务成本比上年减少 3.75%，减少 460 万元，占成本总增加额 5546 万元的 -8.3%。

第三次替换：

$x_1 \times y_1 \times z_1 = 19950 \times 13.85 \times 559.35 = 14875$（万元）

z 因素对 A 的影响额 $= 14875 - 11792 = 3083$（万元）

由于出院患者日均住院成本增加，使住院业务成本增长 26.14%，增加 3083 万元，占成本总增加额 5546 万元的 55.6%。

由此可以得出：在三个因素的共同影响下，该院 2013 年住院业务成本比 2012 年增加了 5546 万元，其中收治患者增加和出院患者日均住院成本增加是导致住院成本增加的主要因素，而住院日期缩短则使住院业务成本比上年有所减少，医院应该从控制患者日均住院成本着手以降低住院成本。

（四）盈亏平衡分析法

盈亏平衡分析法，也称量-本-利分析法。这种方法用于医院经营分析，就是要在既定的成本水平与结构条件下，找出医疗工作量、医疗成本、收益之间的最佳点，使医院在成本一定的情况下收益最大，或收益一定，成本最小。

盈亏平衡点又称保本点，是指医院的业务收入与医院总成本相等，医院处于保本状态。它是衡量盈亏的一个标准。在医疗总成本不变的情况下，当业务收入等于盈亏平衡点时则医院保本，高于平衡点时即可获得利润，低于平衡点时则出现亏损。反之，在业务收入一定的情况下，医疗成本水平或医院业务规模的变化，也可引起上述各种结果。因此，在分析医院成本时，必须分析医疗成本、医疗规模和医院业务收入的关系，分析单位医疗成本、医疗规模和固定费用开支的效果、工资或药品成本、材料成本变动时对盈亏的影响。

1. 盈亏平衡分析的基本理论　设提供卫生服务量为 Q，收费价格为 P，单位变动成本为 V，总固定成本为 F，则在保本状态下有：

$$Q \times P = Q \times V + F \tag{14-1}$$

由此得到决定盈亏平衡点的数学模型为：

$$\text{盈亏平衡点工作量}（Q）= \frac{\text{医疗固定成本}（F）}{\text{医疗收费}（P）-\text{单位固定成本}（V）} \tag{14-2}$$

盈亏平衡点业务总收入（S）= 盈亏平衡点医疗工作量×医疗收费　　　　　　(14-3)

【例 14-4】某医院年固定成本为 1800 万元，平均每次门诊成本为 30 元，平均每次门诊收费为 50 元。计算该医院的保本门诊量和保本点业务收入。

医院的保本门诊量为：

$$Q = \frac{18000000}{50 - 30} = 900000（人次）$$

保本点业务总收入为：

$$S = 900000 \times 50 = 4500 \text{（万元）}$$

即完成业务收入 4500 万元，门诊人次达到 90 万时达到盈亏平衡，可以保本，高于此数则有利润，低于此数则出现亏损。

2. 盈亏平衡分析在医院经营中的作用

（1）用于成本预测，确定目标成本：在预测的医疗工作量既定，固定成本也不能降低，更难以提高医疗价格的情况下，唯一的途径是降低单位变动成本，以保证医疗机构保本，其计算公式如下：

$$\text{单位变动成本}（V）= \text{平均门诊人次收入} - \frac{\text{固定成本}}{\text{门诊人次}} \tag{14-4}$$

【例 14-5】假定某医院的固定成本为 2700 万元，平均每次门诊收费为 60 元，预计的门诊量为 90 万人次，则目标单位变动成本为：

$$V = 60 - \frac{27000000}{900000} = 30 \text{（元）}$$

即平均每次门诊成本必须控制在 30 元以下才能保本。

（2）用于扩大医疗服务量的决策：在保本基础上，医疗机构可以通过扩大医疗服务数量，既提高社会效益，又可以实现盈利。

【例 14-6】仍以上例为例，假定要实现预计收益 300 万元，则：

$$\text{目标工作量（门诊人次数）} = \frac{\text{固定成本} + \text{目标利润}}{\text{平均每次门诊收入} - \text{每次门诊成本}}$$

$$= \frac{27000000 + 3000000}{60 - 30} = 100 \text{（万人次）}$$

第三节　医疗机构的成本核算

相关链接　全成本核算破解医院发展瓶颈

2013 年 6 月 28 日，《中国会计报》报道：公立医院正在面临私立医院的强力冲击。技术、服务和成本是医院经营发展的核心，公立医院具备技术优势，而私立医院具备服务优势，接下来就看谁能占领成本优势的高地。某医院总会计师表示，全成本核算工作的全面开展或将成为公立医院打破成本管理桎梏、取得成本优势的有效手段。（资料来源：中国会计报，2013-06-28）。

一、医疗机构成本核算的意义

医疗成本核算是指医疗机构把一定时期内发生的各项费用加以记录、汇集、计算、分析和评价，按照医疗卫生服务的不同项目、不同阶段、不同范围，计算出医疗卫生服务总成本和单位成本，以确定一定时期内的医疗服务水平，考核成本计划的完成情况，并根据不同医疗服务项目的消耗，分配医疗服务费用的一种经济管理活动。

医院成本核算的目的是准确、及时地计算医院的成本费用消耗，客观反映不同成本对象的成本变化情况，促使医院管理层采取措施，控制成本费用，改善医院经营管理，促进管理的科学化、现代化；增强员工的成本费用意识，取得更大的社会效益和经济效益，让患者获得质优价廉的医疗服务，促使医院走优质、高效、低耗的可持续发展之路。

医院实行成本核算，是市场经济体制对医院提出的客观要求，是深化改革的要求，是提高服务质量和效益的必由之路，对于健全和完善医院补偿机制，加强医院经济管理，有效利用卫生资源，降低服务成本，提高医院经济效益与社会效益都具有十分重要的意义，具体表现在：

（一） 提高医疗机构的管理水平

通过成本核算，可以及时准确地掌握医疗活动中所消耗的物化劳动和活劳动情况，得到成本费用信息，确定实际成本和计划指标的差异，进而分析成本升降的原因，找出存在的问题，以便及时采取措施，挖掘潜力，改进管理，降低医疗费用，提高医疗机构的管理水平。只有通过成本核算，降低医疗成本，才有能力为患者提供价廉的医疗服务，有利于树立医院的良好形象。

（二） 充分合理地利用有限的医疗资源

成本核算工作促使医疗机构建立完整的成本核算组织管理系统，成本核算工作带动了医院管理水平的提高；同时由于开展成本核算工作，领导和职工的成本意识增强，医院经营管理理念发生了深刻变化，将大大提高医疗资源的利用效果。

（三） 有效促进医疗机构人事制度改革

成本核算工作的开展改变了过去单一的分配模式，也调整了医疗机构的用工形式，完善了按劳分配为主体、多种分配方式并存的分配制度。

（四） 为科学制定医疗收费标准提供参考依据

医院的医疗消耗，只能通过医疗收费进行补偿，而医疗收费标准通常都是由物价部门制定的，制定收费标准的依据就是成本，如果成本核算不准，那么物价部门制定的标准就存在问题。如果成本核算的结果比实际成本低，物价部门制定的收费标准也就过低，医院在执行过程中就有可能收不抵支。反之，医院成了暴利行业，社会也无法承受，所以准确的成本核算是制定合理的医疗收费服务标准的基础。

（五） 为合理制定卫生政策提供科学依据

医院实行医药分别核算，分开管理，单独进行成本核算，为制定科学的医院补偿机制提供依据。

二、医疗机构成本核算的原则

对医疗机构来说，成本核算所提供的信息应具备相关、及时、准确的特征。相关是指成本核算数据必须满足使用者的特定信息需求。及时是指信息的反馈能满足成本分析、成本决策和成本考核的需要。准确是指成本信息的质量是可靠的，没有人为地任意降低或提高成本。为使成本信息达到上述要求，成本应遵循以下基本原则：

（一） 实际成本原则

成本核算主要是为了正确反映医疗机构财务状况和经营成果，必须以实际发生的资源耗费为依据。成本核算遵循实际成本原则，其含义包括几个方面：①对经营活动中所耗用的材料、人工等费用，都要按实际成本计价；②对固定资产折旧按其原始成本和规定的使用年限计算；③对成本计算对象按实际成本计价。

（二） 分期核算原则

医疗机构的经营活动是连续不断进行的，为此医疗机构必须将经营期划分为若干相等的成本会计期间，分期进行成本核算，并且成本核算应与整个会计分期保持一致。

分期进行成本核算，不仅有助于及时地提供医疗机构的财务状况和经营成果，而且有助于对各个会计期间的成本费用耗费情况进行比较，从而加强成本控制。

（三） 一致性原则

医疗机构对各项成本费用的核算方法以及成本计算方法应尽量保持前后期一致，以保障各个期间成本信息的可比性和连续性。方法一旦选定，应当保持相对稳定，如确需改变核算方法，则需加以揭示和说明，使由于方法变动对成本水平的影响而得到充分披露。

（四） 权责发生制原则

医疗机构进行成本核算时，应遵循权责发生制原则。凡应由本期负担的支出，无论款项是否在本期支付，均应计入本期成本；凡不应由本期负担的支出，即使款项在本期支付，也不应计入本期成本。权责发生制原则的核心是强调成本与收入之间的因果关系。这种因果关系：一是包括经济性质上的因果性，即发生的成本与本期收入具有必然的因果关系，也就是所得必有所费，所费要求通过所得而得到补偿；二是时间上的因果性，即应予确认的费用与某项应确认的收入同时入账。

（五） 划分收益性支出与资本性支出的原则

收益性支出是指某项支出的发生仅与当期收益的取得相关，因而应全部计入当期成本，由当期收益来补偿，如提供医疗服务所消耗的各种卫生材料支出和人工费支出。资本性支出是指某项的发生与多个会计期间收益的取得相关，因而应分别计入各期成本，由各期取得的收益共同补偿，如医疗机构所购置的固定资产支出。

（六） 合法性原则

合法性原则是指计入成本的支出应符合国家法律、制度关于成本开支范围和标准的规定。成本费用的开支范围是指哪些支出可计入成本，哪些支出不可计入成本。成本开支标准是指计入成本范围开支的数额限制。成本核算遵循合法性原则，有助于保证成本信息的合法性和有用性。

（七） 重要性原则

重要性原则是指在成本核算过程中应基于管理要求区分主次，对于那些对成本核算有重大影响的项目，应当采用重点处理，力求精确；而对于那些对成本无重大影响的内容和项目，为简化核算和提高效率，可简化处理。这样做的目的是为了在满足管理要求的前提下，讲究成本核算工作本身的效益。

三、医疗机构成本核算的程序和步骤

一般来讲，医疗机构成本核算要经过以下程序和步骤：

（一） 确定成本核算对象

成本核算对象是指任何一种需要进行成本计量和分配的最终项目，也就是成本费用归属的对象。

确定成本核算对象的基本原则是满足成本核算和成本分析的需要。以下是几种常用的成本核算单元，可以根据需要选择一个或多个进行重点核算和分析。

1. 医院　将医院作为整体进行成本核算和分析时，可以核算医院总成本和成本结构，按照成本分类进行固定成本和可变成本的计算和分析。

2. 科室　将科室作为成本核算对象时，计算其成本并进行分析，为医院加强对科室医疗投入、产出管理提供决策依据。科室可进一步分为行政后勤科室、医疗辅助科室和临床科室。

科室成本核算要解决三个问题：①部门的界定。根据成本核算单元的不同，医院各个部门需要进一步划分为直接成本科室和间接成本科室。②确定哪些成本需要分摊，哪些成本不需要分摊。其原则是，在各个成本科室直接记录或者直接消耗的成本不需要分摊；不能直接记录在各个成本科室的成本需要进行分摊。各个成本科室直接记录或者消耗的成本成为该成本科室的直接成本，分摊到某科室的成本成为该成本科室的间接成本。③如何确定分摊的系数，也就是根据什么标准把需要分摊的成本分摊到各个科室中去。

3. 诊次　门诊诊次作为成本核算对象，可以核算每个诊次的平均成本，可用于比较诊次成本，并作为制订按诊次收费的标准。

4. 床日　可核算每个病床每日的成本，用于比较床日成本和制订床日价格。

5. 服务项目　测算出每个服务项目（如各种治疗、检查、手术等）的成本，用于制订收费项目的价格。

6. 病种　把每个病种作为成本核算对象，用于制订按病种收费的价格，或者评价病种收费的合理程度。

（二）确定成本构成要素

成本构成是成本核算，特别是成本分摊以及进行成本分析的基础。根据成本核算目的的不同，成本构成分类可粗可细。通常情况下，医疗机构的成本构成可分为人力成本、固定资产折旧和修理费、材料成本、公务业务费、药品和其他费用等。

1. 人力成本　卫生人力是医疗服务生产的主要要素。人力成本是医疗总成本的重要组成部分。人力成本一般由支付给卫生服务人员的所有报酬来计算，包括工资、奖金、补贴、福利和社会保险费等。

2. 固定资产折旧和修理费　固定资产折旧和修理费也是医疗服务成本的主要构成部分，特别是在高等级的医院，在总成本中所占的比例较大。固定资产折旧和修理费的核算关键在于确定合理的折旧率和修理费提取率。

3. 材料成本　材料成本可以进一步分为医用材料成本和非医用材料成本。材料成本按材料的购入价格计算。

4. 公务业务费　公务业务费是医疗机构为提供医疗服务而用于公共事务方面的开支，包括水电、差旅、宣传、办公用品等费用，支出的费用就是其成本。

5. 药品　药品是医疗服务中的特殊用品，在总成本中占有相当大的比重。在成本核算时，往往把药品成本和其他医疗服务成本分别核算。药品成本有两类：一是药品本身的购入成本，用药品的购入价格计算；二是药品经营成本，包括药品购入成本和药品运输、储存及药房药剂人员的成本。在成本核算中，药品成本只有当核算门诊、住院床日、出院患者等成本时才使用，测算服务项目成本时不需要考虑药品成本，因为这时药品属于一个收费项目。

6. 其他费用　上述项目不包括的成本列在其他费用中，主要有房屋或者设备租赁费、借款的利息支出和坏账等。

（三）　划分直接成本科室和间接成本科室

通常情况下，医院主要由以下各类科室组成：行政后勤科室，包括医院的行政办公机构和后勤科室；医疗辅助科室，包括住院处、收费处、病案室、挂号室等医疗辅助科室；医疗技术科室，包括化验室、放射科、B超室等提供检查、检验服务的科室；临床科室，包括门诊和病房。

从定义上讲，直接成本科室是能够直接产生医疗服务的科室，或者为患者直接提供服务的科室。但在实际核算中，由于核算的对象和级次不同，直接成本科室和间接成本科室的划分也会有所变化。根据核算的目的和核算对象不同，直接成本科室和间接成本科室的划分见表14-4。

表14-4　直接成本科室和间接成本科室的划分

成本科室	核算科室成本	核算诊次成本	核算床日成本	核算医疗服务项目成本
行政科室				
后勤科室				
医疗辅助科室				
医疗技术科室				
放射科	√			√
B超室	√			√
临床门诊科室				
内科	√	√		√
外科	√	√		√
临床病房科室				
内科	√		√	√
外科	√		√	√

注："√"表示直接成本科室。

根据表14-4，可以得到在不同成本核算目的下，直接成本科室和间接成本科室的划分情况：

1. 当测算医疗科室成本时　医疗技术科室中的放射科和B超室、门诊内外科、住院内外科等都是直接成本科室，行政、后勤和医疗辅助科室是间接成本科室。

2. 当测算诊次成本时　直接产出门诊服务的只有临床门诊科室，应将其划分为直接成本科室；而行政、后勤、医疗辅助科室和医疗技术科室也参与了门诊服务的产出，被划分为间接成本科室。

3. 当测算床日成本时　直接提供住院服务的科室只有病房，因此将其划分为直接成本科室；行政、后勤、医疗辅助科室和医疗技术科室也参与了住院服务的产出，被划分为间接成本科室。

4. 当测算医疗服务项目成本时　直接产出医疗服务项目的科室有医疗技术科室、临床门诊科室和病房科室为直接成本科室；而行政、后勤和医疗辅助科室是间接成本科室。

（四）　确定成本分摊方法

成本分摊的基本原则是根据产品生产或服务提供的资源流向为基本原则，所分摊的成本能够反映产出的消耗情况。分摊的方法有：

1. 直接分摊法（direct allocation method）　是将所有部门的成本直接分摊到产出医疗服务的最终部门。这种方法的优点是简单明了，只需将服务部门的全部成本按受益大小分配到产出医疗服务的部门中去。其缺点是不考虑部门之间相互提供的服务，忽略了生产过程中的成本流向。

【例14-7】某医院为加强成本管理，以医疗服务科室为单元进行成本核算。其中行政后勤科室、医疗辅助科室、门诊、病房、医疗技术科室直接成本分别为2000万元、1500万元、4000万元、6000万元、1500万元，行政后勤科室、医疗辅助科室向医疗科室提供服务的情况见表14-5所示。

表14-5　某医院服务部门向医疗科室提供服务的情况表

接受服务方		服务提供方	
		行政后勤科室（%）	医疗辅助科室（%）
服务部门	行政后勤科室	—	0
	医疗辅助科室	10	—
医疗部门	门诊	25	40
	病房	40	40
	医疗技术科室	25	20

问题：要求采用直接分摊法测算出医疗服务科室的成本。

分析提示：尽管行政后勤科室为医疗辅助科室提供了服务，但在直接分摊法下，无须将其成本分配给这个部门。因此，行政后勤科室总服务量的90%提供给了医疗提供部门，门诊、病房和医疗技术科室分摊行政后勤科室费用的比例分别为25/90、40/90、25/90。分摊情况如表14-6所示。

表14-6　直接分摊法成本分摊过程（单位：万元）

	行政后勤科室	医疗辅助科室	门诊	病房	医疗技术科室	合计
分配前成本	2000	1500	4000	6000	1500	15000
分配行政后勤成本			556（2000×$\frac{25}{90}$）	888（2000×$\frac{40}{90}$）	556（2000×$\frac{25}{90}$）	2000
分配医疗辅助科室成本			600（1500×0.4）	600（1500×0.4）	300（1500×0.2）	1500
医疗部门成本总额			5156	7488	2356	15000

分摊步骤：

第一步：将行政后勤科室的直接成本2000万元按不同的分摊系数分摊给门诊、病房、医疗技术科室等医疗服务科室。

第二步：将医疗辅助科室的成本1500万元分摊给门诊、病房和医疗技术科室等医疗服务科室。

最后：求出各医疗服务科室总成本。

2. 阶梯分摊法（step-done allocation method） 是根据医院各部门之间的成本关系，将成本科室分成不同等级，然后由高等级向低等级逐级分摊。相对于直接分摊法而言，阶梯分摊法较为精确及公平地计算出各部门的总成本，而且考虑了成本的流动过程。使用阶梯分摊法需要注意两点：一是必须给所有的成本科室排序，排序的依据是服务范围的大小。通常情况下，服务范围越大则级别越高，因此管理科室级别最高；二是一旦成本科室的成本分摊出去，后续科室的成本就不再分摊回来。

【例 14-8】沿用例 14-7 的资料。

问题：要求采用阶梯成本分摊法测算出医疗服务科室的成本。

分析提示：采用阶梯成本分摊法进行成本分摊，首先要确定各成本科室的等级，确定的原则是服务范围的大小；然后，结合分摊系数按照等级由高到低逐级分摊。如表 14-7 所示。

表 14-7 阶梯分摊法成本分摊过程（单位：万元）

	行政后勤科室	医疗辅助科室	门诊	病房	医疗技术科室	合计
分配前成本	2000	1500	4000	6000	1500	15000
分配行政后勤成本		200 (2000×0.1)	500 (2000×0.25)	800 (2000×0.4)	500 (2000×0.25)	2000
分配医疗辅助科室成本			680 (1700×0.4)	680 (1700×0.4)	340 (1700×0.2)	1700
医疗部门成本总额			5180	7480	2340	15000

分摊步骤：

第一步：根据服务范围的大小，确定各科室的等级由高到低排序如下：行政后勤科室、医疗辅助科室、医疗服务科室（包括门诊、病房、医疗技术科室）。

第二步：将行政后勤科室的直接成本 2000 万元按不同的分摊系数分摊给医疗辅助科室和医疗服务科室（包括门诊、病房、医疗技术科室）。

第三步：将医疗辅助科室的成本 1700 万元（直接成本 1500 万元，从行政后勤科室分来 200 万元）分摊给门诊、病房和医疗技术科室等医疗服务科室。

最后：求出各医疗服务科室总成本。

3. 双向或多向分配法（double or multiple distribution method） 在直接分摊和阶梯分摊法中，基本假设资源的流动是单项的，即从高层次的成本科室流向低层次的成本科室。但在资源的实际分配中，资源流向可能是双向或多向的。例如，后勤部门接受管理部门的服务，同时管理部门也可能接受后勤部门的服务。在双向或多向分配法中，根据各成本科室之间资源流动的关系，低层次的成本科室的成本先向高层次的成本科室分摊，然后再从高层次的成本科室向低层次成本科室逐步分摊。

（五）确定分摊系数

确定分摊系数是成本测算的要素之一，也是成本分摊的基础。分摊系数（allocation parameter）也包含两层含义：一是用什么参数分摊成本，称为分摊参数；二是分摊系数值是多少，称为分摊系数值（allocation parameter value）。分摊参数的确定，必须根据成本要素的性质。比如：要分摊医院的供暖成本，各科室建筑面积或使用面积的大小决定了供暖的消耗，因此，可以将面积作为分摊参数。分摊系数，即为各科室面积占供暖总面积的比例。常用的几种分摊参数和系数值如下：

1. 人力成本　通常以人数为分摊参数。

$$分摊系数值＝成本科室的人员数/医院总人员数 \qquad (14-5)$$

2. 房屋折旧成本　通常以房屋面积为分摊参数。

$$分摊系数值＝成本科室的房屋面积/待摊房屋总面积 \qquad (14-6)$$

3. 设备折旧成本　通常以设备价值为分摊参数。

$$分摊系数值＝成本科室的设备值/待摊设备总值。 \qquad (14-7)$$

4. 卫生材料　通常以材料消耗值或人员为分摊参数。

$$分摊系数值＝成本科室的材料（人员数）成本/待摊材料成本（总人员数） \qquad (14-8)$$

5. 公务费　通常以房屋面积或人员为分摊参数。

$$分摊系数值＝成本科室的房屋面积（人员数）/医院房屋面积（总人员数） \qquad (14-9)$$

6. 业务费　通常以人员为分摊参数。

$$分摊系数值＝成本科室的人员数/医院总人员数。 \qquad (14-10)$$

四、病种成本核算

（一）病种成本核算的意义

近年来，我国医疗费用增长过快，"看病难、看病贵"问题日益突出。虽然这个问题是多种原因长期积累造成的，但医院实施的"按服务项目收费"的支付方式无疑起了推波助澜的作用。"按服务项目收费"虽然对每一个医疗项目有了明确的收费标准，但整个诊疗过程中应该使用哪些项目，每个项目该使用多少次，并无明确的规定，结果加重了患者的负担。随着我国各类医疗保险制度的建立与实施，医院的付费制度得到了改革，医保部门作为第三方对医院付费，因此需要探讨以病种为单位的医疗费用结算制度，或者以病种为单位的医疗费用预付制度，从而保证医疗保险制度的顺利实施。病种成本核算能有效抑制过度医疗，防止医疗资源浪费，同时也可以减轻患者负担，缓解医患紧张关系；病种成本核算能促进医院管理，提升医院形象。以每一病种作为成本核算单位，建立每一病种诊疗的标准成本，能反映每一病种治疗的效率和费用的高低，通过不同医院之间的比较，促使医院不断提高医疗技术水平和管理能力。

（二）病种选择原则

病种成本是医院为治愈某种疾病的平均成本，哪些病种才能进行单病种成本核算，这也是病种成本核算必须考虑的。一般说来，可按下列原则选择病种：一是取常见病、多发病，不能是偶发病、突发病，比如 SARS 就不宜作为病种成本核算的对象；二是能代表专科水平的病种，如病毒性肝炎、脑血栓、急性心肌梗死、肺炎、慢性肾小球肾炎、胃癌、结肠癌、甲状腺腺瘤、急性阑尾炎、胆囊炎结石症、前列腺增生、胫骨骨折、子宫肌瘤、卵巢囊肿、剖宫产、支气管肺炎、婴儿腹泻、急性肾炎等；三是要有一定的病例数，如果病例太少则病种成本核算得到的数据不准确，或不具备代表性。

（三）病种成本核算的步骤

病种成本核算以不同病种为核算对象，进行费用的归集和分配，计算各个病种总成本和病种单位成本。

其核算的一般程序是：首先确定病种种类，然后将病房的成本费用按照单病种能直接计入的费用直接计入，不能直接计入的依据一定的分摊系数进行分摊计入。病种成本核算的基本步骤如下：

1. 进行科室成本核算　病种成本核算以"科室成本核算"的成果为基础，其前提是完成了各临床科室的成本核算工作。

2. 设置病种成本核算的成本项目　病种成本核算的成本项目可以设置为药品费成本、分摊药房成本、手术成本、医技检查成本、分摊科室成本等。

3. 分配直接成本和分摊间接成本　设置了成本项目后，对于直接成本则直接计入病种成本项目，对于间接成本则应选择适当的方法分摊计入。

第一步，分配药品成本。将病种药品费成本，按病种用药收入减去进销差价计算求得，其计算公式为：

$$病种药品费成本 = 某病种药品收入 \times （1-各类药品进销差价率） \qquad (14-11)$$

各类药品是指西药、中成药、中草药，由于各类药品进销差价率高低不一，故应分类计算，求出各类药品成本，然后汇总求得单病种药品费用总成本。

第二步，分配药房其他成本费用。对于除药品费以外的其他药房费用，可以按病种用药收入总额占住院药品总收入的比例分配计入病种成本，其计算公式为：

$$病种药品收入占药品总收入的百分比 = 某病种药品收入 / 住院药品总收入 \qquad (14-12)$$

病种分摊住院药房成本（不包括药品费成本）＝住院药房成本×病种药品收入占住院药品总收入的百分比

$$\qquad (14-13)$$

第三步，分配手术室成本费用。将手术费用和手术室其他费用在做手术的病种之间进行分摊，将手术室成本费用分摊计入各病种成本费用。

第四步，分配医技检查成本费用。将医技检查成本费用按一定的标准分摊计入病种成本费用。可以按病种医技检查收入额占医技检查收入总额的比例分配计入病种成本，其计算公式为：

病种医技检查收入占医技检查总收入的百分比＝某病种医技检查收入/医技检查总收入

$$\qquad (14-14)$$

病种分摊医技检查成本费用＝医技检查成本费用×病种医技检查收入占医技检查总收入的百分比

$$\qquad (14-15)$$

第五步，分配住院临床科室的成本费用。可以按病种实际住院日分摊计算求得，其计算方法如下：

病种分摊病房临床科室成本费用＝病房临床科室成本费用/某科室住院总床日×某病种住院床日数

$$\qquad (14-16)$$

4. 计算病种总成本和平均成本　将有关病种成本项目进行汇总，即可求出病种总成本。病种总成本除以某病种的住院人数，求出该病种的平均成本。

（四）病种成本核算实例

【例14-9】假设某医院产科病区，按顺产、难产、剖宫产三种病种核算成本，某月份有关资料如表14-8所示：

表14-8　某医院顺产、难产、剖宫产相关资料

项目	出院人次	实际占用床日	西药收入	中成药收入	中草药收入	医技检查收入
顺产	60	300	60000	12000	6000	12000
难产	20	200	30000	4000	2000	8000
剖宫产	10	150	35000	6000	2000	7000
合计	90	650	125000	22000	10000	27000

假定月初在院患者与月末在院患者相等（这个假定是为了不考虑月末在院患者），病例数量可按出院患者数计算，西药综合差价率为15%，中成药综合差价率为20%，中草药综合差价率为25%。

该产科需要分摊的科室成本有：分摊住院药房成本9000元，剖宫产分摊手术室成本18000元，分摊医技检查成本20000元，分摊科室其他成本费用为120000元（其中人员费用80000元，折旧费6000元，材料费20000元，其他费用14000元）。

该医院顺产、难产、剖宫产三个病种成本核算的步骤如下：

（1）**药品费成本分配**

顺产药品费成本＝60000×（1-15%）+12000×（1-20%）+6000×（1-25%）=65100（元）

难产药品费成本＝30000×（1-15%）+4000×（1-20%）+2000×（1-25%）=30200（元）

剖宫产药品费成本＝35000×（1-15%）+6000×（1-20%）+2000×（1-25%）=36050（元）

（2）**药房成本分配**

药房成本分配率＝9000/（78000+36000+43000）=0.05732

顺产分配药房成本＝78000×0.05732=4471（元）

难产分配药房成本＝36000×0.05732=2064（元）

剖宫产分配药房成本＝43000×0.05732=2465（元）

（3）**手术室成本分配**　假定妇产科只有剖宫产需要做手术，则手术室成本18000元直接计入剖宫产成本。

（4）**医技检查成本分配**　顺产、难产和剖宫产三个病种按医技检查收入分配医技检查成本。

分配率＝20000/（12000+8000+7000）=0.7407

顺产分配医技检查成本＝12000×0.7407=8889（元）

难产分配医技检查成本＝8000×0.7407=5926（元）

剖宫产分配医技检查成本＝7000×0.7407=5185（元）

（5）**科室其他费用分配**

顺产、难产和剖宫产三个病种按占用床日占总占用床日的比例，分摊科室其他费用（表14-9）。

表14-9　某医院顺产、难产、剖宫产三个病种分摊科室成本计算表

项目	实际占用床日	分配比例	分配人员费用	分配折旧费	分配材料费	分配其他费用	分配费用合计
顺产	300	300/650	36923	2769	9231	6462	55385
难产	200	200/650	24615	1846	6154	4307	36922
剖宫产	150	150/650	18462	1385	4615	3231	27693
合计	650	1	80000	6000	20000	14000	120000

经过上述计算，该医院顺产、难产、剖宫产三个病种的成本核算详细资料如表14-10所示。

表14-10 某医院顺产、难产、剖宫产三个病种成本计算表

项目	出院人次	药品费成本	药房成本	手术室成本	医技检查成本	科室其他费用	成本费用合计	病种成本
顺产	60	65100	4471	–	8889	55385	133845	2231
难产	20	30200	2064	–	5926	36922	75112	3756
剖宫产	10	36050	2465	18000	5185	27693	89393	8939
合计	90	131350	9000	18000	20000	120000	298350	–

需要说明的是，病种成本核算的时间跨度越长，病种成本的准确度越高，可考虑按一个年度进行病种成本核算；为了保证成本核算的准确、合理，成本费用记录务必详细、健全。

小 结

医疗成本，就是指医疗机构在提供医疗服务过程中所消耗的物化劳动和活劳动的货币表现。根据成本的可追踪性与否，医疗成本可分为直接成本和间接成本；按成本习性可将成本分为固定成本、变动成本和混合成本；按成本的可控性，可将成本划分为可控成本与不可控成本；按成本与经营决策的关系，成本可分为增量成本、沉没成本、机会成本。成本分析就是利用成本计划、成本核算资料和其他有关资料，全面分析成本水平及成本构成的变动情况，研究影响成本升降的因素及其变动的原因，以寻求降低成本的途径和方法的一种成本管理活动。常用的成本分析方法主要有对比分析法、比率分析法、因素分析法、盈亏平衡分析法等。医疗成本核算是指医疗机构把一定时期内发生的各项费用加以记录、汇集、计算、分析和评价，按照医疗卫生服务的不同项目、不同阶段、不同范围计算出医疗卫生服务总成本和单位成本，以确定一定时期内的医疗服务水平，考核成本计划的完成情况，并根据不同医疗服务项目的消耗，分配医疗服务费用的一种经济管理活动。医院实行成本核算，具有十分重要的意义。为使成本信息达到要求，成本应遵循一些基本原则；医疗机构成本核算要经过一定的程序和步骤。

【思考题】

1. 请指出医院哪些成本属于固定成本，哪些属于变动成本，哪些属于混合成本。
2. 试分析固定成本和不可控成本、变动成本和可控成本之间的关系。
3. 请比较分析全成本核算与非全成本核算的区别。
4. 任选一个病种，应用全成本法进行病种成本核算。

第十五章　疾病经济负担与健康投资分析

学习目标

　　通过本章学习，要求掌握疾病经济负担的基本含义与研究意义、健康投资效益的内涵及其功能；熟悉疾病经济负担的各项指标及测算和分析方法、健康投资与疾病经济负担的关系；了解疾病经济负担的研究进展，健康投资的效益分析。

【案例】

慢性病对经济造成沉重负担

　　慢性病已经给我国带来巨大的经济负担。卫生部数据显示，我国慢性非传染性疾病在中国所有疾病负担中所占比重约为69%，已远远超过传染病和其他伤害所造成的疾病负担。

　　因为慢性病的病程长，其对机体的损害首先影响整个社会的劳动能力。据2008年第四次国家卫生服务调查显示，因慢性病全国劳动力休工36亿天/年（占65%）；因慢性病劳动力人口长期失能37亿天/年（占75%）；预计到2020年，将有85%的死亡归因于慢性病，而70%左右的高血压、糖尿病、超重肥胖、血脂异常也将会发生在劳动力人口中。

　　慢性病对居民个人也带来了沉重的经济负担。慢病中心向《经济参考报》提供的数据显示，2009年中国城镇居民人均可支配收入为17175元，农村居民人均纯收入为5176.9元。罹患常见慢性病住院一次，城镇居民至少花费人均收入的一半，农村居民至少花费人均收入的1.3倍。心梗冠脉搭桥的住院花费最高，是城镇居民人均可支配收入的2.2倍，农村居民人均纯收入的7.4倍。

　　就呼吸系统疾病而言，何权瀛对《经济参考报》记者称，一项在六大城市开展的对COPD（慢性阻塞性肺病）患者进行的调查显示：2006年，COPD患者的年平均直接医疗费用为人民币11744/人，间接医疗费用为1570元/人，每个COPD患者的年平均总费用（13314元/人）占家庭总收入（32880元）的40%，COPD的费用与疾病的严重程度和住院次数呈正相关。据悉，目前全国COPD患者有3800万。而根据《中国心血管病报告（2005）》，我国每年死于心脑血管病的人数达250万至300万，每年心血管病的医疗费用高达1301.17亿元，其增长速度接近当时我国国内生产总值增长速度的两倍。

　　慢性病的高发也正在快速消耗社会积累的财富，据世界卫生组织预计，慢性病防治占中国医疗费用的80%。在今后10年中，中国因心脏病、心脑血管疾病和糖尿病等疾病导致的过早死亡将产生5580亿美元的经济损失。到2015年，中国慢性病直接医疗费用将超过5000亿美元。而根据最新统计，2011年全国医药卫生费用规模已达到24000亿元，较上年净增4000亿元，即医药卫生费用20%的增长速度在未来或仍将持续。今后，慢性病仍将占用预防疾病的

大量医疗资源。（资料来源：李静，林潇潇．我国慢性病高发快速消耗社会财富．经济参考报，2012-08-17）

【思考】

1. 疾病经济如何计算？

2. 如何通过健康投资减轻疾病经济负担？

当前，高昂的疾病经济负担已经成为世界各国面临的难题，疾病已经不仅仅是个人问题，而且还会衍变为突出的社会问题。面对众多的新老健康问题和居民不断增长的卫生服务需要，如何分配有限的卫生资源，是各个国家在卫生决策中共同面临的问题。疾病负担研究就是在这种前提下发展起来的，它通过研究不同疾病的负担，确定需要优先解决的卫生问题，合理配置卫生资源。疾病经济负担是卫生经济学的重要研究领域。它针对人们因疾病、伤残、失能或死亡所引起的经济耗费或经济损失进行测量和分析，进而从经济学的层面研究或比较不同疾病对人群或社会的影响。疾病经济负担研究，可以衡量卫生服务或医疗保健服务工作的投资效益，是政府制定卫生经济政策的重要参考依据。

在我国，一种比较流行的传统观点是仅从疾病的诊断治疗本身去理解健康。无论是政府还是个人，不懂得如何去保持国民的身心健康，就更不会进行健康投资。随着我国医疗保障制度改革的不断深化，医疗费用的不断增长，个人对医疗费用支付额度的不断增大，老百姓、社会和政府都应该而且必须重视健康投资。

第一节　疾病经济负担

一、疾病负担

（一）疾病负担的内涵

世界银行在《1993年世界发展报告——投资与健康》中首先提出关于全球疾病负担（global burden of diseases，GBD）的概念和测算方法，疾病负担研究将早亡造成的损失与因疾病失能（伤残）造成的健康损失结合起来考察疾病给社会造成的总损失。报告重点研究了发展中国家和中等收入国家控制疾病优先重点领域和确定基本卫生服务包的策略。

疾病负担（burden of disease，BOD）是指疾病给人类造成的损失，包括发病、死亡、残疾、生活质量下降以及经济损失等内容。概括起来，主要包括健康和寿命损失、经济损失以及除此之外的其他损失。疾病负担常用失能调整生命年为单位进行测算。

（二）疾病负担的常用指标

1. 传统指标　认为疾病负担的评价指标主要是发病率、死亡率、患病率、病死率、死因顺位或死因构成比，以及伤残率等传统的指标。以上几种传统指标的优势在于资料相对易于掌握，计算方便，结果直观，可用于各种疾病的一般性描述。

2. 潜在寿命损失年（years of potential life lost，YPLL）　1982年，美国的CDC（疾病控制中心）提出YPLL指标，即用疾病造成的寿命损失以评价不同疾病造成负担的大小。YPLL较传统指标更趋于准确、合理，弥补了死亡率和死因位次作为指标以反映疾病负担时无法考虑死亡年龄的不足，使人们在评价疾病危害时，不仅注意到死亡数量，还考虑了死亡所造成的人群寿命损失。

3. 质量调整生命年（quality adjusted life years，QALYs）　QALYs 是一种个体健康状况的综合评价指标，它全面考虑健康的生理、心理和社会适应各方面，把生命质量和生命数量相结合，以时间为测量单位所反映个体健康状态生存的年数。通过给予每个生命年一个权重（在 0~1 之间）来进行估计，权重为 0 时说明该个体的健康状况接近于死亡状态，权重为 1 时说明该个体处于完全健康状态。

4. 失能调整寿命年（disability adjusted life years，DALYs）　为全面综合地评价疾病对人类造成的负担，世界银行和世界卫生组织（WHO）于 1993 年提出了评价疾病负担的综合性指标。DALYs 将非死亡的疾病结局与死亡结合起来，同时对疾病造成早死和失能合并考虑，用一个指标来描述疾病的这两方面的负担。DALYs 指标是由人群的损失生命年 YLLs（years of life lost）和伤残生命年 YLDs（years lived with disability）进行综合计算。

（三）　疾病负担评价方法的研究进展

不同时期研究疾病负担的思路和使用的方法、指标有所不同，主要经历了四个阶段：

第一阶段　1982 年以前，单纯从死亡的角度出发，认为疾病造成的死亡越多，疾病负担就越大。疾病负担应用的评价指标主要是死亡率、死因位次、发病率等传统指标。这类资料虽然易于获得，计算简便，结果直观，但不能反映疾病对人的社会价值及其造成的伤残等客观数据。

第二阶段　以 1982 年美国 CDC 提出潜在寿命损失年（YPLL）为标志，并派生出许多类似的指标。用疾病造成的寿命损失评价不同疾病造成负担的大小，认为疾病负担就是疾病造成死亡而引起的个体或人群寿命的减少，但忽略了疾病的另一重要的结局——失能的负担。

第三阶段　以 1992 年世界银行提出的失能调整生命年（DALYs）和 1998 年 Hyder 等提出的健康寿命年（healthy life years，HeaLY）为代表。在健康条件下的期望寿命，即个人在良好状态下的平均生存年数，称为健康期望寿命年，它能够把发病率和死亡率的信息有机地融合为一个整体。疾病负担被定义为健康期望寿命年的损失情况，综合考虑了疾病所造成的死亡和失能两种结局。其中，DALYs 是目前应用最多、最具有代表性的疾病负担评价和测量指标。

第四阶段　疾病负担综合评价的提出。不少研究者发现，如果从生物-心理-社会医学模式来考虑，疾病所造成的负担仅考虑死亡和失能也是不全面的。疾病负担应该是指疾病的损失和危害所带来的后果和影响。所谓"后果"是指疾病的结局，即死亡、失能和康复。同时，还需要计算疾病过程的损失，其中包括个人（健康）损失、家庭（经济）损失和国家（资源）损失。所谓"影响"是指疾病的经过所产生的生物、心理和社会危害。具体而言，疾病负担包括疾病造成的患者群体的个人负担、家庭负担和社会负担。疾病造成患者躯体的损伤、身心残疾和死亡，并引起就业、入学、社会交往等障碍，可归为患者群体的个人负担；由于患者功能缺陷所造成家庭成员的身心压力以及整个家庭的结构和功能的缺陷，可归为疾病的家庭负担；患者患病的影响波及周围人群，对所在社区的生活、服务和经济活动等产生影响，可归为疾病的社会负担。由此可见，疾病负担综合评价需要系统分析疾病为个人、家庭和社会所造成的多层次负担，整合生物、心理和社会指标，形成综合指标。目前，疾病负担综合评价多用疾病综合负担指标（comprehensive burden of disease，CBOD）来衡量。

二、疾病经济负担

相关链接　疾病经济负担有 3 种形式

货币形式，就是患者生病所支付的医疗费以及为了治疗疾病所必须支付的其他费用。这就是说货币形式包括两项内容：第一，医疗费，政府采取需方投入开展新农合医疗制度、城市居民大病统筹等，民政部门提供医疗救助，所减轻的疾病经济负担是指减轻患者医疗费的经济负担。新医改政策要求在城市大医院医疗总收入中，由各类医保承担的费用要达到总费用的 70% 以上；要求在地方卫生总费用当中，个人家庭现金支付的部分要低于 30%。第二，其他费用，包括看病就医所支付的车船费、伙食费、住宿费、交通费，等等。这部分费用几乎都要由患者家庭自己负担，或亲友资助。政府减轻这些经济负担的主要措施就是合理配置医疗资源，动员高素质医务人员下基层，完善县以下三级医疗网，强化县龙头医院，特别是要求城市三级大医院托管县医院，走南京鼓楼医院、上海瑞金医院、上海华山医院托管并购基层医院的道路。

时间形式，就是患者及其家人为了接受治疗运送陪护患者所耗费的时间。人的生命是有效的，为了治疗疾病，患者自己以及其亲友所耗费的时间，等于其有效生命年的扣除。如果是劳动力，等于社会有效劳动时间的扣除。此乃疾病的经济损失，政府也要将其纳入疾病经济负担中加以考虑。特别是在 2003 年"非典"流行期间，由于"非典"而损失的有效劳动时间影响了经济发展，降低了国内生产总值的增长速度。

效用形式，就是人民群众对医疗机构的满意度形式。现在有的人不是为人民服务，而是为人民币服务，没有人民币就寸步难行。"医院大门开，有病无钱别进来"，这已经成为患者及其家属的最大负担。政府新医改政策要采取有效措施，提高人民大众对医疗机构的满意度。只靠卫生局医政医监部门搞几个评价指标是不行的，建议学习大学教育部门聘请退休教师做教学督导员的制度，医院也要聘请老医师、老护士做医疗督导员。据报道，美国的医疗机构就组建医疗督导队伍，即 hospitalist；或者借鉴英国的通科医师制度，监督专科医师的医疗行为是否规范合理。（资料来源：杜乐勋. 如何减轻疾病经济负担. 医药经报，2012-01-18）

（一）疾病经济负担的内涵

疾病经济负担（economic burden of disease）是疾病负担的重要组成部分，又称疾病的经济损失（economic losses of illness）或疾病成本（costs of illness），其内涵有很多不同的解释。我们认为，疾病经济负担是指由于疾病、失能（残疾）和早死给社会、家庭、个人所带来的经济损失，以及为防治疾病而消耗的社会资源。

疾病经济负担的研究是卫生经济学研究的重要内容，它针对人群因疾病而引起的经济耗费或经济损失进行测算和分析，从经济学层面上研究或比较研究不同疾病对人群健康的影响。疾病经济负担的研究可以从不同的角度进行，例如从患者的角度、政府的角度、社会的角度以及保险机构的角度。研究角度不同，疾病经济负担所涉及的范围也不同。如果我们要研究疾病给患者造成的经济负担，那么就应该包括患者由于治疗疾病所花费的住院费、诊疗费、药品费、交通费、住宿费等，但不包括有关的科学研究费用。如果要研究疾病带给政府的经济负担，则应该包括政府在卫生事业方面的各种投入，包括对疾病防治机构、康复机构、医学研究机构等各个方面的投入。

（二）　疾病经济负担的分类

按疾病对社会和人群的影响，可分为直接经济负担、间接经济负担和无形经济负担三类。

1. 直接经济负担（direct economic burden）　是指因预防和治疗疾病所直接消耗的经济资源。直接疾病经济负担包括两个部分：一部分是指在卫生保健部门所消耗的经济资源，包括患者在医院就诊和住院等的费用、在药店购买药品的费用、国家财政和社会（包括企业）对医疗机构、防保机构和康复机构的投入等各个方面。另外一部分是指在非卫生保健部门所消耗的经济资源，包括有关社会服务费用、与疾病有关的科学研究费用、退休金或津贴、患者的额外营养费用、患者就医所花费的交通费用等。

从社会的角度看，它包括社会和家庭在疾病预防、诊断、治疗和康复全过程中所消耗的卫生资源；从个人角度看，它主要是指个人或家庭在疾病预防、诊断、治疗和康复全过程中所支付的费用。对个人而言，疾病的直接经济负担最主要是指治疗过程中所消耗的费用。

因此，直接疾病经济负担具体包括：①提供卫生服务的费用，即医药费、门诊费、住院费、预防经费等。②接受卫生服务的费用，即患者及陪护人员的差旅费、伙食费、营养食品费等。

2. 间接经济负担（indirect economic burden）　是指因发病、伤残（失能）和过早死亡所损失的劳动时间，或因劳动力降低所引起的社会和家庭的损失。它包括患者本人工作时间减少或由于工作能力下降所带来的损失；陪护人员因工作时间减少而带来的损失。对于某些预后差、对人体功能影响严重的疾病，如癌症、白血病等，间接经济负担是其最主要的经济负担。间接疾病经济负担是疾病经济负担的一个重要组成部分，如果不将其计算在内，就会低估因疾病对个人和社会经济所带来的影响。间接疾病经济负担具体包括：

（1）因疾病、伤残和过早死亡损失的工作时间所造成的损失。比如在职职工因病就诊或休息而不能在岗工作所带来的损失，职工本人也有可能影响收入等。

（2）因疾病和伤残而致个人工作能力降低所造成的损失。比如一些癫痫或精神分裂症患者不能继续工作，或者只能从事一些相对比较简单的工作所造成的损失。

（3）因陪护而损失的工作时间。许多情况下，亲友要花费时间陪患者去就诊或在医院看护，一些偏瘫或精神分裂症的患者甚至需要长期专人陪护，耽误亲友的工作时间而造成的损失。

（4）因疾病和伤残而致个人生活能力降低所造成的损失。许多情况下，由于疾病不适或伤残，使患者从事其他生产或生活活动的经济负担会有所增加，比如残疾人因行动不便而使出门乘坐出租车等所造成的生活成本的增加。

3. 无形经济负担　得了病的人总是痛苦的，多多少少都会有精神上的压力。特别是大病、重病和疑难杂症，更可能令患者及其亲友背上沉重的思想包袱，这种包袱是无形的。无形的经济负担也叫无形损失，是指患者及其亲友因疾病或伤害而使家庭和本人痛苦、悲哀与不便所带来的生活质量的下降和其他相关成本的花费。例如，艾滋病患者因社会的不理解和排斥而变得更加孤独，"非典"患者害怕有后遗症而变得忧心忡忡。但由于无形经济负担很难量化，因此在计算具体经济负担时只是作为一种参考。

（三）测定疾病经济负担的相关指标

从经济学角度来说，疾病经济负担通常由一些具体的指标来体现。理论上普遍认为，疾病经济负担可由死亡指标、疾病（发病）指标、伤残或失能指标、病休或其他时间指标等组成。

1. 死亡指标　表达死亡的指标不尽相同，有粗死亡率、死亡专率、死亡比、减寿年数等。疾病死亡专率是指不同疾病引起的死亡，或者是不同年龄、性别的死亡率。死亡比是指某一种疾病引起的死亡人数所占总死亡人数的比例。

2. 疾病（发病）指标　一般指发病率或患病率。发病率是指一年内每个人（或每万人、每10万人）患某病的新发病比例。患病率则包括在一定时间（或时点）内患某病的比例，包括新发病例及老病例。

3. 伤残（失能）指标　有些伤残所带来的后果比死亡更为严重，患者及其亲友的经济负担也会更重，但在经济学上要准确表达伤残或失能所带来的经济负担是很难的。因为患者是生活在伤残、失能或功能低下的情形中，失去的是健康的生命年数。健康生命年作为疾病经济负担测量时的重要指标，可用于计算人们因失去健康生命年数而带来的经济损失，以及因伤残或失能期间而用于康复的经济支出及永久性失能的经济损失。

4. 时间指标　患病后，很多时候会导致患者不能工作或上学，就会有病休的时间，给工作或上学带来损失，如病休的误工时间、医院病床占用天数、休息天数、卧床天数等。

（四）疾病经济负担的计算方法

根据疾病经济负担的概念及分类，可以得知疾病经济负担的测量内容可表达为：

总疾病经济负担=直接经济负担+间接经济负担+无形经济负担。

1. 直接经济负担的计算方法　直接经济负担多以收集各种费用的方式进行，包括直接医疗费用和直接非医疗费用。直接医疗费用可以向医疗机构和患者收集或调查，而直接非医疗费用一般直接向患者调查。在具体计算直接经济负担时，可采用以下方法：

（1）上下法（top-down method）：先获取全国或地区的总医疗费用，然后将其按住院天数分配到确诊人群中，可得到疾病的总费用和例均费用。该法的优点是数据收集省时省力，但缺点是无法估计直接非医疗费用。

（2）二步模型（two-step model）：可以估算年门诊和住院医疗费用、营养费、差旅费等费用。

一年医疗费用=（两周就诊率×次均门诊费用×26）+（两周住院率×次均住院费用×26），其他费用可类推得到。该法可以对人群医疗服务利用和费用做全面研究，并分析年龄、收入、性别等因素对医疗费用的影响，有较强的科学性，测算精度较高，但对资料的要求也高。

（3）根据调查推算出疾病平均直接费用：某种疾病直接费用（X_i）=年平均直接费用×地区居民人口数×患病率或发病率；总的直接费用=$\sum x_i$，即将各种疾病或伤害的直接费用相加。但由于患患者数不等于治疗人数，很多患病者因为无力支付医疗费而放弃治疗。因此，用这种方法计算的费用是高于实际费用的。

2. 间接经济负担的计算方法　对于疾病间接带来的经济负担，其测算关键是如何计算损失工作一天或一年的有效劳动价值。计算方法有：

（1）人力资本法：间接经济负担是用时间来表示的，再通过某种间接方式折算成货币价值，称为人力资本法，又称预先收入法。

①现值法（用工资表示）：主要是用工资标准来计算疾病的间接经济负担，这是西方很常用的方法。一般用工资率乘以因疾病或伤害而损失的有效工时，来计算疾病损失的间接费用。其理论依据是均衡价格理论。在我国，可以根据工资总额或平均工资作为折算指标，农村用日均劳动力收入作为折算指标。其计算公式为：

$$间接经济损失 = 年人均工资（日工资）× 损失工作人年数 \tag{15-1}$$
$$损失工作人年数 = 人口平均期望寿命 - 死亡或致残的时间 \tag{15-2}$$

②用人均国民收入或人均净产值表示：其计算公式为：

$$间接费用 = 误工日 × 人均国民收入/365 \tag{15-3}$$

③用人均国民生产总值来计算：其计算公式为：

$$间接费用 = 损失时间 × 人均国民生产总值 \tag{15-4}$$

（2）支付意愿法：测量患者为获得治好某种疾病愿意或打算支付的货币数，是个人情愿支付多少金钱来替换降低危险因素或者死亡的可能性估计。这种方法受到个人的偏好、对病痛或死亡的评估等主观因素的影响。

（3）磨合（擦）成本法：基本思想是因疾病和伤害所致生产损失的数量取决于组织为其恢复生产所花费的时间。磨合期是指患者为等待他人接替工作期间所造成的生产损失时间，以平均误工期为基础。若生产是从磨合期后开始，疾病的实际间接费用组成为生产损失的价值或保存正常所需要的成本。如果员工被永久取代，其成本为填补此空缺和训练新员工所投入的成本。

第二节　健康投资分析

相关链接　别到最后再买健康

　　"一个人一生中在健康方面的投入，大约80%花在了临死前一个月的治疗上！"卫生部新闻发言人、卫生部办公厅副主任毛群安指出了这种不正常的现象，让我们意识到医疗卫生事业必须从过去重治疗转为重预防。很多癌症患者和在ICU中抢救的患者，他们临终之前的治疗费用有时高达百万！虽然预防的效益如此明显，但现实却与之相距甚远。经济能力不足，曾经被视为轻视健康投资的主要原因。然而真是这样吗，拥有小汽车的家庭，想来不会太贫困，但他们对待健康投入的态度，却未必比普通民众更积极。所以，从某种意义上说，投入能力不是问题，投入意愿才是问题！40岁前拿健康换钱，40岁后拿钱换健康，但拿钱换健康总不让人如意，多少疾病在医学上无能为力！在工作的名义下，仗着年轻，挥霍健康，透支生命，是很多人的真实写照。（资料来源：兰州晚报，2012-01-09）

一、健康的定义

由于人们所处环境和认识问题的角度不同，对健康的理解也各有不同。从医生角度来看，健康意味着一个人没有任何的临床症状和体征（不包括亚健康状态）；从患者角度看，健康是一种心理和生理上舒适的感觉；经济学家用无病天数来表示健康，用有病时间内发生的直接和间接费用来估算健康损失；社会学家更关注人群的整体健康情况，而不是个体的身体状况。1948 年，世界卫生组织对健康提出新定义："健康是身体、心理和社会适应的完好状况，而不仅仅是没有疾病和虚弱。"其中还指出健康应包括三个方面的内容：一是躯体健康，二是心理和行为健康，三是人类与自然环境和社会环境融洽与和谐。此定义颠覆了"无病即健康"的传统健康观，对健康的解释从"生物人"扩展到了"社会人"的范围，从个体健康扩大到群体健康。

二、健康投资的内涵

健康投资有广义和狭义之分。从广义上来讲，健康投资是指在一定时期内用于预防和治疗人体病变，维护和保持人们身心健康所投入或消耗的所有经济资源，包括人民的基本生活资料、教育、卫生保健和环境保护等方面的经济投入。从狭义来讲，健康投资主要指医疗卫生事业所消耗的经济资源即卫生费用。有观点认为，只有使健康受益的投资才是健康投资，没有受益的（如开大处方、过度检查等）都不是健康投资。我们认为，任何投资都不能保证取得既定的效果，健康投资应该包括政府、社会、个人各方面的投资，既包括"有效投资"（即对健康有益的行为），也包括"无效投资"（即对健康无益，甚至有害的行为）。投资的目的都是为了人们保持健康或变得健康，投资的方式主要是金钱和财物，也包括一些良好的生活习惯等行为。

用综合健康医学模式重新解释和评价影响健康的因素，将占总死亡87.5%的死亡原因按综合健康医学模式分类：第一位是行为生活方式，占 43%；第二位是生物遗传因素，占 27%；第三位是环境因素，占 19%；第四位是医疗服务，占 11%。按照这一模式，健康投资至少来自以下具体方面：第一，改变某些影响人类健康的行为生活方式的费用；第二，改善人类遗传因子的费用；第三，提高人类的生活消费水平和改造不利于人类健康的生活环境的费用；第四，医疗保健服务的费用。

要准确理解健康投资的内涵应注意两点：第一，健康投资不只是对疾病的治疗，还应包括对影响健康的一系列重要因素的干预。迄今为止，学界公认的重要健康投资包括清洁饮用水的提供、基本卫生设施的改善、充足而平衡的营养及良好的环境、儿童计划免疫、妇幼保健、传染病的控制等。而且，同样属于健康投资，医疗服务和公共卫生服务投资的投资价值也存在着重大差异。预防保健等公共卫生服务的投入就像固定资产投资一样是典型的投资活动，对于医疗服务消费则更像建筑与设备的维护一样，是弥补、恢复其损失的功能和价值的活动。因此，增加对公共卫生的投资具有更重要的意义，可取得更高的健康收益，提高卫生资源配置的效率。第二，健康投资不能等同于对物质产品的消费。健康投资作为有成本效益的卫生干预活动的投入，与对教育尤其是基础教育的投入一样，是对人力资本的投入。增加对教育和健康的投资，是为中国提供高素质的健康劳动力、提高生产效率、维持全球竞争优势的有力保证，也是经济发展的最终归宿和目的，更是体现以人为本、全面建设小康社会的重要内容。

三、健康投资的目的

西方人口经济学理论认为，人口质量投资也是生产性投资，也会转化为"资产"或"资本存量"，即人力资本存量。人力资本存量，主要由健康、知识、技能和工作经验等要素构成。虽然对这些要素的投资都会带来人力资本的增值，即改善个人获得货币收入和生产非货币产品的能力，但唯有其中的健康资本存量，决定着个人能够花费在所有市场活动和非市场活动上的全部时间。健康资本存量的增加是一切形式的人力资本投资所产生效益的基础，健康投资的直接目的就是增加劳动者的健康资本存量。

四、健康投资与疾病负担的关系

一般来说，健康投资和疾病负担成反比关系，即投入越多，人们的健康水平就越高，从而发生疾病的可能性就越低，疾病负担就越低。相反，如果投入越少，疾病的发生率就越高，疾病的经济负担也就越大。但对世界各国的健康投入和疾病负担的数据进行分析却发现，没有任何证据可以证实这种关系在各个国家普遍存在，因为并不是每个国家的每项健康投资都具有相同的良好效益。我们认为，对同一主体在同一背景条件下而言，这一规律是基本适用的。

五、健康投资的意义

（一）健康投资是人力资本投资的重要组成部分

按照马克思劳动力价值理论和西方人力资本理论，人的智力投资和劳动力投资两项最重要的"人力资本"投资，对经济、社会直至个人的发展起着极为重要的作用或影响。随着社会经济的发展，特别是知识经济的到来，卫生与教育事业理所当然地深受各国政府的高度重视。就劳动密集型经济活动方式来讲，健康投资不仅提高了劳动力的健康素质，降低了劳动力的死亡率，提高了劳动生产率；同时也提高了劳动者的劳动时间和强度，相应地提高了劳动力供给人口的数量，节约了劳动力保障和再生产费用。其结果不仅使人力资本大大增加，也使社会生产加速发展。例如，由于我国健康投资的增加，使我国人均期望寿命延长，平均每位劳动者一生的工作时间从新中国成立前的20年增加到现在的40年，这等于劳动力资源增加了1倍，或者说劳动力再生产的费用节约了一倍。另一方面，健康投资必然提高生活质量，而生活质量的提高，不仅有利于劳动力和再生产，更有利于社会经济及精神文化的提高与发展，形成良性循环。

（二）健康投资具有人力资源开发功能

健康投资是一种期望得到很多回报的投资，是人力资源开发、利用的重要组成部分。随着社会经济的发展和生活水平的提高，人们开始重视对体育的投入，健康投资已逐渐成为一种现代意识和时代潮流。人们开始认识到体育不仅具有健身保健、消遣娱乐的社会性功能，同时还是一种重要的社会和个人健康投资，体育运动作为一项重要的人力资本的投资。在人力资源方面的开发和利用上，还具有特殊的经济功能。人的这种具有生物特性的"活"资源，是与人的生理特征等紧密相连的，人力资源的形成、开发、配置使用受时间限制。从生物学的角度看，人有生命周期，不能长期储存不用，否则会退化、荒废。人从事劳动，能开发利用的时间被限制在生命周期的一个时段里，如何延长最佳时段、发挥最佳时期的能力、获得资本投资较大的效益，是经济工作者和社会体育工作者关注的问题。经济的发展和近代文明的产生给现代人带来生活的富裕和方便，但也正是这种享受对现代人的身体和精神产生了负面影响。经济学家证明，进入 20 世纪 60 年代之后，依靠人力资源获得的利润增长了 7.5 倍，而通过物质资本获得的利润只增长了 3.5 倍。可见，靠身体能力提高获取的财富，较之更新机械设备获得的财富高达 1 倍。美国经济学家西奥多·舒尔茨在论健康投资时指出：健康投资不仅能提高劳动力的数量，而且也能提高人力资源的质量。

（三）健康投资促进了社会经济的发展

健康投资，尤其是公共卫生方面的投资，使社会每个公民都可以充分享受到的公共福利或投资，体现着国家公共福利政策的公平性、合理性和有效性，有助于保持社会秩序的稳定，维护和增加劳动力的再生产和有效供给，保障人力资本的不断积累和价值创造，提高了劳动生产率，推动了社会生活质量的提高，促进了社会经济的持续快速发展。身体健康对经济增长的直接作用，表现在劳动者的工作数量的增加。劳动者体质的改善，可以使劳动者的生命时间延长，生病的时间减少，提供更多的劳动时间；旺盛的精力和健康的身体，可以使劳动者相对工作时间的劳动产出增大；提高劳动生产率，可以使工作质量大大提高。就整体国民经济来看，劳动者健康的体质会既可提高个体收入，又能刺激劳动者的生产积极性，从而促进经济增长。另一方面，健康的体质会使人们更多地向其他人力资源方面进行投资；加大教育和继续教育等投资，使受教育的人口数量增加，大大地提高国民思想道德、文化知识、科学技术等诸多素质，从而提高人口素质和社会发展水平，促进社会发展和经济增长。

（四）健康投资具有劳动就业价值

企业在为实现自身利益的过程中，不仅需要有高素质的经营者，还十分注重选择招聘那些训练有素的职工，建立一支高素质的企业职工队伍。对职工素质考核评价的指标一般包括：生理和心理、智力和知识、道德和修养。生理上的抗病能力和心理上的积极向上的精神状态又往往被视为最重要的评价指标。从就业的主体劳动者来说，在社会主义市场经济体制条件下，劳动者有平等就业和自由选择职业的权利，也可以根据自己的爱好、能力和收益的比较对现有的职业进行更换。那么在对新职业的选择范围常常会受到个人的能力大小的影响，而身体素质却又是其他各项素质的基础。随着市场经济的逐步深入，在企业中，尤其是国有企业中，一种"隐性失业"被"高就业，低收入"所掩饰，在体制改革中这种"隐性失业"逐步公开，有一部分职工会从原来的工作岗位上下岗、待岗，再就业问题就十分突出地摆在面前。据统计，在下岗和失业的人员中，占有较大比例的是中年人，特别是中年妇女。而正是在中年人群中有许多人是由于身体处于亚健康状态，阻碍了他们再就业。在我国目前这种经济变动时期，失业总量增加和结构性失业的调整使原先常常不被人们选择的一些条件差、劳动强度大、服务性强的行业和工种，也随着分工的要求和条件的明晰，开始为一些知识技术素质较为缺乏的人普遍接受。从某种角度来讲，这些人员的再就业缓解了结构失业的社会问题，但在这些工作中，对人的身体素质的要求也就显得更加重要了。

（五）健康投资具有社会保障价值

随着社会经济制度的改革，我国的社会保障制度也在不断地建立和完善。社会保障，尤其是社会保险正在逐步将实施范围扩大到全体劳动者，这种社会保障是市场经济运行中劳动力再生产和劳动力市场优化配置的基本保障机制，社会保险基金的收取与支出又与劳动者的劳动就业情况有着密切的关系。尤其是我国目前实行的养老保险和医疗保险制度，是由社会统筹和个人账户相结合的制度，即多劳动、多积累。养老资金主要由劳动者的劳动积累，在就业期间有较高的收益，在退休以后也会得到良好的保障待遇。医疗体制的改革，也是以减轻地方政府和企业的财政负担为主题，控制医疗费用开支，医疗保险就更显示出具有健康身体的重要性。此外，随着就业和再就业的竞争压力加大，身体健康的要求就更加突出了。

六、健康投资的效益分析

（一）健康投资效益的内涵

健康投资的效益被表述为健康时间的增多、生病时间的减少，从而导致劳动力人口有较多的时间参加生产劳动，有利于产出的增加。有较为健全的身体和较旺盛的体力投入生产劳动，能提高人的劳动生产率和工作效率。健康投资分为生产性健康投资和福利性健康投资两类。无论哪一类健康投资，都具有经济意义，具有生产属性，存在着巨大的经济效益和社会效益。

健康投资的经济效益是指充分利用卫生资源，提供卫生服务，从而提高公民的健康水平。促进社会经济的发展，追求经济效益，就是要提高卫生资源的配置效率，以最少的卫生资源消耗，最小的卫生服务成本，提供更多、更有效、更优质的卫生服务，达到积极促进社会经济的作用。

健康投资的社会效益是指通过不断地提高医疗保健服务质量，努力改进服务态度，逐步满足社会对医疗卫生保健日益提高的需要，从而有效地保护劳动力资源和保障人民健康，有力地支持现代化建设。社会效益是在新的历史条件下的"救死扶伤"精神的社会化，是卫生服务的最高准则。

健康投资的经济效益和社会效益，是相互促进和相互制约的。一般来说，健康投资应将社会效益放在首位，但也不能忽视正当的经济效益。因为，经济效益在一定程度上影响着社会效益的持续与稳定发展，并且一个国家、一个卫生服务单位的经济效益如何，也体现着该国家或该单位对有限卫生资源的有效配置和卫生服务水平，一定程度上保证了社会效益的可实现性和可持续发展。社会效益应高于经济效益，因为社会效益提高了人民的健康素质，增加了人力资本储量，提高了劳动力的有效供给量和生产率，也相应地提高了对卫生资源的有效配置和服务水平，必然也提高经济效益。相反，如果片面强调经济效益，不仅最终损害了社会效益，而且还达不到经济效益的真正提高。

所以，健康投资必须以社会效益为最高准则，而经济效益则是检验卫生资源的配置以及卫生服务水平的标尺。社会效益是经济效益的前提，经济效益是社会效益的基础，两者是辩证统一、相辅相成的。"两个效益"的科学理念体现了现代健康投资的真正内涵。

（二）健康投资效益分析的理论基础

健康投资可以使劳动者的发病率或患病率下降一定的百分点，由此节省一定的卫生消耗。因为健康的增强，可以防止一定的生产损失。

1. 评价指标　世界卫生组织在比较不同国家健康投入所产生的效益时，把用于国家医疗卫生的 GNP（国民生产总值）所占的百分点作为投入指标，卫生服务等指标作为产出指标。

（1）卫生服务指标：卫生服务单位向社会提供卫生服务的过程，就是向社会提供卫生服务产出的过程。医疗服务是卫生服务的主要形式，目前衡量卫生服务的指标主要以医疗服务为主：计算医疗服务的主要尺度有诊疗人次数、入院人次数、病床使用率及平均住院日等，这些指标的变化可反映出健康投资的经济效益。

（2）健康水平指标：健康水平既是一个医学概念，也是一个社会学概念。在健康投资评价中，我国通常用死亡率、伤残率、患病率、发病率、平均期望寿命等来评价健康水平。这些指标都是负性指标。世界卫生组织在最近的一份报告中，提出了以下三个评价健康水平的指标：期望寿命的延长、健康人群、恢复工作人年等，并以此来评价卫生事业的社会效益和经济效益。

（3）社会经济发展指标：健康投资在防治疾病、康复机体、卫生保健等方面具有巨大的社会效益和经济效益。有资料表明，早期英国预防传染病的经济投资效益是 1：100，足以证明健康投资的巨大社会经济效益。从劳动力再生产的角度看，健康投资在保障、维护和提高劳动力生产和再生产方面的作用更加显著，不仅促进了劳动生产力的发展、提高了有效劳动供给量、节约了劳动力生产费用，而且促进了人力资本的积累和发展、提高了人们的生活质量和生命价值。以我国为例，我国公民的平均期望寿命从新中国成立前的 35 岁提高到目前的 72 岁，这等于劳动力资源增加了一倍，对促进社会经济发展和富国强民起到了巨大的积极作用。因此，在卫生资源有限的情况下，调控健康投资的目标和方向，使卫生资源尽可能有效配置是影响一国、一个地区以及个人健康水平的重要因素，也是影响社会经济发展的重要因素。

2. 健康投资中的平均收益和边际收益　在健康投资项目中，收益可以通过平均收益和边际收益来考察。平均收益是一定时期内总收益与总投入的比值；边际收益是当总投入增加一个单位时，总收益的改变量。在进行健康投资时，两种收益要通盘考虑，而不能混为一谈。

如图 15-1 是两个可以相互替代方案的平均收益和边际收益。当投入量处于 Z 点的时候，两个项目的平均收益相等，此时两个项目看起来没有差别。但事实上，Z 点时 B 项目的边际收益大于 A 项目，这意味着如果在此基础上增加投入，B 项目中新投入的回报要大于 A 项目。

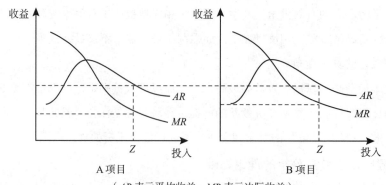

（AR 表示平均收益；MR 表示边际收益）

图 15-1　不同卫生项目的平均收益和边际收益

小　结

　　疾病负担（burden of disease，BOD）是指疾病给人类造成的损失，包括发病、死亡、残疾、生活质量下降以及经济损失等内容。概括起来，主要包括健康和寿命损失、经济损失以及其他损失。疾病负担常用失能调整生命年（disability adjusted life years，DALYs）为单位进行测算。疾病负担的常用指标包括传统指标、潜在寿命损失年、质量调整生命年、失能调整寿命年。疾病经济负担（economic burden of disease）是疾病负担的重要组成部分，又称疾病的经济损失（economic losses of illness）或疾病成本（costs of illness），是指由于疾病、失能（残疾）和早死给社会、家庭、个人带来的经济损失，以及为防治疾病而消耗的社会资源。按疾病对社会和人群的影响，可分为直接经济负担、间接经济负担和无形经济负担三类。疾病经济负担可由死亡指标、疾病（发病）指标、伤残或失能指标、病休或其他时间指标等组成。疾病经济负担的测量内容表达为：总疾病经济负担＝直接经济负担+间接经济负担+无形经济负担。健康投资有广义和狭义之分：从广义来讲，健康投资是指一定时期用于预防和治疗人体病变，维护和保持人们身心健康所投入或消耗的所有经济资源，包括人民的基本生活资料、教育、卫生保健和环境保护等方面的经济投入。从狭义来讲，健康投资主要指医疗卫生事业消耗的经济资源，即卫生费用。健康投资和疾病负担成反比关系，即投入越多，人们的健康水平就越高，从而发生疾病的可能性就越低，疾病负担就越低。相反，如果投入越少，疾病的发生率就越高，疾病的经济负担也就越大。健康投资具有重要意义。健康投资的效益被表述为健康时间的增多、生病时间的减少，从而导致劳动力人口有较多的时间参加生产劳动，有利于产出的增加。健康投资产生的效益包括经济效益和社会效益两个方面，健康投资使劳动者的发病率或患病率下降一定的百分点，就可以节省一定的卫生消耗。

【思考题】

1. 疾病经济负担的内涵是什么？

2. 疾病经济负担主要包括哪几种类型？

3. 疾病负担的常用指标有哪些？

4. 如何理解健康投资的意义？

第十六章　卫生经济分析与评价方法

> **学习目标**
>
> 　　通过本章学习，要求掌握卫生经济分析与评价的基本概念、成本效果分析和成本效益分析的各种计算与评价方法；熟悉成本效用分析与评价方法；了解卫生经济分析与评价的步骤。

【案例】

上海市 1992～2001 年新生儿乙型肝炎疫苗接种策略的成本效用分析

1992～2001 年上海市共出生新生儿 721509 名，乙肝疫苗接种率为 99.4%。根据统计资料测算，实施新生儿乙型肝炎疫苗接种策略后，将直接减少 HBsAg 阳性携带者 54864 人，间接减少慢性乙肝患者 4885 例、肝硬化 445 例、肝癌 48 例。

第一，确定成本。根据资料计算，平均每人接种乙肝疫苗的成本为 33.54 元（含乙肝疫苗费 24.3 元，接种费 3.60 元，交通费 5.64 元）。

乙肝疫苗接种项目总成本：

总接种成本＝上海市 1992～2001 年新生儿总数×接种率×每人乙肝疫苗接种成本＝721509×99.4%×33.54＝24054215.39

第二，测算效用。采用失能调整生命年 DALY 作为乙肝疫苗接种的效用指标。

DALY 计算方法：根据问卷资料得到各例乙肝、肝硬化、肝癌的失能权重与失能时间，计算出乙肝患者人均 DALY 为 11.68 个 DALYs、肝硬化为 17.57 个 DALYs、原发性肝癌为 16.11 个 DALYs。

根据乙肝 HBsAg 阳性率、乙肝 HBV 感染发病率及转归概率估算，接种后挽回的总 DALYs 为 59762.55。

第三，计算成本效用比（CUR），即减少一个 DALY 损失的成本。

CUR＝总成本÷总效用＝24054215.39÷59726.55＝402.50 元

第四，评价分析。分析结果表明，10 年新生儿乙肝疫苗接种估计为社会挽回 59762.55 个 DALYs。对接种乙肝疫苗与未接种乙肝疫苗进行 DALY 值的比较，接种可挽回的 DALYs 占总 DALYs 中的 84.49%，挽回一个 DALY 的成本为 402.50 元。［数据来源：武桂英，龚幼龙．上海市新生儿乙型肝炎接种成本效果、效益和效用分析．中华流行病学杂志，2004，(6)：474-478］

【思考】

根据本案的相关做法，谈谈对新生儿乙型肝炎疫苗接种的经济学分析评价意义？

在卫生服务领域，由于卫生经济资源稀缺性的存在，并非所有的卫生服务项目都能够实施。这就要求卫生服务项目的决策者必须做出权衡和选择，做到充分利用有限的卫生资源，更好地满足人们的卫生服务需求。卫生经济分析和评价方法就是从经济学的角度来对各种卫生服务项目和卫生规划进行投入与产出的分析比较，为决策者提供科学的依据，促进社会稀缺资源的合理利用。

第一节　卫生经济分析与评价概述

一、卫生经济分析与评价的定义

卫生经济分析与评价就是运用技术经济学的分析与评价方法，对卫生规划方案的制订、实施过程或产生的结果，从卫生资源的投入和产出两个方面进行科学的分析，并为政府或卫生部门从决策到实施规划方案，以及规划方案目标的实现程度，提出评价和决策的依据，减少和避免资源浪费，使有限的卫生资源得到合理的配置和有效的利用。简而言之，即通过分析卫生规划的经济效果，对方案进行评价和优选。

二、卫生经济分析与评价的基本概念

要分析和评价卫生服务项目和规划方案的可行性及其优劣，关键在于确定和测量项目和规划方案的投入及产出。卫生服务项目和规划方案不仅关乎个人利益，更为重要的是涉及公众利益和公共政策，因而卫生经济所分析与评价的主要是社会成本和社会产出效益。有关成本的概念已在前面的相关章节中阐述，本章只对产出的相关概念进行阐述。

（一）产出的概念

卫生经济学分析与评价中的产出，主要是指卫生服务项目所产生的结果。根据评价方法的不同，具体用效果、效益和效用来表示。

（二）效果的概念

广义的效果指卫生服务产出的一切结果。在卫生经济分析与评价中所讲的狭义效果是指有用的效果，具有满足人们各种需要的属性。在各卫生规划方案和项目的实施中，各种健康指标、卫生问题的改善等都属于此狭义效果。

（三）效益的概念

效益是卫生服务规划或方案实施的有用效果的货币表现，即用货币单位表示卫生服务的有用效果。效益一般分为直接效益和间接效益。直接效益是指卫生保健项目和方案实施后直接节省的各项费用和增加的收入。间接效益是指方案实施后所减少的其他方面的损失，比如患者及家属所减少的时间或工资的损失。

（四）效用的概念

在卫生服务领域中，效用是指人们对不同健康水平和生活质量的满意程度。也就是人们从卫生服务规划项目或方案的实施中，对健康状态改善所获得的满意程度。一般主要用质量调整生命年和失能调整生命年作为指标来测量效用，通过这些指标来反映生命的挽救、延长和生命质量的改善所带给人们的满足感。

第二节　卫生经济分析与评价的步骤和使用领域

一、卫生经济分析与评价的步骤

（一）明确分析目标和分析角度

目标分析是卫生经济分析与评价的首要步骤。在分析评价卫生服务项目或规划时，首先要确定项目或规划所要达到的目标，然后再根据确定的目标设计方案进行评价。一个项目或一个方案的目标可以是单一目标，也可以是多目标。当方案有多个目标时，应该明确目标之间的主次、隶属关系。此外，还应确定实现目标的具体指标和具体内容。

（二）设计各种备选方案

当分析目标明确以后，就需要通过调研分析，并结合实际情况来设计备选方案。要适用设计全面、考虑周全的备选方案，有助于决策者做出正确的选择。

（三）各个方案投入的测量

卫生经济分析与评价的关键就在于测量每个备选方案的投入和产出。方案的投入就是实施这个方案的成本支出，是为了实施这项方案所耗费的全部人力资源和物质资源，一般用货币表示。

（四）各个方案产出的测量

方案的产出是指通过该方案的实施所获得的成果。产出可以用效果、效益和效用等概念来表示。在测量产出时，具体要根据方案的特点和目标来选择测量指标。总的来说，对各个卫生规划方案产出的测量，就是测量实施各方案所带来的好处或利益，它可以是卫生指标和健康水平的改进、收入的增加，也可以是卫生资源的节省和损失的减少，或者两者兼而有之。

（五）成本和收益的贴现

一个项目或方案的实施往往不止一年，不同年份的货币时间价值是不同的。通过贴现就可以把不同时间的成本和效益都转化为同一时点上的价值，便于比较。

（六）投入产出分析定量评价

有了备选方案和具体的评价指标，就可以对所有方案进行评估，以选择最优方案。目前使用比较多的有三种方法：成本效果法、成本效益法和成本效用法。

（七）敏感性分析

敏感性分析是一种常用的不确定性的分析方法。当资料不足或数据可靠性差，而时间和经费又不允许进一步收集资料时，就需要进行敏感性分析。所谓敏感性，是指备选方案的各种因素变化对效果的影响程度。如果小幅度的变动能够带来项目效果较大幅度的变化，就称该因素为项目的敏感性因素；反之，则称为非敏感性因素。敏感性分析的目的就是要通过分析与预测影响方案效果的主要因素，找出敏感性因素，并确定其敏感程度；判断方案对不确定因素的承受能力，从而对方案风险的大小进行评估，为投资决策提供依据。

（八）分析与评价

根据投入与产出分析的结果及其判别原则，确定待评价的方案是否可行，或者从多个备选方案中选择一个最佳方案，最终做出科学的评价。

二、卫生经济分析与评价的使用领域

20 世纪 70 ~ 80 年代，卫生经济分析与评价方法传入我国。通过国内外学者 30 余年的传播和促进，现在已经成为卫生服务领域分析评价项目和方案可行性的一个重要分析工具。近几年来，这些评价原理和方法在国内发展得尤为迅速，已经被应用于我国卫生服务的多个领域。概括起来，有以下几个方面：

（一）卫生经济政策的实施效果论证

政府在卫生政策的制定过程中，往往面临着多种选择，那么如何保证选择的正确性，以较小的成本带来较好的经济效果，是政策制定者需要考虑的问题。通过卫生经济的分析和评价，可以帮助决策者们分析不同方案选择所带来的效果差异，尽可能地降低成本。

（二）卫生规划实施方案的经济效果论证

面对各种健康问题，人们有各种各样的解决方案有待投资并予以实施。改善同一健康问题，既可以加强预防保健领域的投资，也可以增加医疗领域的投资；既可以加强专科医院的建设，也可以加强社区卫生服务站的建设。但卫生资源是有限的，有限的资金用于某项投资后，就不能再投入其他项目。卫生事业管理者和决策者可以通过卫生经济学评价来决定投资领域和投资方案，使有限的资金取得最大的效益。

（三）对医学新技术进行评估

随着科学技术的不断发展，新的治疗技术层出不穷，运用卫生经济学评价可以对新治疗技术的成本效益进行分析，帮助人们了解各项新技术的成本以及对个体健康状况的改善情况，从而选择合适的新技术。

（四）治疗方案的经济效果论证

卫生经济分析和评价可以用来比较改善同一健康问题的各个方案。对于同一种疾病可以有不同的治疗方案，利用卫生经济分析和评价方法可以从经济学的角度，将治疗疾病方案的花费和疗效相联系，比较治疗相同疾病的不同治疗方案，或者比较治疗不同疾病的不同方案。由此得出的结论，可以为决策部门分配资源、患者选择治疗方案提供依据。

（五）指导药品研究

在新兴的药品经济学中，该方法更是得到广泛的运用。经济学分析和评价方法，对于提高药品资源的利用效率和配置效率，促进临床的合理用药，控制药品费用的不合理增长有着积极的作用。此外，还可用于新药和配方的管制，帮助药监和新药研发部门决定新药品开发的成本。

第三节　卫生经济分析与评价的基本方法

一、成本–效果分析

（一）成本–效果分析的概念

成本–效果分析（cost effectiveness analysis，CEA）是评价卫生服务项目方案的一种方法，是将项目方案的成本和效果相联系进行分析和评价。在这种方法中，成本是实施卫生服务项目方案的所有耗费，用货币单位表示。产出和效果直接用各种反映人们健康状况的变化指标来表示。效果指标可分为绝对效果指标（如发现人数、治疗人数、治愈人数、死亡率等）和相对效果指标（如治愈率、转阴率等）。成本–效果分析就是通过对不同方案的成本和效果进行研究，来选择最佳方案。

在实际运用中，多采用单位效果的成本作为不同方案的比较指标，如发现一例患者的成本、治愈一例患者的成本等。效果指标在选择上要符合有效性、数量化、客观性、灵活性以及特异性的要求。

成本–效果分析直接使用健康指标或卫生问题改善指标，具有评价方法明确、操作简单易行的特点，成为卫生经济学评价最常用的形式。但成本–效果分析一般适用于同一目标、同类指标的比较上，无法分析和评价目标不同的卫生服务项目方案。

（二）成本–效果分析的测量方法

成本–效果分析的基本原则就是以最低的成本实现方案为目标。具体来说，有以下几种方法：

1. 成本基本相同时，比较效果的大小　当实现同一健康目标的各个方案成本基本相同时，比较各方案效果的大小，选择效果最好的为优选方案。假设将100万元用于监测低风险冠心病患者，可以挽救3个患者的生命；而对20～75岁的妇女每三年做一次宫颈癌涂片检查，可以挽救52个生命。在成本效果法下，很明显对后者检查的效果要优于前者。

2. 效果基本相同时，比较成本的大小　当卫生服务规划的各个方案效果基本相同时，比较其成本的高低，选择成本最低的为优选方案。比如，同是治愈一个下呼吸道感染的患者，使用莫西沙星的成本耗费是2252.39元，使用氧氟沙星的成本是704.41元。两个方案的效果相同，成本却存在差异，应该选择成本较低的氧氟沙星治疗方案。

3. 成本和效果都不相同时，比较增量成本和增量效果的比率　当卫生服务规划的各个方案的成本和效果都不相同时，就需要计算增量成本和增量效果的比率。若用C表示成本，E表示效果，则增量成本和增量效果之比的计算公式为：

$$\Delta C / \Delta E = (C_2 - C_1) / (E_2 - E_1) \tag{16-1}$$

然后将计算结果与预期标准比较，若增量成本和增量效果的比率低于预设标准时，表明追加投资的经济效益好，方案可行。

例：假设某地对A病进行三个阶段的筛选，每个阶段所花费的成本及筛选出的患者数都不相同（表16-1）。假如治疗一例患者所获得的边际效益为10000元，而决策者认为查出一例患者的成本不应超过10000元，试对三个筛选阶段进行成本效果分析，选择一个最佳筛查阶段。

表16-1　某地A病三个阶段筛查的成本与效果

阶段	筛查总成本（元）	查出患者数（人）
第一阶段	200000	100
第二阶段	260000	105
第三阶段	300000	105

根据资料可知，筛查的第三阶段和第二阶段的效果相同，而成本不同，第二阶段的总成本小于第三阶段的总成本，所以第二阶段的筛查效果要比第三阶段好。

第一阶段和第二阶段成本不同，效果也不同，可以比较边际成本和边际效果的比率，在第二阶段比第一阶段多查出 5 个患者，多花成本 60000 元，则边际成本和边际效果比为 60000/5＝12000 元/人，这一比率比决策者的预期标准 10000 元高，所以不能接受，应以第一阶段为最佳筛查阶段。

二、成本–效益分析

（一）成本–效益分析的概念

成本–效益分析（cost benefit analysis，CBA）是指通过比较各个方案的全部效益和全部成本来评价这些方案，为决策者提供决策依据。在成本效益法中，不仅要求方案的成本以货币单位计量，而且要求产出也用货币单位计量，即用货币价值衡量生命和健康。成本–效益分析法的基本原则是：只要方案的效益大于成本，即净效益是正的，这个方案就是可行的。

成本–效益法的成本和产出均采用货币单位衡量，这就使不同类型的卫生服务效果指标转化为可以相互比较的统一货币指标。这种方法克服了成本–效果分析法无法分析不同类型的卫生服务效果指标的缺点，弥补了成本–效果分析的不足。成本–效益分析法从理论上讲比较可行，但在实际操作中难度很大。因为很多卫生公共服务项目的实施，更主要的是追求社会效益而非经济效益，而社会效益是很难用货币来衡量的。

（二）成本–效益分析的测量方法

任何一个卫生服务项目或方案的成本和效益不只是发生在某一时点上，而且是发生在整个时期。比如新生儿接种乙肝疫苗的效益可以使孩子免受乙肝的折磨，过上健康、正常的生活，这一效益可以持续很多年。因此，在进行评价分析时，为了保证各方案或项目在不同时点上发生的成本和效益具有可比性，就需要消除这个方案的成本及效益在时间上的差异。这时，我们需要引入资金的时间价值概念，即资金随着时间的推移而不断发生增值，其在不同时点的价值不同。

根据是否考虑资金的时间价值，成本–效益分析法将其分为静态分析方法和动态分析方法。这里我们主要介绍动态分析方法。动态分析法既要考虑资金的时间价值及将不同时点发生的成本和效益折算到同一时间中进行比较，又要考虑成本和效益在整个寿命周期内的变化情况。常用方法有：净现值法、内部收益率法、年当量净效益法和成本–效益比率法。

1. 净现值法（net present value，NPV） 净现值法就是按照一定的贴现率，计算卫生服务项目或规划的各个方案在寿命期内总收益和总成本的现值之差，以作为对方案的经济效果评价指标方法。该差值即为净现值，用 NPV 表示。计算公式如下：

$$NPV = \sum_{t=0}^{n} \frac{B_t - C_t}{(1+i)^t} \qquad (16-2)$$

其中：B 为效益；C 为成本；i 为贴现率；t 为年限。

净现值法的判别标准：

对于单个方案，如果 $NPV > 0$，表示在考虑资金实践价值的情况下，这个方案的收益大于成本，此方案可行；如果 $NPV < 0$，则方案的收益小于成本，方案不可行。

对于多个方案，应选择 NPV 最大的方案，因为 NPV 越大表示收益越大。

例：假设 A 医院购买某设备的购买价为 10000 元，使用寿命为 5 年，年收益为 6500 元，年运行成本为3000元，折现率为10%，那么这项投资是否值得？若折现率为14%时，这项投资值得吗？

解：根据某医院购买某设备的净现值（表16-2）计算可得：

表16-2　某医院购买设备的净现值计算

年份	$(B_t - C_t)$	$(B_t - C_t)$ 现值
第1年	2900	2363.39
第2年	2900	2396.56
第3年	2900	2178.77
第4年	2900	1980.7
第5年	2900	1800.61
合计		10993.03

$NPV(10\%) = -10000 + 10993.03 = 993.03$

该设备按折现率10%计算的净现值为993.03，为正数，这项投资值得，方案可行。

若折现率为14%，则$NPV(14\%) = -44.01$，为负数，则该项投资不值得。

从上例可以看出，贴现率的大小对方案的决策有着较大的影响。在方案寿命周期和净现金流量既定的情况下，净现值取决于贴现率。一般来说，净现值随着贴现率i的增大而减小。因此，选取不同的贴现率会导致NPV大小的不同，进而影响方案的经济评价。

2. 内部收益率法（internal rateof return，IRR）　内部收益率是使一个方案的成本现值总额等于效益现值总额时的收益率，即净现值等于零的贴现率，用IRR表示。用内部收益率作为选择方案指标的评价方法，称为内部收益率法。计算公式为：

$$NPV = \sum_{t=0}^{n} \frac{B_t - C_t}{(1+i)^t} = 0$$

其中：B为效益；C为成本；i为贴现率；t为年限。

内部收益率的经济含义可以理解为规划方案在整个寿命期内，在弥补了全部成本后，每年还产生IRR的经济利率。IRR是项目投资的盈利率，其大小由项目的现金流决定，即内生决定的，反映了投资的使用效率。内部收益率法，就是根据各备选方案内部收益率是否高于平均收益率或标准收益率，来判断备选方案是否可行的一种方法。

对于单个方案，如果IRR大于或等于标准收益率i_0，则方案或项目在经济效果上合理，可以接受；如果$IRR \leq i_0$，则方案不可行。

对于多个方案，如果希望项目能得到最大的收益率，则可选择IRR最大者。

IRR的计算可采用两种方法：试差法和插入法。

试差法是用不同的贴现率反复试算备选方案的净现值，直到试算出净现值为零，此时的贴现率就是该方案的内部收益率。具体做法：先预估一个贴现率i，并在此基础上，试算方案的NPV值，找到两个贴现率i_1和i_2，使得$NPV_1 > 0$，$NPV_2 < 0$，那么在i_1和i_2之间必然存在着一个贴现率i^*，使$NPV = 0$。

插入法是在使用两个不同的贴现率试算方案净现值所得到的正负两个相反结果时，运用插入法来换算内部收益率的方法。计算公式如下：

$$IRR = i_1 + (i_2 - i_1) \frac{NPV_1}{NPV_1 + |NPV_2|}$$

其中：i_1、NPV_1 分别表示偏低的贴现率和相应为正的净现值；

$\qquad$ i_2、NPV_2 分别为较高的贴现率和相应为负的净现值。

例：某卫生保健项目需要投资 300 万，预期寿命期为 10 年，并且在未来 10 年中，每年可得净收益 40 万元，如果平均收益率为 4%，请用内部收益率法分析该投资的可行性。

解：该方案的净现值表达式为

$NPV(i) = -300 + 40(P/A, i, 10)$

用内部收益率法，就是求 $NPV(i) = 0$ 时的贴现率，用试算法。

设 $i_1 = 5\%$

$NPV(5\%) = -300 + 40(P/A, 5\%, 10) = -300 + 40 \times 7.7217 = 8.868 > 0$

第二次试算，设 $i_2 = 6\%$

$NPV(6\%) = -300 + 40(P/A, 6\%, 10) = -300 + 40 \times 7.3601 = -5.596 < 0$

可见 IRR 处于 5% ~ 6% 之间。

根据公式：$IRR = i_1 + (i_2 - i_1) \dfrac{NPV_1}{NPV_1 + |NPV_2|}$

得：$IRR = 5.0061\%$。

由于 $IRR = 5.0061\%$ 大于平均收益率 4%，因此该方案可行。

3. 年当量净效益法（net equivalent annual benefit） 年当量净效益就是将被评价方案各年实际发生的净效益折算为每年平均净效益值，它是净效益考虑贴现时的年平均值。运用年当量净效益指标对方案进行评价和决策，称为年当量净效益法。年当量净效益法的计算公式为：

$$A = CR \times NPV$$

其中：A 为年当量净效益，NPV 为各年净现值之和，CR 为资金回收系数（可查系数复利表）。

因为年当量净效益法能将各个被评价方案各年实际发生的净效益折算为每年平均净效益值，对于不同计划期限的互斥方案，采用年当量净效益法进行评价和比较时往往比较方便。当各方案的年当量净效益均为正值时，应当选择年当量净效益最大的方案作为执行方案。

4. 效益–成本比率法（benefit cost ratio，BCR） 按照一定的贴现率，先计算实施方案周期各年所发生所有成本的现值之和与所有效益的现值之和，再计算效益现值和与成本现值和之比，所获得的比值即为效益–成本比，用 BCR 表示。其计算公式为：

$$BCR = \frac{B}{C} = \frac{\sum\limits_{t=0}^{n} \dfrac{B_t}{(1+t)^t}}{\sum\limits_{t=0}^{n} \dfrac{C_t}{(1+i)^t}}$$

其中：B 为效益；C 为成本；i 为贴现率；t 为年限。

效益–成本比率法的评价原则：对于单个方案，如果 $BCR > 1$ 时，表示实施该方案所获得的总效益现值大于投入的总成本现值，该方案可行；如果 $BCR < 1$ 时，表示实施该方案所获得的总效益现值小于投入的总成本现值，该方案不可行。

对于多个方案，BCR 最大的为最优方案。

例：某医院预购一台 B 超设备，设备款为 143000 元，预计使用 4 年，残值为 0，预计每年将增加运营成本 3600 元，产生经济效益 30000 元，贴现率为 6%，试评价该方案是否可行。

解：查表得（P/A，6%，10）为 7.3601

B =143000+3600（P/A，6%，10）

= 143000+26496

= 169496.4（元）

C =30000（P/A，6%，10）

= 220803（元）

根据公式，得 BCR = 169496.4/220803 = 1.3，根据效益-成本比率法的评价原则，BCR = 1.3>0，该方案可行。

三、成本-效用分析

（一）成本-效用分析的概念

成本-效用分析（cost utility analysis，CUA）是通过比较项目投入成本量和经质量调整的健康效益产出量，来衡量卫生项目或治疗方案实施效率的一种经济学评价方法。它是成本-效果法的一种发展，或者说是成本-效果法的一种特殊形式。成本-效用分析在测量产出时，把各个方案的不同产出指标转化为可以比较的统一效用指标。这种做法克服了成本-效果法无法比较不同目标的项目方案的缺点。

总的来说，成本-效用法通过计算成本-效用比来比较和评价备选方案。它表示项目获得一个单位的效用指标或挽回一个单位的效用指标所消耗或增加的成本。成本效用比值越高，表示项目效率越低；成本效用比值越低，表示方案或项目的效率越高。

成本-效用分析的特点在于单一的成本指标和单一的效用指标，便于不同方案之间的比较。

（二）成本-效用分析的测量指标

成本-效用分析在测量产出时，把各个方案的不同产出结果都转化为相同的效用指标。因此，成本-效用分析的关键是采用何种指标测量产出。常用的效用指标有生命年、质量调整生命年和失能调整生命年。后两个指标比较常用，不仅强调生命的数量，而且强调生命的质量，将生命数量的增加和生命质量的提高结合在一起进行评价。

1. 生命年 是挽救的生命数与平均每个生命存活年数的乘积。比如说，挽救脑出血患者后平均可存活 10 年，即挽救一个脑出血患者的生命年就是 10 年；妊娠高血压综合征患者平均可存活 30 年，挽救一个妊娠高血压综合征患者的生命年就是 30 年。在计算生命年时，还应考虑到生命的时间价值，像资金的贴现一样，根据一定的年利率，把未来获得的生命价值折算成现值，便于与投入成本的现值比较，也便于选择不同的方案。生命年的折现公式为：

$$\sum_{t=1}^{n} \frac{1}{(1+i)^{t}}$$

这一效用指标仅考虑生命的挽救，而没有考虑因寿命的延长所带给人们满足感的不足。

2. 质量调整生命年（quality adjustesd life years，QALYs） 是成本-效用分析法中主要结果的测量工具，通过计算不同生命质量的存活年数相当于多少生命质量为完全健康的存活年数，再与生命数相乘，计算所得的生命年数为质量调整生命年，用于表示各个公共卫生服务项目方案实施后所得到的效用。

质量调整生命年是将从卫生服务项目中获得的生命年与关于这些生命年的生命质量的判断结合起来。每个个体的生命质量用0~1的范围表示，0表示死亡，1表示完全健康，被判断为半个健康状态的2个生命年将等于完全健康的一个生命年。这样生命年经过质量调整，就得到质量调整生命年的形式。

在质量调整生命年里，生命质量权重的确定和选择非常重要，容易受到主观因素的影响。权重指标的不同，会直接影响评价的结果，许多学者研究并设计了质量调整生命年的构造。

如表16-3所示，完全健康的效用值是1，死亡的效用值是0，介于完全健康和死亡之间的健康状况的效用值在0~1之间。如果一个处于长期住院状况的人，可以活10年的话，根据其健康状况的效用值为0.23，这就意味着他的QALYs为0.23×10＝2.3年，即他的生命数量经质量调整后，相当于完全健康生活2.3年所得到的满足感。

表16-3　不同健康状况的效用值

健康状况	效用值	健康状况	效用值
健康	1.00	盲、聋、哑	0.39
绝经期综合征	0.99	长期住院	0.23
轻度心绞痛	0.9	义肢、失去听力	0.31
中度心绞痛	0.70	死亡	0.0
严重心绞痛	0.50	失去知觉	<0
焦虑、孤独	0.45	四肢瘫痪	<0

（资料来源：程晓明，卫生经济学，2007）

3. 失能调整生命年（disability adjusted life years，DALYs）　又叫伤残调整生命年，是对疾病死亡和疾病伤残而损失的健康生命年的综合测量。它由因早逝而引起的寿命损失和疾病所致失能引起的健康寿命损失年两部分构成。它采用标准期望减寿年来计算死亡导致的寿命损失；根据每种疾病的失能权重及病程计算失能引起的寿命损失。一个DALYs就是损失的一个健康生命年。在世界卫生组织（WHO）1993年开展的关于全球疾病负担问题的研究中，应用"失能调整生命年"作为衡量疾病负担的单位。

失能调整生命年计算的是健康的损失，而质量调整生命年计算的是健康的获得。

对于失能调整生命年的测算，重点在于失能权重的确定与选择。如表16-4所示，在复合健康指标中使用0~1之间的权重，在完全健康（未失能）和死亡（完全失能）之间确定6个失能等级，每一个等级表示比上一个等级更大的福利损失和增加的严重程度。同一等级的失能可能是不同的能力和功能受限，但它们对个体的影响却被认为是相同的。

表16-4　失能权重的定义

等级	描述	失能
一级	在下列领域内至少有一项活动受限：娱乐、教育、生育、就业	0.096
二级	在下列领域内有一项大部分活动受限：娱乐、教育、生育、就业	0.220
三级	在下列领域内有两项或两项以上活动受限：娱乐、教育、生育、就业	0.400

续表

等级	描述	失能
四级	下列所有领域内大部分活动受限：娱乐、教育、生育、就业	0.600
五级	日常活动如吃饭、做家务均需借助工具的帮助	0.810
六级	日常活动如吃饭、个人卫生及大小便需要别人的帮助	0.920

（资料来源：程晓明，卫生经济学，2007）

（三）成本-效用分析的测量方法

在成本-效用法中，效用的测量是一个很重要的环节。当效用指标选定后，关键就在于健康状态效用值或失能权重的确定，在实际操作中常采用以下三种方法：

1. 专家判断法　挑选相关专家，根据其经验进行评价，估计健康效用值或其他可能的范围，然后进行敏感性分析以探究评价的可靠性，是最简单方便的方法。

2. 文献查询法　直接利用现有文献中使用的效用价值指标，但要注意其是否和自己的研究相匹配（包括其确定的健康状态、评价对象和评价手段的适用性）。

3. 抽样调查法　自己设计方案进行调查研究所得的效用价值，这是最精确的方法。通常采用等级衡量法、标准博弈法和时间权衡法等衡量健康状态的基数效用。

小　结

卫生经济分析与评价就是运用技术经济学的分析与评价方法，对卫生规划方案的制订、实施过程或产生的结果，从卫生资源的投入和产出两个方面进行科学分析，为政府或卫生部门从决策到实施规划方案，以及规划方案目标的实现程度，提出评价和决策的依据，减少和避免资源浪费，使有限的卫生资源得到合理的配置和有效的利用。卫生经济分析与评价的步骤包括明确分析目标和分析角度、设计确定各种备选方案、各个方案投入的测量、各个方案产出的测量、成本和收益的贴现、投入与产出分析定量评价、敏感性分析、分析与评价等。卫生经济分析与评价原理和方法在国内发展得尤为迅速，已经被应用于我国卫生服务的多个领域。卫生经济分析与评价的基本方法包括成本-效果分析法、成本-效益分析法、成本-效用分析法等。

【思考题】

1. 什么是卫生经济分析与评价？它的基本方法有哪些？

2. 成本-效用分析的效用指标有哪些？特点是什么？

3. 试比较成本-效果法、成本-效益法和成本-效用法的各自特点。

参考文献

1. 舍曼·富兰德. 卫生经济学. 第3版. 北京：中国人民大学出版社，2004

2. 吴明. 卫生经济学. 北京：北京大学医学出版社，2002

3. 程晓明. 卫生经济学. 北京：人民卫生出版社，2007

4. 邱鸿钟. 现代卫生经济学. 北京：科学出版社，2005

5. 黎东生. 卫生经济学. 北京：中国中医药出版社，2010

6. 孟庆跃. 卫生经济学. 北京：人民卫生出版社，2013

7. 胡善联. 卫生经济学. 上海：复旦大学出版社，2003

8. 高鸿业. 西方经济学. 第3版. 北京：中国人民大学出版社. 2005

9. 斯蒂格利茨. 经济学. 第3版. 北京：中国人民大学出版社，2005

10. 曼昆. 经济学原理. 第3版. 北京：机械工业出版社，2003

11. 魏颖，杜乐勋. 卫生经济学与卫生经济管理. 北京：人民卫生出版社，1998

12. 毛正中，胡德伟. 卫生经济学. 北京：中国统计出版社，2004

13. 雷克斯福特·E. 桑特勒，史蒂芬·P. 纽恩. 卫生经济学理论、案例和产业研究. 北京：北京大学出版社，2006

14. 张向达. 公共经济学. 大连：东北财经大学出版社，2006

15. 丹尼斯·史普博著，余晖等译. 管制与市场. 上海：上海人民出版社，1999

16. 植草益著，朱绍文等译. 微观规制经济学. 北京：中国发展出版社，1992

17. 徐邦友. 自负的制度：政府管制的政治学研究. 上海：学林出版社，2008

18. 王俊豪. 政府管制经济学导论——基本理论及其在政府管制实践中的应用. 上海：商务印书馆，2001

19. 葛延凤，贡森. 中国医改问题·根源·出路. 北京：中国发展出版社，2007

20. 周绿林. 卫生经济及政策分析. 南京：东南大学出版社，2004.

21. 黄晓光，周绿林，王悦. 卫生经济学. 北京：人民卫生出版社，2006.

22. 史璐. 政府管制经济学. 北京：知识产权出版社，2012.

23. 宋其超. 医改取向及相关政策. 北京：中国社会出版社，2009

24. 陈家应，金鑫，卫生事业管理学. 北京：科学出版社，2006

25. 俞卫. 卫生经济学专题研究. 上海：复旦大学出版社，2013

26. 詹姆斯. 亨德森著，向运华等译. 健康经济学. 第2版. 北京：人民邮电出版社，2008

27. 欧伯恩德，托马斯·埃克，于尔根. 策尔特，等. 卫生经济学与卫生政策. 太原：山西经济出版社，2007

28. 卢祖询. 社会医疗保险学. 北京：人民卫生出版社，2005

29. 仇雨临. 医疗保险. 北京：中国劳动社会保险出版社，2008

30. 顾昕. 全民医保的探索. 北京：社会科学文献出版社，2010

31. 杜乐勋. 中国医疗卫生发展报告 NO.4. 北京：社会科学文献出版社，2008

32. 于保荣，梁志强. 医疗服务成本及价格体系研究. 济南：山东大学出版社，2012

33. 张振忠. 中国卫生总费用核算研究报告. 北京：人民卫生出版社，2009

34. 王虎峰. 医疗保障. 北京：中国人民大学出版社，2011

35. 王莉. 医疗保险学. 广州：中山大学出版社，2011

36. 许正中. 社会医疗保险：制度选择与管理模式. 北京：社会科学文献出版社，2002

37. 费峰. 医院成本分配与核算. 上海：上海财经大学出版社，2008

38. 周文贞，秦永方，陈瑛. 医院成本核算. 北京：中国经济出版社，2002

39. 高丽敏，刘国祥. 卫生经济学. 北京：科学出版社，2008

40. 陈有孝，亢泽峰，褚以德. 现代医院全成本核算. 北京：人民卫生出版社，2009

41. 褚金花，于保荣. 我国医疗服务价格管理体制研究综述. 中国卫生经济，2010，29（4）：64-66

42. 朱彤. 当前医药卫生服务价格存在的问题及建议. 中国物价，2011，（8）：26-27

43. 周绿林，邹玲红. 取消药品加成后公立医院的补偿机制探讨. 中国药房，2012，23（1）：9-11

44. 黄双令. 政府管制与公共利益维护问题初探. 广西社会科学，2009，（S1）：26-29

45. 田旭. 政府管制的相关理论述评. 湖北经济学院学报，2006，（1）：25-30

46. 茅铭晨. 政府管制理论研究综述. 管理世界，2007，（2）：137-150

47. 田旭. 政府管制的相关理论述评. 湖北经济学院学报，2006，（1）：25-30

48. 杨天婵. 我国公共医疗服务政府管制研究［D］. 中国海洋大学，2011

49. 刘明新、汪宏：美国的医疗卫生改革，中国卫生经济，1994，（4）：34-36

50. 徐芬，李国鸿. 国外医疗服务体系研究（二）. 国外医学（卫生经济分册），2005，（4）：145-152

51. 李妍嫣，袁祥飞. 主要发达国家医疗卫生体制模式比较及启示——以英国、美国和德国为例. 价格理论与实践，2009，（5）：44-45

52. 陈建平. 英国医院私人筹资计划解析. 中国卫生资源，2002，（5）：232-234

53. 龚向光，胡善联. 英国医院体制改革. 卫生经济研究，2002，（3）：20-22

54. 张录法，黄丞. 国外医疗卫生体系改革的四种模式. 国际医药卫生导报，2005，（11）：18-22

55. 张纯，梁小威. 英国医院的市场化体制改革实践. 医院管理论坛，2003，（3）：35-47

56. 王丙毅，尹音频. 德国医疗管制模式的特点、改革取向及借鉴意义. 理论学刊，2008，（7）：58-61

57. 于贞杰. 公共卫生体系研究——功能、资源投入和交易成本［D］. 2007年山东大学博士论文

58. 马丽平，陈晔，杨婷婷. 我国医疗服务体系发展历程与思考. 中国医院，2013，（5）：24-26

59. 王敏. 我国医疗服务多元化供给体系研究［D］. 2007年华南师范大学硕士论文

60. 姜海涛，于贞杰，梁峥嵘. 基于均等化的基本公共卫生服务支付方式研究及启示. 卫生软科学，2013，（11）：678-680

61. 顾昕. 公共财政转型与政府卫生筹资责任的回归. 中国社会科学，2010，（2）：103-120

62. 谢长勇，张鹭鹭，杨鸿洋，等. 卫生筹资模式发展历程与模式特点比较分析. 中国卫生经济，2010，（2）：5-7

63. 潘杰. 市场机制与政府干预——基于中国医疗卫生体制改革的实证研究［D］. 成都：西南财经大学，2012

64. 张毓辉，翟铁民，赵郁馨. 我国卫生筹资系统的历史沿革与分析. 中国卫生经济，2011，（4）：

10-13

65. 刘军民. 新医改以来我国卫生筹资的进展、问题与面临的挑战. 卫生经济研究, 2013, (11): 3-8

66. 姚力. 中国共产党对医疗保障制度的探索与经验. 当代中国史研究, 2001 (8): 28-35

67. 天津日报. 天津优化医疗卫生资源配置每30万人口将有一所三级医院 [N/OL]. 2013-12-17 [2014-4-2]. http://www. 022net. com/2013/12-17/484376273337214. html.

68. 张艳丽, 马安宁, 张洪才, 等. 关于实现卫生资源优化配置的思考. 中国卫生资源, 2007, 10 (2): 56-57

69. 施武生. 优化卫生资源配置公平性对策的探讨. 淮海医药, 2013, 31 (2): 86-88

70. 贺买宏, 王林, 贺加, 等. 我国卫生资源配置公平性趋势研究. 中国社会医学杂志, 2013, 30 (2): 83-85

71. 李豫凯, 王文星, 张向阳. 基于秩和比法综合分析新疆卫生资源配置现状. 中国卫生统计. 2013, 30 (5): 737-739

72. 邱海云, 古丽. 医院成本核算制度设计及其经济学意义. 经济师, 2008, (3): 138-140

73. 周魁宏, 马福家. 医院成本核算与成本控制的应用与分析. 解放军医院管理杂志, 2007, (8): 566-568

74. 王霞. 成本管控打响平民化战役医院成本三步走. 中国医院院长杂志, 2007, (5): 32-34

75. 边博洋, 邵蓉. 美国当代药品流通体系研究. 上海医药, 2007, 28 (5): 205-207

76. 戴秋萍, 杨悦. 美国药品流通市场新星: 专项药品 [N]. 医药经济报, 2010-05-28

77. 国家发展改革委经济研究所课题组. 英国药品流通体制考察报告. 中国物价, 2013, (7): 47-51

78. 赵莹华, 杨青. 我国药品价格管理的现存问题及其完善建议. 价格理论与实践, 2006, (9): 41-42

79. 常峰, 张子蔚. 我国药品价格管理发展进程研究. 中国药物经济学, 2009, (5): 51-55

80. 杜朝新, 张维斌, 蒲川, 等. 国外药品价格规制经验对中国的启示. 重庆医学, 2013, (34): 4219-4225